U0288339

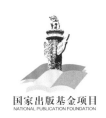

国家出版基金项目
NATIONAL PUBLICATION FOUNDATION

High Altitude Traumatology

高原创伤学

高原医学研究中心　组织编写

吴天一　院士　名誉主审

王　轶　李钊伟　主　编

中国科学技术出版社
·北京·

图书在版编目（CIP）数据

高原创伤学 / 王轶 , 李钊伟主编 . — 北京 : 中国科学技术出版社 , 2024.6
ISBN 978-7-5236-0712-1

Ⅰ . ①高… Ⅱ . ①王… ②李… Ⅲ . ①高原医学—创伤—治疗 Ⅳ . ① R188 ② R641.05

中国版本图书馆 CIP 数据核字 (2024) 第 090275 号

策划编辑	焦健姿　黄维佳
责任编辑	王久红　孙　超
文字编辑	方金林
装帧设计	佳木水轩
责任印制	徐　飞

出　　版	中国科学技术出版社
发　　行	中国科学技术出版社有限公司销售中心
地　　址	北京市海淀区中关村南大街 16 号
邮　　编	100081
发行电话	010-62173865
传　　真	010-62179148
网　　址	http://www.cspbooks.com.cn

开　　本	787mm×1092mm　1/16
字　　数	279 千字
印　　张	12
版　　次	2024 年 6 月第 1 版
印　　次	2024 年 6 月第 1 次印刷
印　　刷	北京博海升彩色印刷有限公司
书　　号	ISBN 978-7-5236-0712-1/R・3268
定　　价	198.00 元

编著者名单

组织编写　高原医学研究中心

名誉主审　吴天一　院士

名誉主编　苏全仁　杨爱荣

主　　编　王　轶　李钊伟

副主编　孙振辉　卢仲琳　乔　逸　汪春庆　常群安　陶率先　李泽清

编　　委　（以姓氏汉语拼音为序）

　　　　　阿良德　常群安　李春亮　李钊伟　卢仲琳　乔　逸　孙　扬
　　　　　孙振辉　陶率先　汪春庆　王文达　王　轶　姚　兵　左宇志

编　　者　（以姓氏汉语拼音为序）

　　　　　阿良德　青海大学附属医院

　　　　　常群安　青海大学附属医院

　　　　　郭　斌　青海大学附属医院

　　　　　何永好　青海大学

　　　　　侯纪发　青海大学

　　　　　胡成浩　青海大学

　　　　　胡一博　青海大学附属医院

　　　　　李宝鑫　青海大学

　　　　　李春亮　青海省人民医院

　　　　　李　光　青海大学附属医院

　　　　　李奇骏　中国医学科学院北京协和医学院北京协和医院

　　　　　李　韬　南京大学医学院

　　　　　李　想　中国医学科学院北京协和医学院北京协和医院

　　　　　李　鑫　青海大学附属医院

　　　　　李泽清　无锡市第九人民医院

　　　　　李钊伟　青海大学附属医院

　　　　　刘　洋　青海大学附属医院

　　　　　卢仲琳　青海大学附属医院

　　　　　洛松久美　青海玉树八一医院

　　　　　马南保　贵德县人民医院

　　　　　慕莉蓉　青海大学附属医院

　　　　　乔　逸　中国医学科学院北京协和医学院北京协和医院

　　　　　任　荣　青海大学附属医院

邵恩华　中国医学科学院北京协和医学院北京协和医院
史国宁　青海大学
史元功　格尔木市人民医院
孙沛琦　哈尔滨医科大学
孙　扬　中国医学科学院北京协和医学院北京协和医院
孙振辉　河北医科大学第一医院
陶率先　青海大学
汪春庆　青海大学附属医院
王　强　青海大学
王玮琛　南通大学
王文达　中国医学科学院北京协和医学院北京协和医院
王　轶　中国医学科学院北京协和医学院北京协和医院
王志强　武警特色医学中心特战创伤急救技术研究所
翁德东　格尔木市人民医院
谢　鹏　武警特色医学中心特战创伤急救技术研究所
薛晓乐　青海大学
姚　兵　青海大学附属医院
张广华　青海大学附属医院
张　赟　青海大学附属医院
左宇志　中国医学科学院北京协和医学院北京协和医院

内容提要

　　高原地区具有特殊的地貌和气候环境，编者在介绍各类创伤性疾病一般性治疗原则的同时，有针对性地归纳和总结了高原地区该类疾病的特点，聚焦高原地区创伤类疾病的诊断和治疗，涵盖失温与冻伤、雪盲、颅脑损伤、胸部创伤、腹部损伤、泌尿生殖系统损伤、骨创伤、动物咬伤、火器伤等主题，此外，还将长期慢性创伤引起的膝关节骨关节炎也纳入书中。全书内容紧扣高原地区特点，所纳入疾病均为高原地区多发、常见创伤，有助于提高广大医师对高原创伤的认识，进而提升高原地区创伤救治能力。

序　一

我国高原、高山面积辽阔，有青藏高原、云贵高原、内蒙古高原、黄土高原四大高原等，其中青藏高原号称"世界屋脊"，是全球海拔最高的高原。我国高原具有特殊的经济社会开发价值，是亚洲乃至世界重要的生态屏障，并且有着漫长的国防边境线，与多个国家接壤，具有重要的军事战略地位。我国的高原地区为多民族地区，有着丰富的民族文化背景，民族团结极为重要。四大高原的常住居民众多，随着高原经济建设发展和受高原无比秀美风光的吸引，每年到访高原的人数日益增加。因此，高原人群健康保障和相关高原疾病防护成了对高原医学的严峻挑战。

高原属于极端环境，低气压、低气温、低湿度、强太阳辐射、昼夜温差大等因素综合作用于人体，特别是大气压力下降引起的低氧，导致人体出现"低氧血症"，可造成一系列病理生理改变。为此，形成了研究高原人体习服－适应和防治高原疾病的高原医学学科。

高原地区有着高山峻岭、冰川、湖泊、湿地、荒漠等险要地形，常易发生滑坡、山难等自然灾害；高原道路崎岖，司机因缺氧所致共济失调易引发车祸；青藏高原又是地震高发区域，地震易造成大群体创伤和死亡。以上情况的发生，使得高原各个医院的急诊室每天频繁接诊创伤患者。

此外，由于低氧血症、低温冷凝血症、微循环障碍等病理生理因素，高原创伤时患者的临床表现、创伤愈合、预后均在与平原时有许多不同。例如，颅脑损伤引起颅内高压、胸部损伤在高原容易出现急性呼吸窘迫综合征 (ARDS) 和多器官功能障碍综合征 (MODS)，高原失血性休克可迅速导致全身衰竭等，故而高原创伤有较高的病死率、致残率和后遗症率。

上述所有因素使高原创伤成为突出的临床问题。然而，目前高原创伤学领域临床指导性强的研究较少，更缺乏系统论述的专著。国内高原医学专家通过大量病例的积累，总结救治的成败教训，查阅国内外最新文献，撰写了《高原创伤学》一书。全书共 21 章，以高原脏器损伤为核心，包括颅脑损伤、胸部创伤、腹部损伤、泌尿系统损伤、骨创伤、冻伤、火器伤等，系统阐述了各个主要脏器损伤的类型、性质及诊治要点、急救原则和方法，强调了手术模式、麻醉选择和术后监护的重要性。该书有助于推进高原创伤诊治的规范化，有很强的临床指导性和实用价值。全书语言简朴，深入浅出，很适合基层医疗单位参考使用。

本书不仅对高原人群健康维护与疾病防治做出了贡献，也丰富了高原医学的内涵。我愿意将此书推荐给高原医务工作者。由于高原创伤学尚处于起步阶段，希望大家加深临床观察，加强基础研究，使之更臻完善。

中华医学会高原医学分会终身名誉主任委员

中国工程院院士　　　　吴天一

序 二

　　高原环境具有低气压、低氧压、低气温、低湿度、强紫外线等特点，当低海拔地区人员急速进入高原时可能出现急性高原病，而移居或世居高原者可能出现慢性高原病，均对生命健康造成一定威胁。高原医学主要研究高原环境对人体的影响，近年来这门"小众"学科发展较快。

　　高原创伤学是高原医学的重要分支，主要研究高原创伤性疾病发生、发展、诊治、转归的规律。为进一步提高高原地区医务工作者在高原创伤方面的诊治能力，国内高原医学同道编写了《高原创伤学》一书，总结了国内、外高原创伤方面的经验，凝聚了全国高原医学专家的智慧与心血。期待本书能够为广大高原医务工作者提供指导，进一步强化他们的高原创伤救治能力，并为提高高原地区人民群众健康水平和促进高原医学事业发展贡献力量。

中华医学会会长 　　赵玉沛

中国科学院院士

北京协和医院名誉院长

序 三

  青藏高原是世界海拔最高的高原，被称为"世界屋脊"，是探险者的乐园，也是亚洲多条河流的源头，长江、黄河和澜沧江均发源于此，因此又有"山宗水源"的美誉。巍巍高山、绵绵长河哺育着中华民族；这里毗邻多国，烽烟犹在，事关国家安全。随着区域协调发展战略深入实施，西部大开发形成新格局，高原经济建设、高原探险旅游、高原体育训练等不断发展，吸引越来越多的人来到青藏高原。然而，青藏高原特殊的自然地理环境造成其大气压和氧分压均低，平均海拔 4000 米时仅为海平面的 61% 左右，且气候干燥寒冷、紫外线强，故而极易发生高原创伤。尤其是献身于高原事业的特殊群体，执行长期野外驻训任务时处于低氧、酷寒等对机体不利的环境下，易出现高原冻伤、失温等情况，更易引起肺脏损伤而造成肺水肿。另外，肌肉力量的丢失，肌肉神经应激性减退，以及循环阻力的增加等各类创伤的发生，会引发急、慢性高原病，甚至危及生命。由于高原地区空气稀薄、密度低，战创伤撞击能量大，火器弹造成的组织损伤及感染往往比低海拔地区更严重，火器伤等外伤伴有失血性休克死亡的人数远高于普通地区作战外伤死亡的人数。因此，高原创伤的特点及救治均有别于低海拔地区，其发生、发展、救治、预后有其自身规律，无法照搬创伤的一般性救治原则，需要精准聚焦高原创伤的特征规律，探索适用于特殊高原环境的诊治方法，从而提高高原创伤救治能力，降低死亡 / 残疾率。受环境和历史的影响，青藏高原地区地广人稀、交通不便，经济相对落后，医疗资源有限，给高原创伤救治增加了困难，急需创伤医学的支持。《高原创伤学》一书紧扣高原地区特点，有针对性地归纳和总结了高原地区创伤的诊断和治疗特点，可谓是高原创伤救治的标准范本，具有实用性、指导性和可操作性，填补了高原创伤疑难诊治的空白。相信《高原创伤学》的面世，一定能为青藏高原地区国防安全、经济建设、旅游开发、体育训练及人民的健康保驾护航，为从事高原医学研究的同行今后研究高原创伤医学提供参考性指南，其价值深远且宝贵。

中国人民武装警察部队青海省总队司令员　李在元

前　言

全球高原分布甚广，连同所包围的盆地一起，约占全球陆地面积的45%。我国有青藏高原、云贵高原、黄土高原和内蒙古高原四大高原，主要分布在我国西南和西北，涉及我国大部分陆上国境线。因此，高原地区居民健康在国家政治、经济、国防中具有重要的战略地位。

高原环境具有低气压、低氧压、低气温、低湿度、强紫外线等特殊性，这些对人体健康具有显著影响，也导致高原人群疾病谱与其他地区差异较大，故而形成了特色鲜明的高原医学。

高原医学涵盖了高原环境对人体各方面的影响，不仅包括了高原地区特有的疾病（狭义的高原病），如急性高原病（急性高原反应等）和慢性高原病（高原红细胞增多症等），还包括各类疾病在高原地区的特殊表现类型。

近年来，随着高原地区经济的快速发展，特别是"健康中国"发展战略的提出，高原地区人民健康受到党和国家的格外重视。2021年习总书记视察青海，特别提出要重视高原医学。在青海省委省政府和省卫生健康委的领导下，国家级高原医学中心正在着手筹建。高原创伤学是高原医学的重要分支，高原创伤的发生、发展、临床表现、救治及预后有别于平原地区。我国高原地广人稀，经济欠发达，医疗资源相对匮乏且分布不均，交通线长且险，创伤发生后的院前时间长，增加了救治困难。鉴于此，我们组织全国高原医学专家联合编写了《高原创伤学》一书，对头、胸、腹、骨骼等部位的创伤，冻伤，火器伤，动物咬伤，以及手术麻醉等学术研究成果进行了总结，希望通过聚焦高原创伤的救治，普及高原创伤知识，提高高原创伤救治能力，促进我国高原创伤学的发展，也希望为提升高原人民健康水平、高原政治经济建设、高原国防安全贡献绵薄之力。

随着对高原创伤的认识不断深入，我们将在未来不断更新本书内容。我们广泛查阅了国内、外相关文献和著作，如果书中遗有疏漏和不足之处，恳请广大读者予以批评指正。

本书编写过程中，承蒙中央组织部、中央宣传部、青海省委省政府、青海省卫生健康委各级领导的信任与大力支持，全国各地学者的鼎力协作，在此深表谢意。

中国医学科学院北京协和医学院北京协和医院　王　轶

青海大学附属医院　李钊伟

目　录

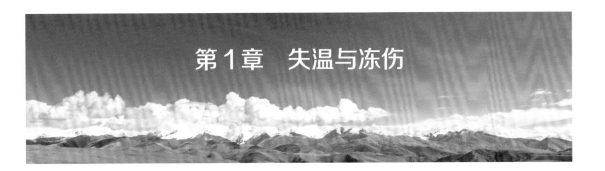

第1章 失温与冻伤

寒冷导致的机体损伤分为全身性损伤和局部性损伤两类。全身性损伤即失温（hypothermia），局部性损伤包括冻疮（chilblain）和冻伤（frostbite）。

失温是指脑、心、肺等人体核心区温度低于35℃，可出现寒战、意识错乱、心肺功能衰竭，甚至死亡。冻疮是在冷湿环境暴露3~6h后局部皮肤出现了肿胀、疼痛，很少有或没有后遗症；而冻伤是机体组织形成了冰晶、脂蛋白变性，继而出现血栓形成、组织缺血、坏疽。冻伤的严重程度取决于温度、暴露时间、风力、湿度。冻伤最常累及肢体，如手指、足趾，以及头面部的鼻子和耳朵。

青藏高原海拔高，气温低（青藏高原年平均气温0℃以下）、昼夜温差大，湿度低，风力大。冬季干冷漫长，大风多；夏季温凉多雨，冰雹多，因此失温和冻伤在青藏高原的一年四季都可能发生。

第一节 失　温

失温（hypothermia）又称低温症，当各种原因导致人体热量丢失大于补给，导致核心区体温低于35℃时即为失温，此时患者多伴有相关症状，如寒战、意识障碍、心肺功能衰竭等，严重者可导致死亡。导致失温的因素包括环境因素、个体因素、自身健康状况以及应用药物等。从目前的流行病学数据来看，失温多见于男性，在30—49岁的成人中发病率最高。据统计，每年约8.25%的死亡事件可归因于失温。尽管近年来对于失温症的院内救治能力不断提高，但中重度失温症患者的病死率仍可高达40%。

【发病机制】

人体的体温恒定，对于维持内环境稳态具有重要意义。作为人体的体温调节中枢，下丘脑通过出汗散热和寒战产热这两种最重要的生理机制来维持体温恒定。当人体因为各种原因出现热量丢失大于补给时，就会产生低体温，最直接影响的人体系统包括呼吸系统、循环系统和中枢神经系统等。

轻度失温时，人体会反射性地出现呼吸频率加快、心动过速、心输出量增加和血压升高。随着体温进一步下降，呼吸中枢会被抑制，导致呼吸变得深慢，甚至停止呼吸。此时心率亦随之减慢、血压下降、心排血量减少。发展至重度失温时，呼吸道分泌物增加、支气管痉挛，更加重了缺氧，同时可以出现心力衰竭迹象。

【临床表现】

意识障碍和行动障碍是失温的重要临床表现，对失温症的诊断和严重程度判断有重要临床意义。当寒冷状态下患者出现意识障碍时，应考虑失温症。如果患者已出现行动障碍，则说明已进入中重度失温状态。

【体格检查】

体格检查需关注失温症患者生命体征的变化，包括意识、体温、呼吸和心率。体温的测量包括体表温度、口腔温度、鼓膜温度、直肠/膀胱温度以及食管温度。体温测量方法的选择需根据患者实际情况决定，如果患者处于昏迷状态，张口困难，则不宜测量口腔温度。直肠、膀胱及食管温度虽然更接近躯体核心温度，但由于测量方法相对复杂，需借助特殊工具，因此多于入院后测量，在野外等急救现场往往难以采用。野外急救情况下，测温力求快速、准确、简便，同时考虑到伤者在急救情况下常常处于昏迷状态，测量口腔温度、腋温相对困难且不准确，因此测量鼓膜温度相对简便、易行。然而事实上，在野外复杂环境下，具体的测温方法还是需要根据伤情及抢救人员物资储备情况来选择，以准确判断患者体温为最终目的。

【诊断与分级】

国际山地急诊医学委员会（International Commission for Mountain Emergency Medicine, ICAR MedCom）以患者意识、颤抖、心功能和核心区体温为基础指标，将失温由轻到重分为5级。2021年该委员会对指南进行更新，考虑到意识状态与核心区体温呈线性关系，因此提出按照意识状态对失温进行分级，即使用"AVPU"评分系统分级，包括了反应灵敏（alert）、对语言刺激有反应（verba）、对疼痛刺激有反应（pain）和无反应（unresponsive）。按照体温下降程度，失温症可分为三期。

1. 轻度失温 体温33～35℃，此时患者多表现为剧烈寒战、四肢冰冷、面色苍白、严重疲劳、言语含糊、肌肉不受控制、神志淡漠、记忆力差、情绪改变或丧失理智、脉搏减慢、幻觉等。

2. 中度失温 体温32℃以下。此时患者中枢神经系统进一步受到抑制，表现为认知能力下降和昏睡，各种神经反射减退，如瞳孔反应迟钝。脉搏和呼吸频率进一步变慢，心律失常，特别是心房颤动易于发生。此时患者往往反常性地停止寒战，伴有脱衣服行为。

3. 重度失温 体温28℃以下。此时患者大脑血流量进一步下降，出现意识丧失。各器官功能逐渐衰竭，主要表现为循环方面心率、血压和心输出量下降，恶性心律失常发生率增加；呼吸方面肺充血明显；肾功能方面出现急性肾衰竭表现（如极度少尿）；神经系统方面表现为神经反射的消失。

【鉴别诊断】

失温症的诊断需要排除局部寒冷引起的系统性损伤，同时要重视失温症并发的创伤或其他疾病。本病主要和各种原因的低温症相鉴别。

1. 原发性低温症 原发性低温症主要与体温调节中枢功能缺陷相关，如癫痫。

2. 继发性低温症 此类疾病主要继发于心血管疾病（心肌梗死等）、内分泌疾病（糖尿病、甲状腺功能减退症、垂体功能减低症等）、神经系统疾病（阿尔茨海默病、帕金森综合征等）、慢性感染、慢性酒精中毒、药物滥用等。

【治疗】

防止热量散失和复温是失温症治疗的两个重要方面，但所有治疗的基础都是优先维持呼吸及循环系统稳定，即维持生命体征。

1. 一般原则 失温症的救治首先要避免热量进一步散失，因此应尽快脱离寒冷环境，如避风、扎营、脱去湿冷衣物等，并使用衣物、被褥、睡袋等包裹患者全身，以尽量减少热量流失。

(1) 轻度失温：可以适当运动以增加产热，但如体温进一步下降，则不建议患者增加运动，同时应积极求助。

(2) 重度失温：应在8h内尽快启动快速主动复温法（rapid active rewarming）。体内复温包括静脉输注温热液体、温热液体灌胃/灌肠或让患者吸入温热空气等。体外复温包括加热毯快速复温、进入睡袋与健康人相拥取暖或在睡袋内放置暖水袋取暖等。

(3) 温度控制：一般来说，体温<31℃时进行人工复温，体温升至32℃后可让体温自主复温，以皮温达到36℃左右为宜。使用加温装备复温时，需警惕心搏骤停。对心室颤动患者，在复温至30℃以上时，按高级心脏生命支持规程执行心肺复苏和除颤。对心搏骤停患者，除非患者胸部冻结或呼吸道内结冰，应在复苏期间将核心区温度恢复到32℃。

(4) 在救治过程中，需注意以下几点。

① 严禁摩擦或按摩已经冻伤的肢体。

② 严禁加热四肢、搓手、搓脚。

③ 严禁饮酒，否则会使冰冷的外周血液迅速回流到心脏导致心脏负荷增加和核心温度下降，从而加重失温症。

2. 分期治疗

(1) 轻度失温：以间接外部复温为主，迅速脱离寒冷环境，更换湿冷衣物，使用保温毯、睡袋、被褥等包裹身体以减少热量散失，经口进食含糖饮料补液、增加热量。

(2) 中度失温：以间接和主动外部复温为主，如使用电热毯等复温。

(3) 重度失温：以主动内部复温和外部复温为主，包括静脉输入温热液体、吸入温热加湿氧气、腔内复温、血液透析、连续动静脉复温、体外循环和膜肺氧合（extracorporeal membrane oxygenation，ECMO）。腔内复温包括温水洗胃、膀胱/结肠/腹膜腔/胸腔灌洗等。

【失温预防】

1. 合理膳食 宜准备充足的高热量食物，如巧克力等。

2. 科学着装 着装应注意防寒、防风、防湿，避免衣物湿冷。由于棉质内衣容易吸汗，不容易干燥，容易导致失温，故应避免穿着棉质内衣。另外，高原地区四季天气多变，温差大，无论冬夏均应准备御寒衣物。

3. 做好失温应急预案 高原地区交通条件差，通信不发达，给伤员搜救、转运等增加了难度。因此，在进入无人区时，应做好失温的应急预案，装备好定位通信设备，储备充足物资，遵守无人区出入规定。

第二节　冻　伤

冻伤（frostbite）是机体遭受低温侵袭所引起的局部或全身性损伤。按照致伤程度可分为非冻结性冻伤和冻结性冻伤两类。

非冻结性冻伤是10℃以下、冰点以上的低温，在潮湿条件下导致的组织损伤，包括冻疮、战壕足、水浸足等。冻结性冻伤是机体短时间暴露于极低温或长时间暴露于0℃以下低温所引起，此时组织可发生冻结。

我国冻伤主要发生于北方，但由于南方地区湿度大，且常有防护不到位的情况，冻伤也时有发生。冻伤最常发生在30—49岁成年男性群体中，而在相同条件下，婴幼儿和老年人更易遭受冻伤。肢体是全身最容易发生冻伤的部位，特别是手和足。因此，手足保暖是预防冻伤的重要方面。高原地区由于海拔高、气温低、风力大等，冻伤发生率高，严重影响居民生产生活，严重时可以致残，甚至危及生命。

【发病机制】

1. 直接冻结伤　直接冻结伤是由于机体温度下降所导致的直接损伤。机体和环境温度的下降会带来一系列病理生理反应。一方面，温度的持续下降导致机体组织细胞脱水和缺氧（图 1-1）；另一方面，温度下降带来的血管内水的结晶，增加了血液黏滞度，血液淤滞、血栓形成，进一步加重组织缺血和缺氧。

2. 再灌注损伤　随着环境温度回升，原本缺血缺氧的组织恢复灌注，此时损伤的血管内皮细胞释放花生四烯酸及氧自由基等物质，造成组织内弥漫性反应，加重血管内血栓的形成。

【临床表现】

1. 非冻结性冻伤　此类冻伤最早出现的表现为寒冷感和针刺样疼痛，此时皮肤多苍白，可伴有水疱。此类冻伤的发病部位往往再遇低温时，可出现疼痛、苍白等表现，可能与局部抵抗力降低有关。

2. 冻结性冻伤　此类冻伤早期表现为皮肤发白和感觉麻木，后期多出现肤色变暗，呈紫黑色。伤后数小时至 1 天，受伤部位可出现水疱，多在 10～15 天时明显干痂，在 3～8 周形成坏死组织分界线。

【辅助检查】

冻伤主要依靠临床表现诊断，实验室化验和检查对评估病情进展和制订治疗策略有一定作用。例如核医学检查（用 ^{99m}Tc-MDP 作为显像剂进行 SPECT/CT 扫描）和磁共振血管造影（MRA）可以帮助评估伤后截肢的范围。

【诊断与分度】

按照临床表现的严重程度，冻伤分为四度。

1. 一度冻伤　伤达浅层皮肤，表现为瘀斑和轻度肿胀，局部感觉麻木、痛痒。复温后没有水疱形成。

2. 二度冻伤　伤及全层皮肤，局部感觉瘙痒和灼痛。受伤部位可出现水疱，水疱内容物为清亮或牛奶样液体。水肿较为多见，可自愈。

3. 三度冻伤　伤至皮下组织。早期即可

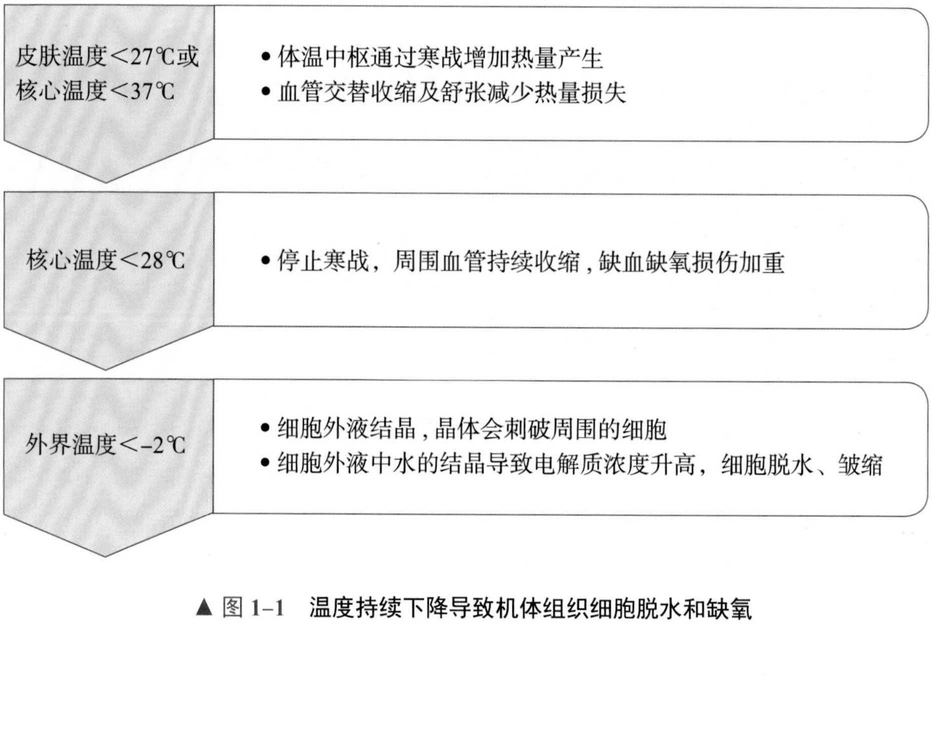

皮肤温度<27℃或核心温度<37℃	• 体温中枢通过寒战增加热量产生 • 血管交替收缩及舒张减少热量损失
核心温度<28℃	• 停止寒战，周围血管持续收缩，缺血缺氧损伤加重
外界温度<-2℃	• 细胞外液结晶，晶体会刺破周围的细胞 • 细胞外液中水的结晶导致电解质浓度升高，细胞脱水、皱缩

▲ 图 1-1　温度持续下降导致机体组织细胞脱水和缺氧

出现水肿和大水疱。水疱内容物为血性液体。继而皮肤由苍白变为蓝色或黑色（组织坏死），局部感觉丧失。

4. 四度冻伤　伤及肌肉或骨骼。此时受伤肢体及皮肤表现为干性坏疽，呈现发绀貌，周围组织肿胀并可有水疱，感觉丧失，同时因毒素入血和炎症反应，可出现发热等全身反应。坏死组织多在伤后2周坏死组织分界线形成后脱落，此时暴露肉芽，多需植皮或截肢，往往无法自行愈合。

需要指出的是，尽管冻伤往往发生在局部，但由于环境低温、毒素入血等因素，患者常常出现多系统并发症，如休克、水电解质紊乱、心律失常、呼吸衰竭、消化道出血、急性肾功能不全、骨筋膜室综合征、感染等。因此，在诊断和治疗冻伤的过程中，须尽早发现并发症并进行治疗，以降低病死率。

【治疗】

冻伤发生后，应第一时间使患者脱离低温环境，更换湿冷衣物，尽量减少热量散失。此时须避免剧烈摩擦肢体，以减少破损和感染。如果伤处无破损，可外用冻伤膏。如果伤处已破溃，则应外用含抗生素的软膏。

1. 现场急救

(1) 立即取下首饰，松解衣物。

(2) 复温：快速复温伤处并保持在37～39℃，直到伤处变得柔软并容易接触。

(3) 镇痛：非甾体抗炎药或阿片类镇痛药可酌情使用。

(4) 伤处保护：患肢制动，尽量抬高伤处；保证干燥，可外涂凝胶后使用干燥敷料包扎；避免再次冻结和直接创伤；可应用药物改善局部微循环。

(5) 全身治疗：积极抗感染、抗休克。

2. 入院后处理

(1) 纠正低温：保温是关键，同时使用加热液体静脉输液，提高核心区温度至35℃。

(2) 镇痛：酌情使用非甾体抗炎药或阿片类镇痛药。

(3) 完全复温后清创：引流水疱（如针吸囊液）后，尽量保留水疱皮的完整性。局部可外用芦荟膏等凝胶，再以干燥敷料包扎。

(4) 溶栓治疗：对于冻伤累及全层、有缺血证据且复温后组织灌注未恢复者，需在24h内进行溶栓治疗。如果存在溶栓禁忌，48h内可考虑伊洛普斯激素疗法，这是一种预防冻伤缺血的潜在方法。

(5) 如果临床判断存在骨筋膜室综合征，应立即急诊手术。

(6) 全身治疗：积极抗感染、抗休克；预防破伤风。

(7) 避免摩擦患处，以免加重损伤。

3. 高原冻伤治疗特点　高原地区缺氧、高寒，氧浓度的降低可以导致皮肤温度的下降。因此，对于高原冻伤患者，如果患者缺氧（氧饱和度＜88%）或位于海拔4000m以上，可适当氧疗（面罩或鼻导管吸氧）。然而，考虑到高浓度氧可导致周围血管收缩，因此氧疗并不适用于所有高原患者，对于不缺氧者，不建议氧疗。另外，有研究认为，连续高压氧治疗和温水浴有利于冻伤后受伤部位的存活和恢复。

第三节　鼻冻伤

鼻冻伤（nasal frostbite）是由于鼻部长期处于较为寒冷的环境下而发生的鼻部组织血管痉挛、瘀血、肿胀甚至坏死。鼻冻伤的发病及严重程度与环境温度、风速、受冻时间、自身运动或静止状态、海拔高度等因素密切相关。与平原地区冻伤相比，高原地区（特别是海拔高度＞3000m地区）因具有高海拔、低气压、低氧压、低温度、低湿度等环境特点，高原鼻冻伤的患病率更高，患病时损伤面积更大，组织缺血性损伤更为严重。

【流行病学】

1998年，Hashmi MA等对10年内喀喇昆仑山脉1500余例冻伤病例进行回顾性研究，发现头颈部（包括耳郭和鼻部）冻伤的患病率约为3%。Boles R等对10年内在加拿大曼尼托巴省温尼伯市因冻伤就诊的18岁以下的47例患儿进行回顾性研究，发现儿童及青少年头颈部（包括耳郭和鼻部）冻伤的患病率约为15%。虽然没有报道单独鼻冻伤的患病率，但研究表明，因儿童及青少年耳郭比鼻子更容易保暖，遂在相同环境下鼻冻伤患病率较耳郭冻伤者更高，儿童鼻冻伤患病率是否较成年人高，文中未提及。

Gavhed D等在实验室中通过实验器材构建模型，模仿自然冻伤环境，发现鼻部的温度在一定范围内与环境温度成正比，即环境温度越低鼻部温度越低；鼻部的温度与受冻时间成反比，受冻时间越长，温度越低；鼻部的温度与风速成反比。在相同环境下，运动状态较静止状态鼻冻伤的患病率更低。Harirchi I等通过问卷调查的方式统计2年内637名登山者，发现鼻冻伤绝大部分表现为一度冻伤，不同海拔高度的发病率不同，分别为0.6%（<2800m）、42%（2800~3960m）、23.8%（3961~4400m）、33.6%（4401~7165m）。

【病因】

鼻冻伤与周围环境（包括环境温度、风速、海拔高度）、受冻时间、自身运动或静止状态以及鼻部解剖结构有密切关系。高海拔地区环境具有高海拔、低气压、低氧压、低温度、低湿度等特点，相较于平原冻伤，当身体长期处于高原环境中，鼻部血管更易发生痉挛，进而组织严重缺氧受损，鼻冻伤的患病率也随之升高。

Harirchi I等通过问卷调查的方式统计2年内637名登山者，发现99.4%的冻伤发生在海拔2800m以上。Gavhed D等通过实验模型模拟自然冻伤环境，发现当风速在8~18m/s时，便会超出面部体温调节能力，进而出现冻伤。对于喀喇昆仑山脉长达10年的回顾性研究，发现头颈部（包括耳郭和鼻部）冻伤主要表现为一度冻伤，二度、三度、四度冻伤较为罕见。

【发病机制】

冻伤对组织造成的损伤主要包括两方面：直接冻结伤和再灌注损伤。

1. 直接冻结伤　当皮肤温度降至27℃以下或核心区温度降至37℃以下时，"冷受体"会将刺激信号转导至中枢，产生寒战以及血管交替收缩及舒张等指令，以增加产热及减少热量损失，但这些指令的产热效能低。若外界温度继续下降，这些动作非但不能储热，反而增加了局部组织对氧气及能量物质的消耗。当核心区温度降至28℃以下时，寒战停止，周围血管处于持续收缩状态，使局部组织血流量锐减，进一步加重了缺血缺氧损伤；当外界温度降至-2℃时，细胞外液开始结晶，形成的晶体表面有棘状突起，会刺破其周围的细胞，同时细胞外液中水的结晶会导致电解质浓度的升高，增大的浓度梯度会使周围细胞内液外流，导致细胞皱缩、脱水、功能丧失，甚至破碎、凋亡。另外，血管内水的结晶会增加血液黏稠度，会导致血流瘀滞、血栓形成，使受损组织处于缺血、缺氧状态。上述状态的持续存在，会使组织的器质及功能均遭受巨大影响，其中部分影响是不可逆的。

2. 再灌注损伤　当周围环境温度上升后，原本处于收缩状态的血管开始逐步扩张，组织再灌注，但与之相伴的是，血管内膜破坏导致的血栓进一步形成。损伤的血管内皮细胞释放花生四烯酸及氧自由基等物质，进而造成组织内弥漫性反应。上述这些因素构成了冻伤后的再灌注损伤。如果在受伤组织解冻后再冻结，冰晶和随后的再次解冻过程中造成的最初细胞损伤就会更加严重。

众所周知，鼻部的血供非常丰富，且有多处动静脉血管吻合。当环境温度刚开始降低时，鼻部皮肤血管立即收缩，但随着温度持续下降，鼻部皮肤血管扩张，血液灌流速度加快，增加产热对抗组织散热，即冷诱导血管扩张机制（cold-induced vasodilatation，CIVD）。CIVD 机制和鼻部丰富的血管使得鼻部即使长期暴露在冷空气中，也不至于出现严重冻伤。

高原冻伤因环境因素又与普通冻伤存在差异。

(1) 人体位于高原受到低氧、低湿、风力大、低温、温差大等恶劣气候的刺激时，人体的感受器通过大脑前视区的体温和肾上腺素交感神经传入信号，使体表血管收缩以保持体温。但由于初到高原，或因野外作业迷路，或酗酒后嗜睡露宿，或特殊条件下（乘车、骑马等）活动受限等，长时间冷暴露，人体体温调节系统失代偿，进而增加冻伤发生概率。

(2) 高原地区高寒、低气压，人体局部受低温损害，细胞外液甚至连同细胞内液一起形成冰晶，组织内冰晶及其融化的过程会造成组织破坏和细胞的继发性坏死，促使炎症介质释放，引起炎症反应。进而引起局部血管扩张、充血、渗出，组织缺血 – 再灌注，细胞坏死。由于细胞溶解，细胞内液丢失，患者发生低血压、休克、多器官功能不全，治愈后多会造成多种功能障碍或伤残。

(3) 高原空气稀薄，缺氧，加之寒冷使机体寒战，增加氧耗，导致肝细胞缺氧，线粒体破坏增加，ATP 产生减少，肝糖原分解加快。缺氧也使血红蛋白与氧亲和力增加，氧分子释放减少。

(4) 寒冷直接作用于血管内皮，使其损伤，激活内源性凝血系统，血小板聚集，血栓形成，导致组织缺血坏死。

(5) 为了防寒，世居高原者经常饮酒，但饮酒可使人大脑皮质及体温中枢麻痹，体温骤降，或因心血管系统的损害、血管痉挛，易发生冻伤。此外，停留在野外时间越长，冻伤发生率越高。

学者通过制备冻伤动物模型研究，发现高原冻伤组小白鼠（8 只）与普通冻伤组小白鼠（8 只）相比较，前者的血液微循环损伤程度更严重，血流恢复速度更慢，冻伤面积更大。

【临床表现与诊断】

鼻冻伤主要发病于冬、春季，儿童发病率高于成人，高原发病率高于平原。研究表明，当身体在寒冷环境中暴露几分钟后，面部皮肤温度会接近环境温度，但面部皮肤温度在 7℃ 左右时感觉会逐渐麻木，遂在一度鼻冻伤时仅表现为鼻部麻木和皮肤苍白，并不会出现明显的疼痛感或其他不适感，为可逆性损伤。此时如果能脱离寒冷环境，不适感可在复温后消失，不会留下后遗症。此时如果不能脱离寒冷环境，进一步冷暴露，在复温后根据鼻部皮肤损伤范围、病理表现和临床表现可分为四度，如下所示。

1. 一度鼻冻伤（红斑性） 损伤限于皮肤表皮层，主要表现为紫红色斑块。

2. 二度鼻冻伤（水疱性） 损伤达到皮肤真皮层，主要表现为水疱形成，水疱破裂后可形成干痂或溃疡。

3. 三度鼻冻伤（焦痂性） 损伤至皮肤全层，主要表现为血性水疱形成，其余皮肤呈蓝色或黑褐色。

4. 四度鼻冻伤（坏疽性） 损伤达机体全层包括肌肉和骨组织。

以上四度冻伤的临床表现多相互重叠出现，病理表现为确诊分度的"金标准"。鼻冻伤因 CIVD 机制以及鼻部皮肤和血管的解剖特点，主要表现为复温后的疼痛、肿胀及鼻部皮肤红斑变色，一度冻伤多见，而鼻二度、三度、四度冻伤较为罕见。

【预防】

高原鼻冻伤发病的主要原因是高寒和缺氧，特别是有室外活动需求的人多发。预防高原鼻冻伤发病和发展的关键措施是尽可能保温以及增加血流灌注或增加机体血氧含量。主要的预防措施如下。

1. 减少鼻部冷暴露 穿戴合适干燥松软护具，如出现鼻部麻木或其他不适时，应尽快脱离寒冷环境。

2. 增加鼻部血流灌注 适当运动，避免过量饮酒及口服血管扩张类药物，避免饥饿，保证充足的营养和热量。

3. 增加机体血氧含量 保持呼吸道通畅，适当吸氧。

4. 其他预防措施 适度的耐寒训练，复温的患者用温水浸泡，如果身体已出现冻伤，禁用冰雪揉搓，避免使用润肤霜。

【治疗与预后】

高原鼻冻伤的首要治疗原则是迅速有效地复温，并且在防止持续冷暴露的同时快速恢复鼻部血液循环，有效控制冻伤继续发展。目前用于治疗高原鼻冻伤的方案主要包括院内基础支持治疗（包括吸氧、补液、破伤风抗毒素注射、镇痛、消炎）、复温、溶栓、扩血管药物、高压氧、手术清创等。复温后根据冻伤程度的不同，常需要采用不同的治疗方案。

1. 院内基础支持治疗 给予充分营养，纠正水和电解质紊乱，主要治疗方案包括吸氧、补液、破伤风抗毒素注射、镇痛、消炎。需注意的是破伤风抗毒素应常规注射，镇痛药物推荐使用布洛芬，消炎药物只推荐用于有潜在感染风险或已经感染的患者。

2. 复温 最好采用 40℃ 左右的温水或红外线烤灯，20～30min 多可快速复温。

3. 溶栓 对于深度冻伤，在快速复温后应行血管造影，观察是否有血栓形成。如果存在血栓，最好在冻伤发生后的 12h 以内，应用肝素或纤溶酶原激活剂，可显著降低冻伤后的致残率和并发症率。

4. 扩血管药物 扩血管药物不仅可以扩张血管，还可阻断血小板聚集，减少血栓形成的风险。伊洛前列素、前列腺素 E_1、硝酸甘油、己酮可可碱、酚苄明、利血平、盐酸丁咯地尔、盐酸罂粟碱等药物均有单独或联合使用的报道。

5. 高压氧治疗 高压氧一般作为深度冻伤的辅助治疗应尽早使用。其可以提高人体氧含量，增加鼻部毛细血管的数量，减轻鼻部组织水肿，加速鼻部冻伤愈合。

6. 手术清创 适用于有水疱形成或鼻部组织溃疡患者。如果为二度冻伤形成的清亮水疱，应在常规消毒后挑破水疱，排出水疱内液体，但保留水疱囊膜。如果为三度或四度冻伤形成的血性水疱，应予以保留。水疱破溃后应用无菌敷料，消毒换药，避免感染。

高原鼻冻伤为身体裸露部位的局部冻伤，其与身体其他部位冻伤的解剖结构不同，鼻部静脉血管无瓣膜，当冻伤大于二度或发生感染时，若挤压鼻部或感染治疗不及时，细菌或脓栓可通过血管逆向流入海绵窦，从而导致最严重的并发症——海绵窦血栓性静脉炎。因而鼻冻伤发生后，应尽快尽早规律治疗，预后一般较好。

第四节　耳郭冻伤

耳郭冻伤（frostbite of the pinna）又称耳冻伤（frostbite of the ears），好发于寒冷季节，

一般在气温 5℃ 以下时发生，尤其在寒冷潮湿环境中易患本病。耳郭冻伤常发生在耳轮和耳垂部位，可单耳或双耳受累。耳郭冻伤时耳郭红肿、水疱，严重时糜烂、溃疡，甚至发生耳郭坏死。高原地区气候寒冷，耳郭冻伤是常见的耳鼻喉科疾病之一。

【流行病学】

目前国内外尚无关于耳郭冻伤的流行病学调查资料，但其好发时间为每年冬季。长时间生活在寒冷、潮湿环境中易患本病。

高原地区年平均气温低，随着海拔高度增加，气温不断降低，四季均有发生冻伤的风险。文献报道在印度高原地区（海拔 3600m）某医院接诊海拔 2700m、3000～4500m 以及 6900m 三个地区的服役军人中，耳鼻咽喉科接诊患者 3012 例，2.6%（78/3012）为冻伤，其中耳郭冻伤占 0.2%（6/3012）。

【病因】

1.耳郭的解剖特点　两侧耳郭突出于头部两侧，除了耳垂有脂肪组织可以保温外，其余部分只有很薄的皮肤包裹着软骨，皮下组织较少，且与耳郭软骨连接比较紧密。由于缺少皮下脂肪的保护，而且耳郭的血管表浅且纤细，遇到寒冷刺激时，血管易发生收缩，从而组织缺血、缺氧，发生耳郭冻伤。

2.外部原因　外部原因有低温环境下防冻经验不足，保暖衣物准备不足，以及适应能力差。尤其寒冷、潮湿的环境可以加速人体体表散热，故冬季的冻疮、冻伤发病率较高。又湿又冷的帽子与耳郭长时间相贴，可以引起耳郭冻伤。此外，自主神经功能紊乱、肢端血液循环不良、运动缺乏、营养不良、贫血及慢性病也是冻疮的主要病因。

【发病机制】

本病的病理生理过程错综复杂，且并不十分清楚，可能与皮肤血管对寒冷过敏有关，也可能与自主神经功能紊乱及遗传因素有关。最新研究表明，冻伤主要与冻伤后血管内皮细胞结构破坏引起血管内皮形态改变相关，还与局部凝血功能、血液流变学及组织代谢的改变有密切关系。

【临床表现】

耳郭冻伤程度不同，表现也不同：轻度耳郭冻伤时耳郭皮肤出现红肿、奇痒难忍、发热，逐渐感觉刺痛，有时皮肤发亮并出现水疱；重度耳郭冻伤时皮肤糜烂，可发生溃疡，耳郭流黄水，表面结痂，进一步加重者累及皮肤全层，出现黑色或紫褐色（图 1-2），痛感觉丧失，耳郭坏死。

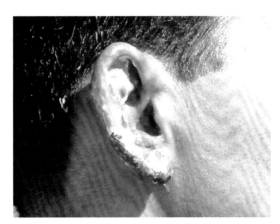

▲ 图 1-2　耳郭冻伤
耳垂及耳轮皮肤变为黑色

冻伤的分度方法主要参考烧伤的分度方法，根据冻伤的最初表现及复温后的表现进行分度，耳郭冻伤分为四度。

1.一度耳冻伤　耳郭局部皮肤从苍白转为蓝紫色，可出现耳郭红肿、发痒、刺痛和感觉异常。

2.二度耳冻伤　耳郭局部皮肤红肿、发痒、灼痛，早期有水疱形成。

3.三度耳冻伤　耳郭皮肤由白色逐渐变为蓝色，再变为黑色，感觉消失。冻伤处的组织可出现水肿和水疱，并有较剧烈的疼痛。

4.四度耳冻伤 冻伤部位的感觉和运动功能完全消失，耳郭皮肤呈暗灰色。由于冻伤组织与健康组织交界部位的组织冻伤程度相对较轻，可出水肿和水疱。

【治疗】

离开低温环境，脱掉湿帽子，换上干燥柔软的帽子围巾，避免剧烈摩擦患处，减少损伤和感染机会；镇痛，改善微循环，抗感染和保暖。

1.快速复温（rapid rewarming）是治疗冻伤的基本原则。对于一度耳郭冻伤可以轻轻按摩耳郭，促进局部血液循环，不可用力揉搓，以减少损伤和感染可能。其他分度的患者严禁按摩耳郭，不论冻伤严重程度如何，千万不可立即到热的室内去烤火或用热水袋、热毛巾等突然加热，以免引起血管痉挛而造成局部坏死。

(1) 一度耳冻伤治疗：迅速复温，可采用38～42℃的温水浴复温。

(2) 二度耳冻伤治疗：大水疱可用无菌针抽吸引流，或将水疱刺破排空液体。小水疱待其自行吸收，密切观察，避免感染。

(3) 三度及四度耳冻伤治疗：治疗与二度冻伤相同，但应绝对避免采用扩创或手法处理而造成二次损伤。

2.适当给予抗生素、改善微循环及血管保护药等药物治疗。

3.按病情需要给予镇痛药。

4.芦荟霜或凝胶涂抹患处。

【预防】

冷天出门，特别是去往高原地区时，由于气候多变，温差较大，应备好保暖衣物，戴好帽子、耳罩，加强对耳朵的保护，尤其要注意防湿，及时更换打湿的帽子。

（王　轶　乔　逸　胡成浩　孙沛琦　郭　斌）

参考文献

[1] 王辉山.加快建立我军寒区冷损伤登记预警系统[J].临床军医杂志，2021,49(9):951-952.

[2] Imray CH, Richards P, Greeves J, et al. Nonfreezing cold-induced injuries[J]. J R Army Med Corps, 2011, 157(1):79-84.

[3] Gasparrini A, Guo Y, Hashizume M, et al. Mortality risk attributable to high and low ambient temperature: a multicountry observational study[J]. Lancet, 2015, 386 (9991): 369-375.

[4] 刘清宇，刘松春，程治铭，等.寒区冻伤预防及诊疗研究进展[J].人民军医，2021,64(2):147-150.

[5] 王轶，樊海宁.高原医学[M].青海：青海人民出版社，2022:360-367.

[6] Nakamura M, Imamura T, Ueno H, et al. Current indication and practical management of percutaneous left ventricular assist device support therapy in Japan[J]. J Cardiol, 2020,75(3):228-232.

[7] Mazur P, Kosiński S, Podsiadło P, et al. Extracorporeal membrane oxygenation for accidental deep hypothermia-current challenges and future perspectives[J]. Ann Cardiothorac Surg, 2019,8(1):137-140.

[8] McIntosh SE, Freer L, Grissom CK, et al. Wilderness Medical Society Clinical Practice Guidelines for the prevention and treatment of frostbite: 2019 Update[J]. Wilderness Environ Med, 2019,30(4S):S19-S32.

[9] 刘玉红，杨伟娜，杨光元，等.高原高寒地区冻伤200例致残相关因素调查分析[J].临床军医杂志，2007,35(1):94-95.

[10] van der Ploeg GJ, Goslings JC, Walpoth BH, et al. Accidental hypothermia: rewarming treatments, complications and outcomes from one university medical centre[J]. Resuscitation, 2010,81(11):1550-1555.

[11] Gavhed D, Makinen T, Holmer I, et al. Face cooling by cold wind in walking subjects[J]. Int J Biometeorol, 2003,47(3):148–155.

[12] Boles R, Gawaziuk JP, Cristall N, et al. Pediatric frostbite: A 10–year single-center retrospective study[J]. Burns, 2018,44(7):1844–1850.

[13] 王轶，樊海宁 . 高原医学 [M]. 青海：青海人民出版社 , 2022:532–536.

[14] Hickey S, Whitson A, Jones L, et al. Guidelines for Thrombolytic Therapy for Frostbite[J]. J Burn Care Res, 2020,41(1):176–183.

[15] Prasad BK. ENT morbidity at high altitude[J]. Laryngol Otol, 2011,125(2):188–192.

[16] Grieve AW, Davis P, Dhillon S, et al. A clinical review of the management of frostbite[J]. JR Army Med Corps, 2011,157 (1):73–78.

[17] 陈星睿，胡小云，孙江红，等 . 西北某边防部队耳鼻咽喉科常见疾病流行病学调查 [J]. 军医进修学院学报，2012,33(4): 316-318.

[18] 冯逸飞，王伟忠，谭兴，等 . 极地寒区户外作业人员冻伤防治策略的研究进展 [J]. 职业与健康，2019,35(17):2446–2448.

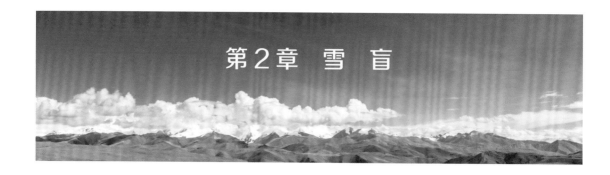

第2章 雪 盲

雪盲（snow blindness）是由过量的紫外线辐射导致的眼表组织损伤。这一类由短暂高强度的紫外线辐射或长时间暴露在紫外线环境中引起的眼部炎症损伤，也被称为电光性眼炎（electric ophthalmia）。电焊焊接、紫外线消毒灯、日光浴、闪电、电火花等高紫外线辐射也可以导致电光性眼炎。雪盲（鉴于本章讨论的是高原地区因过量紫外线辐射导致患者的眼表损伤，故本章后述统一称为雪盲）的临床主要表现为不同程度的眼表刺激症状，如流泪、畏光、疼痛、结膜充血、眼睑肿胀、视物模糊等，局部刺激症状明显者可出现眼睑痉挛，严重时可出现头痛、头晕、恶心等。雪盲通常发生在眼部暴露于紫外线辐射后的 6～48h，绝大部分患者可在 72h 内痊愈。

高原地区空气稀薄，大气层对紫外线的吸收和散射作用减弱，冰川、雪地等地形对紫外线的反射增强，是雪盲好发的区域。提高登山人员对雪盲的认识，选择合适的防护镜，可极大程度地降低雪盲的发生率。

【病因与发病机制】

高强度的紫外线辐射是雪盲的主要致病因素。角膜作为眼睛抵御紫外线辐射的重要屏障，主要吸收波长为 280～300nm 的紫外线。当紫外线辐射过量时，角膜组织产生过量的无法被及时清除的活性氧（ROS），继而导致细胞膜、DNA 和蛋白质等重要细胞成分被破坏。此外，高剂量紫外线辐射通过激活 B 细胞的核转录因子 NF-κB（nuclear factor kappa-light-chain-enhancer of activated B cell）引起促炎细胞因子的上调，并通过激活坏死受体直接损伤细胞膜导致角膜细胞凋亡。

在户外，日光直射中的紫外线辐射仅占环境总紫外线辐射的 50% 左右，其余为周围环境散射及反射的紫外线。阴天环境中紫外线散射增强，因此，多云天气仍需进行眼部防护。水面、雪面对紫外线的反射率高（水面 10%～25%，雪面＞90%），这些反射及散射的紫外线来自四面八方，长时间处于这些环境中，仅佩戴遮阳帽不足以避免眼表紫外线辐射，需要佩戴侧方有遮挡的护目镜进行防护。日照角度也会影响到达眼表的紫外线辐射强度，甚至颠覆人们的认知：清晨时日照角度低，进入眼部的紫外线辐射可高达正午时的 2 倍；冬季日照角度低，较夏季进入眼部的紫外线辐射更强。

【诊断与鉴别诊断】

（一）诊断

需详细询问患者的症状以及是否存在户外旅行或紫外线暴露史。如患者存在紫外线暴露史，结合典型的临床症状，如果流泪、畏光、疼痛、结膜充血、眼睑肿胀、视物模糊等,以及裂隙灯下检查见角膜上皮损伤,应不难诊断。

（二）鉴别诊断

雪盲主要应与导致急性眼痛的疾病相鉴别。

1. 急性结膜炎 除眼表刺激症状外,一般还伴有大量眼表分泌物,根据分泌物的性状可大致判断结膜炎的类型。细菌性结膜炎一般为黄白色分泌物,过敏性结膜炎分泌物多为黏液样,病毒性结膜炎一般为大量水样分泌物。

2. 急性闭角型青光眼 一般为单眼急性视力下降伴眼球胀痛,可伴同侧头痛、恶心、呕吐等,查体可发现前房浅、房角关闭、眼压明显升高、瞳孔对光反射迟钝等。

3. 眼表异物 也表现为急性眼部刺激症状,一般有明确的异物入眼病史,眼部检查可在角膜或结膜囊内发现异物。有时查体并不能发现存在异物,可能是由于刺激性流泪已将较小的异物冲刷出去。

4. 急性前葡萄膜炎 表现为急性视力下降伴眼痛,裂隙灯检查可见睫状充血、角膜后KP、前房闪辉及前房细胞,严重时可伴有纤维蛋白渗出、前房积脓、瞳孔缩小、虹膜后粘连等改变。

【治疗】

发生雪盲时,首先要避免进一步接触紫外线。

1. 病情较轻的患者 一般可在 24～72h 自愈,无须特殊处理。局部冷敷可减轻症状。中重症患者可使用口服或局部非甾体抗炎药,减轻结膜水肿及充血。

2. 中重症患者 应使用抗生素眼药水,以预防继发细菌感染。

3. 重症患者 出现眼睑痉挛时,可应用表面麻醉药来减轻眼睑痉挛。通常不建议应用表面麻醉药来改善症状,因为表面麻醉药会减缓角膜上皮愈合,甚至造成角膜溶解。

除非在紧急情况下,如野外紧急撤退时,可暂时给予表面麻醉药,以减轻患者的眼表刺激症状。

一般情况下佩戴角膜绷带镜或使用人工泪液足以减轻患者的疼痛及不适感。

【预防】

处于高强度紫外线暴露环境下,应佩戴防紫外线的护目镜,以阻隔紫外线对眼表的伤害。选择护目镜时,须选择带有侧方遮挡的护目镜,以减少散射及反射的紫外线入眼。防紫外线的角膜接触镜也可以是一种选择,但在野外时尤其须注意角膜接触镜的正确使用及佩戴/养护,避免感染及佩戴接触镜相关的角膜损伤。

雪盲虽然预后良好,但急性期的视力障碍对于野外探险等活动可能存在致命风险,因此登山或探险急救包应包含备用太阳镜和（或）防紫外线隐形眼镜、人工泪液和抗生素眼药水/眼药膏。

【预后】

绝大多数患者可在 24～72h 自愈,无须特殊处理。治疗的主要目的为预防继发性感染及减轻症状。如果继发细菌或病毒感染,可能导致角膜溃疡、瘢痕化,影响视力。错误的治疗,例如频繁给予表面麻醉药,可能导致角膜溶解等严重并发症。

（邵恩华）

参考文献

[1] Atkinson SC. SNOW-BLINDNESS: Its causes, effects, changes, prevention, and treatment[J]. Br J Ophthalmol, 1921, 5(2): 49–54.

[2] Chao SC, Hu DN, Yang PY, et al. Ultraviolet-A irradiation upregulated urokinase-type plasminogen activator in pterygium fibroblasts through ERK and JNK pathways[J]. Invest Ophthalmol Vis Sci, 2013, 54(2): 999–1007.

[3] Black AT, Gordon MK, Heck DE, et al. UVB light regulates expression of antioxidants and inflammatory mediators in human corneal epithelial cells[J]. Biochem Pharmacol, 2011, 81(7): 873–880.

[4] Sydenham MM, Collins MJ, Hirst LW, Measurement of ultraviolet radiation at the surface of the eye[J]. Invest Ophthalmol Vis Sci, 1997, 38(8): 1485–1492.

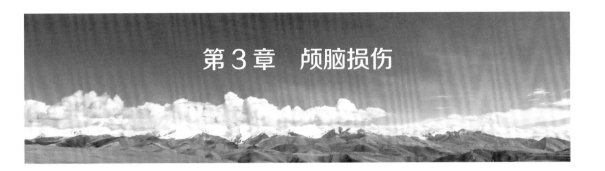

第3章 颅脑损伤

颅脑损伤（traumatic brain injury，TBI）是威胁生命的重要疾病之一。战争时期 TBI 病因多是火器的直接或间接暴力损伤，和平时期主要由交通事故引起。

我国青藏高原是世界海拔最高的高原，其独特的高寒缺氧环境，对人类的生理功能产生了巨大影响。人类长期处于高原环境中，低氧是影响机体病理生理变化的关键启动环节，其引起红细胞增多，血液黏稠度增高，凝血与纤溶系统紊乱。由于红细胞携氧能力差，神经系统抗氧化能力低下，机体对缺氧最为敏感，最易受到损害。

目前高海拔地区颅脑损伤的治疗多参照平原地区标准，但因高海拔地区的机体变化显著有别于平原，高海拔地区 TBI 研究已成为 TBI 研究的重点之一。

【流行病学】

TBI 的类型主要为脑挫裂伤、创伤性蛛网膜下腔出血与脑水肿等，部分有脑干损伤或弥漫性轴索损伤，约 65% 病例合并有颅内血肿（表 3-1）。颅内血肿以硬脑膜下血肿最常见，硬脑膜外血肿和多发性血肿（表 3-2）次之。交通事故导致颅脑损伤率高达 37%，其中汽车事故为首位致伤因素，而电动车事故位居第二。与平原地区的 TBI 患者相比，高原地区 TBI 患者的入院前时间更长，心率更慢，收缩压（systolic blood pressure，SBP）更低，住院

时间更长（均 $P<0.05$）。高原地区 TBI 患者的红细胞（red blood cell，RBC）计数和血红蛋白（hemoglobin，HGB）水平升高，凝血功能增强，多器官（心脏、肝和肾）损伤率更高。

表 3-1 各种类型颅脑损伤及其占比

损伤类型	数量	占比（%）
脑挫裂伤	282	8.5
弥漫性轴索损伤	142	4.3
脑干损伤	182	5.5
创伤性脑水肿	223	6.7
创伤性蛛网膜下腔出血	341	10.3
颅内血肿	2140	64.7
硬脑膜外血肿	580	17.5
硬脑膜下血肿	767	23.2
脑内血肿	241	7.3
复杂血肿	552	16.7
总计	3310	100.0

【院前救治】

院前救治时间指从伤员受伤开始到入院前获得初期救治的时间。如果能有效缩短伤后转运时间，会降低死亡率和致残率。创伤性颅脑损伤起初仅为部分性损伤，数小时至

表 3-2　颅脑损伤的分类与伤情判断	
分类依据	**类　别**
根据硬脑膜 是否完整	• 开放性颅脑损伤：硬脑膜损伤，脑组织与外界相通 • 闭合性颅脑损伤：硬脑膜完整，脑组织与外界不相通
根据脑损伤病理	• 原发性颅脑损伤：外力作用于头部后立即产生的损害，包括脑震荡、脑挫裂伤、弥漫性轴索伤、原发性脑干损伤、下丘脑损伤等 • 继发性颅脑损伤：在原发损伤基础上经过一定时间形成的病损，包括脑水肿、颅内出血、颅内血肿等
根据致伤机制	• 直接损伤：外力直接作用于头部产生的损伤 　– 加速性损伤（injury of acceleration）：指头部静止时突然受到外力的打击，头部由静止状态转变为沿作用力方向加速运动所造成的脑损伤。损伤主要发生在着力部位 　– 减速性损伤（injury of deceleration）：指运动中的头部突然撞到静止的物体，头部由动态转为静态时造成的损伤。损伤不仅发生于着力部位，对冲伤更严重 　– 挤压性损伤（crush injury）：指两个或两个以上方向不同的外力同时作用于头部，使头部在相对固定的情况下被挤压变形造成的损伤 • 间接损伤：暴力作用于头部以外的身体其他部位，再传递到颅底及相邻神经结构造成的损伤 　– 传递性损伤：例如，高处坠落时患者的双足或臀部着地，暴力通过脊柱传递到颅底部，造成枕骨大孔和邻近颅底骨折，导致延髓、小脑和颈髓上段损伤 　– 挥鞭样损伤：外力作用于躯体，使躯体突然产生加速运动或减速运动，由于惯性作用，头部的运动往往落后于身体，颅颈交界处发生强烈的过伸或过屈动作，如同挥鞭样动作，造成脑干和颈髓交界处损伤 　– 胸部挤压伤：指在胸部受到猛烈挤压时，胸膜腔内压骤然升高，沿颈静脉传递到脑部造成的损伤
根据伤情病重	• 轻型：指单纯脑震荡伴或不伴颅骨骨折 　– 昏迷时间在 0～30min 　– 仅有头痛、头晕等自觉症状 　– 神经系统和脑脊液检查无明显改变 • 中型：指轻度脑挫裂伤伴或不伴颅骨骨折及蛛网膜下腔出血，无脑受压表现 　– 昏迷时间在 12h 以内 　– 有轻度神经系统阳性体征 　– 体温、呼吸、脉搏、血压有轻度改变 • 重型：指广泛颅骨骨折、脑挫裂伤、脑干损伤或颅内血肿 　– 深昏迷时间在 12h 以上 　– 意识障碍逐渐加重或清醒后再次昏迷 　– 有明显的神经系统阳性体征，生命体征明显改变 • 特重型：指重型颅脑损伤中更急、更重者 　– 原发性颅脑损伤重，伤后深昏迷，去大脑强直或伴其他部位脏器伤、休克等 　– 已有晚期脑疝，包括双瞳散大、生命体征严重紊乱或呼吸已近停止

（续表）

表 3-2　颅脑损伤的分类与伤情判断	
分类依据	**类　别**
根据 Glasgow 昏迷评分（GCS）	轻型：GCS 13～15 分，伤后昏迷时间为 30min 以内 中型：GCS 9～12 分，伤后昏迷时间为 0.5～12h 重型：GCS 3～8 分，伤后昏迷时间为 12h 以上，或在伤后 24h 内意识变化，再次昏迷 6h 以上
根据影像学表现	• 颅骨骨折 　－ 线性骨折：可出现在颞骨、顶骨、额骨和枕骨。X 线片表现为比血管和闭合的颅缝密度低的线状透亮影。CT 更加敏感，但需与血管沟和颅缝区别。一般骨折线更加锐利且往往在连续多个层面显示 　－ 颅缝分离：通常冠状缝和人字缝不超过 2mm，如果超过 3mm 则认为有颅缝分离。颅缝分离常见于未闭合的颅缝。成人以人字缝分离最常见 　－ 凹陷性骨折：受外力的部位颅骨断裂破碎，骨折块、骨折碎片向颅内方向凹陷形成凹陷性骨折，常合并有局部脑损伤和硬脑膜多发撕裂，最常见于额部、顶部。X 线片可观察凹陷的部位、骨折陷入的深度。CT 不但可显示凹陷性骨折，也可清晰显示邻近脑实质的损伤 • 硬脑膜外血肿（epidural hematoma，EDH）：急性 EDH 的 CT 平扫表现为颅骨内板下方梭形高密度影，边缘锐利、清晰；多伴有颅骨骨折且血肿多位于颅骨骨折附近，不跨越颅缝。中线附近的 EDH 可以跨越中线两侧连续分布 • 硬脑膜下血肿（subdural hematoma，SDH）：急性期 SDH 的 CT 表现为颅骨内板下方新月形高密度区，密度较均匀，一般血肿分布范围较广，可超越颅缝 • 蛛网膜下腔出血（subarachnoid emorrhage，SAH）：SAH 的 CT 表现为脑沟、脑裂、脑池内密度增高影，可形成铸型；大脑纵裂出血多见，表现为中线区窄带状高密度影并延伸至邻近脑沟；出血亦见于外侧裂池、鞍上池、环池、小脑上池内 • 脑挫裂伤（cerebral contusion and laceration）：脑挫裂伤的 CT 表现多样，与损伤时间有关。早期可无或仅有轻微异常发现，表现为额叶、颞叶斑片状、不规则低密度区，其内常混有点状高密度出血灶；伤后 24～48h 可见斑点状、斑片状高密度区，较早期病灶增多、增大，约 20% 患者可出现迟发血肿；病灶周围可出现水肿，并可见占位效应 • 弥漫性轴索损伤（diffuse axonal injury，DAI）：DAI 的 MRI 平扫表现为灰、白质交界区及胼胝体等处散在大小不等的斑点状、小片状、条索状异常信号，出血性病灶在 T_1WI、T_2WI 上的信号因出血时间的变化而有所不同，而非出血性病灶呈现 T_1WI 低信号影、T_2WI 高信号影；T_2-FLAIR、DWI 对非出血性病灶更为敏感，表现为明显高信号；SWI 检查对 DAI 病灶中的微出血灶的检出非常敏感，表现为边界清楚的不规则斑点状、线条状或团状低信号灶

数天出现继发性损害，及时、正确的治疗可提高疗效，改善预后。

院前救治的成功率主要取决于救治的及时性和有效性。目前伤员急救包括院前救治和院内抢救。院前救治对于伤员的生还和康复具有决定性影响。院前救治主要有以下三个步骤。

1. 分检（病情评估）　由院前急救人员了解伤员现场情况，同时报告院内急诊做好大型抢救的准备。注意低氧和低血压对脑组织的损伤。

2.现场急救 保持呼吸道通畅，必要时行气管插管或气管切开。

3.运送医院 经紧急处置后的危重患者由后续到达的救护车运送医院。

快速有效转运是车祸创伤急救成功的关键，严重创伤患者如能得到及时有效的救治，35% 的死亡是可以避免的。

由于高原地区的寒冷干燥、昼夜温差大等气候特殊性，高原地区颅脑损伤具有水电解质紊乱发生率相对较高的特点。除一般的抢救措施外，积极进行开颅减压、血肿清除等手术治疗，以降低颅内压、减轻脑水肿、改善脑供氧及预后仍是治疗的关键，充分供氧对高原颅脑损伤患者的成功救治及改善预后意义重大。

【院内诊治】

1.诊断 颅脑损伤病情紧急，须通过病史询问、体格检查和必要的辅助检查，迅速明确诊断。

(1) 病史。

① 受伤时间、原因、头部外力作用的情况。

② 伤后意识障碍变化情况。

③ 伤后做过何种处理。

④ 伤前健康情况，主要了解心血管、肾与肝等重要器官的健康状况等。

(2) 体格检查：伤情危重者，只作扼要检查。

① 意识障碍的程度和变化。

② 头皮损伤、耳鼻出血及渗液情况。

③ 生命体征（呼吸、脉搏、血压和体温）检查。

④ 瞳孔大小、形状和对光反射情况。

⑤ 运动和反射改变。

(3) 辅助检查：根据伤情和需要，选择合适的影像学检查方法（表 3-3）。

表 3-3　颅脑损伤影像学检查方法的选择	
检查方法	检查指征
颅骨 X 线片	异物残留的颅脑损伤
CT 平扫	颅脑损伤急性期
CT 三维重建	颅骨骨折、颅底骨折合并脑脊液漏
CTA	考虑有脑血管损伤者
MRI 平扫	• 急性期患者存在 CT 检查不能解释的神经功能障碍 • 亚急性和慢性颅脑损伤的伤情评估 • 非意外受伤所致的伤情评估
MRA	• 考虑有脑血管损伤者 • 疑有血管分层者建议行 T_1 加权脂肪抑制扫描
DWI	颅脑损伤后梗死和轴索损伤者
SWI	轻型颅脑损伤患者伤情评估
DTI	颅脑损伤后功能障碍评估
MRS	判断弥漫性轴索损伤患者远期预后

颅骨 X 线片：病情许可的情况下应常规行正、侧位或特殊位摄片，以了解颅骨骨折部位、类型及颅内异物等情况

腰椎穿刺：了解脑脊液压力和成分改变，但对已有颅内压升高表现或怀疑有颅后窝血肿者，腰椎穿刺应为禁忌

计算机断层扫描（CT）和磁共振扫描（MRI）检查：是目前诊断颅脑损伤的常规检查方法，可明确颅脑损伤的部位、严重程度、出血量等

脑血管造影：可发现外伤性的血管损伤或动 - 静脉瘘

2.患者监护 颅脑损伤患者病情复杂多变，须实行严密监护，及时准确掌握病情，包括一般监护和特殊监护。

(1) 一般监护。

① 意识：意识障碍及其程度是反映脑功

能状态的可靠指标之一。常用 Glasgow 昏迷评分（Glasgow coma scale，GCS）反映颅脑损伤患者的昏迷程度（表 3-4）。

② 瞳孔：瞳孔大小、对光反射是判定脑疝以及脑干功能损害程度的主要指标之一。

③ 神经功能监护：密切观察肢体运动、感觉、反射以及脑神经。

④ 生命体征观察：观察内容包括心率、脉搏、血压、血氧、呼吸等。

(2) 特殊监护。

① 血流动力学监测：监测的主要内容包括心率、心律、动脉血压以及中心静脉压等。

② 呼吸功能监测：监测的主要内容包括呼吸频率、潮气量及血气分析等。

③ 多模态神经监测：神经系统监测的目的是控制继发性颅脑损伤，包括颅内高压、脑水肿、脑缺血、代谢异常、癫痫等。

3. 治疗 颅脑损伤患者的预后除了取决于损伤的严重程度及年龄等客观因素，生命体征的维持及合并症、并发症的防治均不容忽视。此外，还需要根据伤后不同时期导致患者死亡的不同原因和颅脑损伤的发展趋势（表 3-5），对伤者进行有针对性、有重点的救治。

急诊科在最短时间内明确颅脑损伤的诊断和判断伤情轻重对患者的预后有重要意义。入院后急诊处置是迅速采取维持生命体征的必要措施。国内临床研究表明，院前急救早期气管插管，有利于氧合的改善，避免误吸的发生，能够降低病死率和致残率。

表 3-4 Glasgow 昏迷评分

	反 应	计 分
睁眼反应	自动睁眼	4
	呼唤睁眼	3
	刺痛睁眼	2
	无反应	1
言语反应	回答正确	5
	回答错误	4
	言语含糊	3
	仅能发声	2
	无反应	1
运动反应	按吩咐动作	6
	刺痛可定位	5
	刺痛时回避	4
	刺痛时过屈（去皮质强直）	3
	刺痛时过伸（去大脑强直）	2
	无反应	1

本表适用于≥4 岁的患者。小于 4 岁的儿童，睁眼反应和运动反应评分同成人。言语反应评分如下：对声音有定向能力、微笑或能交谈为 5 分；哭闹但听从哄慰或交谈词不达意为 4 分；哭闹时不能听从哄慰或呜咽声为 3 分；烦躁不安为 2 分；无语言为 1 分

表 3-5　颅脑损伤后不同时期导致患者死亡的主要原因	
伤后时期	**死亡原因**
急性期 （伤后 3 天内）	此期患者主要死亡原因为严重的原发性颅脑损伤及急性颅内血肿所致脑疝，此外合并症及急性并发症（如休克、急性肺水肿）亦为此期重要死亡原因
脑水肿期 （伤后 4~7 天）	伤后 3 天左右，脑水肿逐渐发展至高峰，持续 1 周或更长时间。此期患者主要死亡原因多为血肿清除术和减压手术后难以控制的颅内压增高和继发性颅脑损伤，而肺部感染、上消化道出血等并发症已开始出现，本期死亡原因开始从颅脑损伤向并发症过渡
并发症期 （伤后 8~21 天）	此期由于肺部感染、上消化道出血、肾衰竭等并发症，死亡人数明显增加，而因颅脑损伤死亡人数已相对较少
衰竭期 （伤后 21 天以上）	此期死亡患者多处于伤后恢复期，多为长期卧床，进食差，导致营养不良，全身衰竭、多器官功能障碍及肺部感染是死亡的主要原因

(1) 非手术治疗：严重创伤性脑损伤初期治疗的目标是防治区域性或全脑性的缺血。降低颅内压，改善脑灌注压（cerebral perfusion pressure，CPP）以及脑血流（cerebral blood flow，CBF）是治疗颅脑损伤的重要方法。

(2) 外科治疗：在改善重度创伤患者的预后方面，外科干预，特别是早期及时清除颅内血肿具有重要作用。

① 急性硬脑膜外血肿。

• 手术指征：a. 急性硬脑膜外血肿>30ml，颞部血肿>20ml，须立即开颅手术，清除血肿。b. 急性硬脑膜外血肿<30ml，颞部<20ml，最大血肿厚度<15mm，中线移位<5mm，GCS 评分>8 分，没有脑局灶损害症状和体征的患者可采用非手术治疗。

• 手术方法：按照血肿部位采取相应区域骨瓣开颅，清除血肿和彻底止血。

② 急性硬脑膜下血肿。

• 手术指征：a. 急性硬脑膜下血肿>30ml、颞部血肿>20ml、血肿厚度>10mm，或中线移位>5mm 的患者，须立即采用手术清除血肿。b. 急性硬脑膜下血肿<30ml、颞部血肿<20ml、血肿最大厚度<10mm，中线移位<5mm、GCS 评分<9 分的急性硬脑膜下血肿患者，可以先行非手术治

疗。如果出现伤后进行性意识障碍，GCS 评分下降>2 分，应立即采用外科手术治疗。c. 对于具有颅内压监测技术的医院，GCS 评分<8 分的重型颅脑损伤合并颅内出血的患者都应行颅内压监测。

• 手术方法：对于临床最常见的额、颞、顶叶急性硬脑膜下血肿，特别是合并脑挫裂伤高颅压的患者，提倡采用标准大骨瓣开颅血肿清除术。

③ 急性脑内血肿和脑挫裂伤。

• 手术指征：a. 对于急性脑实质损伤（脑内血肿、脑挫裂伤）的患者，如果出现进行性意识障碍和神经功能损害，药物无法控制高颅压，CT 出现明显占位效应，应立即行外科手术治疗。b. 额、颞、顶叶挫裂伤体积>20ml，中线移位>5mm，伴基底池受压，应立即行外科手术治疗。c. 急性脑实质损伤患者，通过脱水等药物治疗后颅内压≥25mmHg，脑灌注压≤65mmHg，应行外科手术治疗。d. 急性脑实质损伤（脑内血肿、脑挫裂伤）患者无意识改变和神经损害表现，药物能有效控制高颅压，CT 未显示明显占位效应，可在严密观察意识和瞳孔等病情变化下，继续药物等非手术治疗。

- 手术方法：行血肿清除，必要时行去骨瓣减压。

④ 急性颅后窝血肿。

- 手术指征：a. 颅后窝血肿＞10ml、CT 扫描有占位效应（第四脑室的变形、移位或闭塞，基底池受压或消失，梗阻性脑积水），应立即行外科手术治疗。b. 颅后窝血肿＜10ml、无神经功能异常、CT 扫描显示不伴有占位征象或有轻微占位征象，可以进行严密的观察和治疗，同时定期复查 CT。
- 手术方法：采用枕下入路开颅，彻底清除血肿，行硬脑膜原位或减张缝合。

⑤ 慢性硬脑膜下血肿。

- 手术指征：a. 临床出现高颅压症状和体征，伴或不伴意识改变和大脑半球受压体征。b. CT 或 MRI 扫描显示单侧或双侧硬脑膜下血肿厚度＞10mm、单侧血肿导致中线移位＞10mm。c. 无临床症状和体征，CT 或 MRI 扫描显示单侧或双侧硬脑膜下血肿厚度＜10mm、中线移位＜10mm 患者可采取动态临床观察。
- 手术方法：a. 低密度硬脑膜下血肿通常采用单孔钻孔引流术。b. 混合密度可采用双孔钻孔引流冲洗法。c. 对于慢性硬脑膜下血肿反复发作、包膜厚、血肿机化的患者，行骨瓣开颅手术剥除血肿膜，清除机化血肿。

⑥ 凹陷性颅骨骨折。

- 手术指征：a. 闭合性凹陷性骨折的深度＞1.0cm。b. 闭合性凹陷性骨折位于脑功能区，压迫导致神经功能障碍。c. 开放性凹陷性骨折。d. 闭合性凹陷性颅骨骨折压迫静脉窦导致血液回流受阻，出现高颅压。
- 手术方法：a. 无污染的骨折片取出塑形后原位固定。b. 严重污染的骨折片应去除，待二期修补。c. 去骨瓣减压是治疗颅内压升高的最有效手段，通过去除大片颅骨和剪开硬脑膜迅速降低颅内压力，为脑组织的肿胀提供空间。高原地区气压低、缺氧、交通不便等因素导致颅脑损伤患者难以得到及时有效的治疗，术后并发症恢复时间长，致残率和死亡率均较高。

(3) 高原低氧下高压氧治疗：颅脑损伤的高压氧治疗（hyperbaric oxygen therapy，HBOT）与强化支持和康复治疗结合使用，在降低颅脑损伤患者死亡率、改善意识状态和认知水平、提高认知能力和生活能力等方面均具有积极意义。

目前，对高海拔地区 TBI 的诊治与相关性基础研究仍相对薄弱，仍需国内外大量医师与科研人员不断研究总结，完善诊疗指南、方案，从而提高救治成功率，改善预后，提高生存质量。

（张广华　李　鑫　史国宁）

参考文献

[1] 杨树源，张建宁. 神经外科学 [M]. 北京：人民卫生出版社，2014:777-779.

[2] 普布卓玛，陈焕，陈文劲，等. 高原神经重症患者监测管理专家共识 [J]. 协和医学杂志，2022,13(1): 24-38.

[3] 章翔，费舟，王占祥，等. 重型颅脑损伤临床救治经验 [J]. 中华神经外科疾病研究杂志，2003,2(3):203-207.

[4] Ikeda Y, Long DM. The molecular basis of brain injury and brain edema: the role of oxygen free radicals[J]. Neurosurgery, 1990,27(1):1-11.

[5] Robertson CS, Narayan RK, Gokaslan ZL, et al. Cerebral arteriovenous oxygen difference as an estimate of cerebral blood flow in comatose patients[J]. Journal of Neurosurgery, 1989, 70(2):222-230.

第4章 胸部创伤合并急性呼吸窘迫综合征

胸部创伤（thoracic trauma）主要是指胸廓损伤（肋骨骨折、胸骨骨折、连枷胸）、肺挫裂伤和血气胸，有时也包括心脏、血管（主动脉撕裂伤、心脏挫伤）和膈肌的创伤等。

急性呼吸窘迫综合征（acute respiratory distress syndrome，ARDS）是一系列以严重低氧血症和呼吸窘迫为特征的疾病的总称，是临床中的危急重症，与感染、创伤、休克等损害肺部的疾病过程相关，最终导致肺水肿、肺顺应性降低和严重低氧血症。其临床特点是氧合差、肺浸润和起病急，病理改变是毛细血管内皮损伤和弥漫性肺泡损伤。胸部创伤是引起ARDS的最强危险因素。

高原ARDS既有胸部创伤的原发病因打击，又有低氧、低气压、低温等的二次打击，因而与平原地区ARDS相比，高原ARDS临床症状出现得更早、更重、更多。

近年来，随着经济发展、交通改善、工作、旅游观光以及体育训练的需要，低海拔地区进驻高原人员增多，活动日益频繁，胸部创伤的发生率也逐年增高。高原胸部创伤极易合并ARDS，患者病情会迅速恶化，若不能得到及时有效的救治，死亡率可高达50%～80%，因此高原胸部创伤合并ARDS是高原医学面临的挑战。

【流行病学】

高原地区低氧、低气压和低温的环境特点，可使急进高原人群呼吸功能受损，容易发生急性高山病，严重者发展为高原肺水肿（high altitude pulmonary edema，HAPE）。 如果在高原发生胸部创伤，患者在缺氧和创伤的双重打击下，极易发生ARDS，并且高原ARDS比平原地区症状出现得更早、更重。

平原地区胸部创伤后，由于肋骨骨折、连枷胸导致浮动胸壁、反常呼吸，通常合并肺挫伤和创伤性肺水肿，与腹部、四肢等其他部位创伤相比，胸部创伤容易发生ARDS。然而在高原地区，由于低氧、低温、低气压、强辐射、大温差的环境特点，缺氧又叠加胸外伤双重打击，血氧饱和度明显下降，呼吸功能迅速恶化。平原地区胸部创伤并发ARDS的发生率是3%～5%，而高原地区发生率是12%～15%，由此可见高原地区胸部创伤发生ARDS的风险明显高于平原地区。

胸部创伤后出现肋骨骨折，严重者出现连枷胸和浮动胸壁、反常呼吸。胸部创伤通常还合并肺挫伤。肺挫伤是ARDS的主要危险因素，其体积超过整个肺实质的20%，是ARDS的可靠预测阈值（阳性预测值80%）。胸部创伤发生ARDS的风险取决于创伤的严重程度，创伤严重程度（评分）越高，发生ARDS的风险也越高。许多胸部复合型创伤（胸腹联合伤、四肢长骨骨折、不稳定骨盆骨折以及头部创伤）也是ARDS的独立危险因素。年龄大于55岁、男性、吸烟、糖尿病、慢性阻塞性肺疾病（chronic obstructive pulmonary disease，COPD）等合并症，以及大量输液治疗、多次手术等亦是引起 ARDS 的危险因素。

健康人快速抵达高原时发生急性高原肺水肿的风险增加。2013 年青海玉树地震（海拔 4000m）时，急进高原的救援人员因时间紧、任务重，约 83% 发生急性高原病，其中急性肺水肿和脑水肿的发病率为 1.26%。急性高原病在登山者中也很常见，攀登海拔 5000m 以上高山时发生率约为 67%。初入西藏（海拔 4000m）2 个月的士兵，急性高原病发病率为 57.2%，高原肺水肿发生率达 12.07%。1962 年，西部边境自卫反击作战，印军因急于扭转败局从平原空运调动军队抵达拉达克邦首府列城（海拔 3500m），并立即在海拔 4000m 地区投入战斗，结果印度士兵高原肺水肿的发生率高达 2.3%～15.5%，非战斗减员严重。

平原地区胸部创伤并发 ARDS 的发生率是 3%～5%。1984—2004 年，扬州市（海拔 12m）收治的胸部创伤并发 ARDS 的发生率为 3%（33/1180）。1998—2008 年，苏州市（海拔 5m）胸部创伤并发 ARDS 的发生率为 5%（47/913）。1995—2000 年，美国孟菲斯市（海拔 103m）胸部创伤并发 ARDS 的发生率为 4.5%。

高原胸部创伤并发 ARDS 的发病率数据非常有限。2008 年四川汶川（海拔 1300m）地震，受灾人员胸部创伤合并 ARDS 发病率为 5.8%～9.8%。2015—2020 年，平均海拔 2260m（青海西宁）急诊胸部创伤发生严重肺挫伤、肺水肿并发 ARDS 的发病率约 12%。2015 年尼泊尔（平均海拔 4800m）地震，受灾人员高原肺水肿和高原 ARDS 的发病率为 11.1%～15.5%。由此可见，随着海拔升高，胸部创伤合并 ARDS 的发生率也相应增加。

【病因与发病机制】

原发病触发"炎症风暴"，导致双肺水肿，引起 ARDS。临床病理相关因素包括肺泡毛细血管屏障的严重炎症损伤、表面活性物质消耗，肺组织通气功能丧失，导致顽固性低氧血症。因此，学者普遍认为 ARDS 由全身炎症反应引起肺部受损造成。

尽管 ARDS 发病机制的研究取得了较大的进展，但高原胸部创伤合并 ARDS 的临床治疗效果仍不尽人意。因此，我们需要对高原缺氧和胸部创伤造成的 ARDS 的发病机制进行深入全面的研究。

1. 低氧诱发 HAPE 和 ARDS 的病理生理机制（图 4-1）

(1) 高海拔、低氧导致的 HAPE 通常是 ARDS 的早期阶段：此阶段常发生于快速抵达海拔 3000m 以上、未适应环境变化的健康个体。低氧环境下，HAPE 易感个体表现出异常的低氧肺血管收缩。低氧肺血管收缩导致肺动脉压过度升高是关键的病理生理因素。肺动脉压升高有以下几方面原因。

① 颈动脉体切除实验和（或）肺的去神经支配动物实验证明，外周化学感受器对缺氧的敏感性降低，会导致低氧肺血管收缩。

② HAPE 易感个体的肺容积一般会降低 10%～15%，较低的肺容积导致更大的肺血管阻力，引起肺动脉高压。

③ 交感神经兴奋性增高，血浆和（或）尿液中去甲肾上腺素水平的升高，会导致低氧肺血管收缩。

在缺氧暴露期间，HAPE 易感个体呼出气体中的一氧化氮（NO）浓度降低；发生 HAPE 的登山运动员的支气管肺泡灌洗液中硝酸盐和亚硝酸盐的浓度较低；吸入 15～40ppm NO 可降低肺动脉压，改善 HAPE 受试者的气体交换。以上证据表明低氧会损害 HAPE 易感个体的内皮细胞功能，使得 NO 及其第二信使 cGMP 的生物利用度降低，导致低氧肺血管收缩。

根据这一概念，磷酸二酯酶 -5（PDE-5）

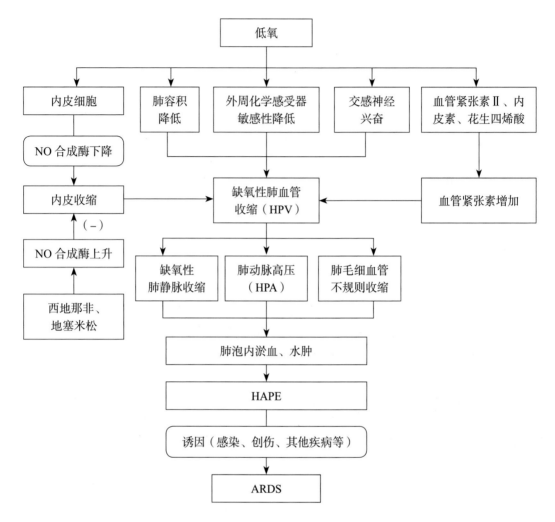

▲ 图 4-1　低氧诱发 HAPE 和 ARDS 的病理生理机制
HAPE. 高原肺水肿；ARDS. 急性呼吸窘迫综合征；NO. 一氧化氮

抑制药西地那非（Sildenafil）或他达拉非（Tadalafil），可通过抑制 PDE-5 的降解，增加肺组织中的 cGMP，从而降低肺动脉压，预防 HAPE 的发生。

此外，从进入高海拔地区前 2 天开始，口服地塞米松 8mg，每日 2 次，可像他达拉非一样降低肺动脉压，并可同样有效地预防 HAPE。地塞米松可通过非转录机制激活内皮 NO 合成酶（eNOS），并通过增加内皮 NO 合成酶的表达，阻断缺氧诱导的肺动脉内皮功能障碍；地塞米松还可通过增加肺泡壁中表面活性物质的分泌，降低肺泡表面张力和微血管跨壁压力；地塞米松还可诱导肺泡上皮外膜和基底膜的钠通道（Na⁺-K⁺-ATP 酶）活性上调，增强肺泡钠水再吸收。这些机制通过改善通气和（或）气体交换，间接降低了肺动脉高压，从而提高肺泡和动脉血氧分压。然而，单纯吸入 NO 并不能使 HAPE 易感个体的肺动脉压完全正常，这一观察结果表明，NO 合成受损不是 HAPE 易感个体低氧肺血管收缩的唯一原因，还有其他因素参与，例如交感神经兴奋性增加或其他血管收缩剂（血管紧张素Ⅱ、内皮素或花生四烯酸代谢物等）导致血管紧张素增加，肺动脉压升高。

总之，HAPE 易感个体在缺氧条件下肺动脉压过度升高，主要归因于 NO 的生物利用度降低，部分原因与交感神经活性和血管收缩剂（如内皮素和可能的花生四烯酸代谢物）的增加有关。

(2) HAPE 是一种高渗透性肺水肿（即"渗漏性肺水肿"）：在海拔 4559m 的意大利阿尔卑斯山 Capanna Margarita 地区，对 HAPE 易感个体进行的两项研究表明，HAPE 是由非炎症性流体静力性渗漏引起的。对早期 HAPE 患者进行右心导管术的研究表明，肺水肿是由肺微血管静脉压升高引起的；对支气管肺泡灌洗液的研究表明，大分子蛋白质和红细胞在没有任何炎症证据的情况下通过肺泡毛细血管屏障渗漏入肺泡腔。然而，肺泡腔中巨噬细胞、中性粒细胞或各种促炎因子（如白细胞介素 -1、肿瘤坏死因子、白细胞介素 -8、血栓素、前列腺素 E_2 和白三烯 B_4）的水平并没有增加，这些证据表明肺泡毛细血管屏障的渗漏并非由炎症所致。

(3) HAPE 发病机制的三种假说：患者除肺动脉压升高外，毛细血管网的压力也升高，因此低氧肺血管收缩导致肺水肿的机制目前有三种假说，即：①经小动脉渗漏；②伴有局部过度灌注的不规则的血管收缩；③缺氧性静脉收缩。

在低氧动物实验中发现，低氧时肺动脉压显著升高，暴露于肺动脉高压下的小动脉是跨血管渗漏的部位。肺静脉也因缺氧而收缩，增加了液体过滤区下游的阻力。然而，这两种机制，无论是单独的还是联合的，都不能解释早期 HAPE 胸部 X 线片或 CT 扫描中表现的斑片状渗出影。假设缺氧时血管收缩不均匀，HAPE 可能是血流分布不均匀的结果。正如 Younes、Visscher、Hultgren 等的研究表明，低氧肺血管收缩是不均匀的，因此，

局部过度灌注的高血流量导致毛细血管压力增加，超过了毛细血管 - 静脉侧的扩张能力，形成斑片状渗出。

缺氧性肺血管收缩不均匀，可能是由肺动脉平滑肌细胞分布不均匀所致。当海拔缓慢上升，即使在易感个体中也不会出现 HAPE，可能与在此过程中肺小动脉快速重塑、肺小动脉平滑肌增生等导致血流分布更加均匀有关。然而，正如文献中对西藏出生的汉族婴儿和驻扎在海拔 5000～6000m 的印度士兵所描述的那样，肺小动脉平滑肌增生等缺氧代偿机制会形成持续肺动脉高压，并在数周至数月内发生"亚急性高原病"的充血性右心心力衰竭。

研究已经证实 HAPE 是由于缺氧性肺血管收缩、肺动脉高压以及血流不规则地过度灌注到肺毛细血管床。缺氧性肺血管收缩被认为是一种适应性生理机制，对中国藏族人群（遗传上最适合高海拔地区的人群）进行的有创肺动脉压力监测表明，藏族通过进化，肺血管内皮产生大量 NO，实际上消除了缺氧性肺血管收缩。

因此，高原肺水肿的机制是：在没有炎症的情况下，低氧引起的肺动脉高压和高流量下毛细血管渗漏（过度灌注水肿）超过了肺泡对局部液体吸收和清除的能力，导致通透性肺水肿，这与再灌注肺损伤和神经源性肺水肿类似。

2. 胸部创伤诱发 ARDS 的病理生理机制（图 4-2）　在胸部创伤的过程中，多种原因与 ARDS 的发生有关：①胸部直接受暴力撞击或挤压致胸廓完整性破坏，胸壁软化，形成连枷胸、反常呼吸；②肺挫伤，肺组织瘀血水肿、肺不张，通气弥散功能障碍，V/Q 比率失调，导致严重和持续的低氧血症；③失血性休克，造成组织和器官严重缺血缺氧；④救治过程中的继发性损害，如手术、麻醉时间较长，抗休克大量晶体液输注，呼吸机肺炎等。

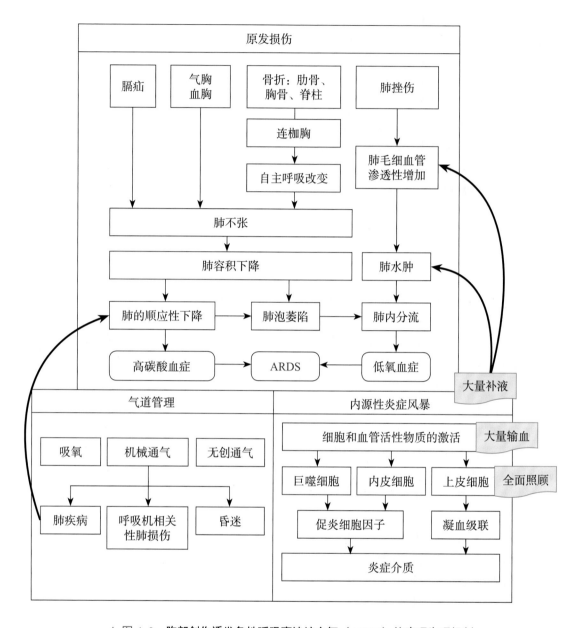

▲ 图 4-2　胸部创伤诱发急性呼吸窘迫综合征（ARDS）的病理生理机制

引自 Acute respiratory distress syndrome after chest trauma: Epidemiology, specific physiopathology and ventilation strategies.

在创伤后数小时内或数天内病情迅速恶化，通常在 48h 内可诱发 ARDS。

（1）原发性胸部创伤引起 ARDS 的病理生理机制：胸部创伤由于肋骨骨折、连枷胸，出现反常呼吸，通常合并肺挫伤，可导致呼吸通气功能下降和气体交换障碍。胸骨和肋骨骨折、连枷胸和胸椎骨折是胸部创伤所涉及的主要损伤，造成胸廓结构畸形，胸部扩张受限和自主呼吸改变引起肺泡塌陷、肺不张。膈肌损伤或破裂也可导致膈肌运动变形和通气问题，出现浅潮式呼吸和吸气幅度的降低，从而引起肺不张。血胸时积血的压迫、气管或支气管损伤时大量漏气导致的张力性气胸和创伤性膈疝时腹膜内器官疝入胸腔，均可引起肺压缩，造成压缩性肺不张。此外，外伤时患者因为疼痛和深呼吸受限，严重影响正常呼吸功能。肺挫伤是胸部创伤常见的一种类型（占 70%～80%）。肺挫伤时，肺泡壁损伤，肺泡毛细血管膜通透性增加，导致肺水肿、表面活性剂破坏，V/Q 失调和低氧血症，甚至出现呼吸衰竭。

有研究表明，胸部创伤是患者发生 ARDS 的独立危险因素。Daurat A 等研究认为，入院时胸部创伤严重（thoracic trauma severity，TTS）评分 13～25 分，为 ARDS 的独立危险预测因素 [OR=25.8，95%CI 6.7～99.6，$P < 0.001$]。合并胸部创伤的多发伤患者 ARDS 的总发生率（60.6%）高于非胸部创伤患者（40.8%）。总之，胸部创伤会引起肺挫伤、肺淤血、肺不张、功能残气量和肺泡通气减少，出现通气 – 灌注比失调、肺内分流和低氧血症，容易导致 ARDS。

(2) 胸部创伤引起"炎症风暴"：胸部创伤所致肋骨骨折和肺挫伤等可引起大量炎症物质释放入血，触发局部和全身炎症因子的释放和级联反应，发生创伤性"炎症风暴"。肺挫伤是 ARDS 的独立危险因素，胸部 CT 扫描测量的挫伤体积超过肺总体积的 20% 可以准确预测胸部损伤患者肺挫伤后 ARDS 的发生。

创伤性 ARDS 是一种进行性肺部炎症综合征，特点是逐级放大的肺组织的炎症反应。初始损伤对机体免疫系统强烈而持久的刺激导致炎症反应，出现中性粒细胞和巨噬细胞的大量聚集。这种炎症反应的严重性显然取决于创伤的程度，也取决于患者的遗传特征。

Tompkins 等的研究表明，在严重创伤人群中，早期白细胞的基因表达与全身炎症反应、先天性免疫反应和代偿性抗炎反应相关基因的表达同步升高。所有这些基因特征都

会导致受损组织大量释放相关的细胞因子。受损细胞的种类不同，这些特定的生物标志物是不同的。内皮损伤导致肺泡内血液积聚，血管通透性和炎症细胞增加，Ang-2、ICAM-1、选择素和 VEGF 是主要内皮生物标志物。上皮损伤涉及 Ⅰ 型、Ⅱ 型肺泡细胞和 Clara 细胞功能障碍，大量释放的上皮生物标志物（如 sRAGE）是导致毛细血管 – 肺泡屏障功能障碍的主要原因。表面活性物蛋白 B 等生物标志物也通过降低肺泡表面张力和肺组织的修复能力，在 ARDS 的发生发展中起着关键作用。如 Clara 细胞蛋白 –16 的增加降低了肺组织对炎症、氧化应激和纤维化的保护作用。

(3) 创伤处理中的继发性损害：一些医源性因素也可导致 ARDS 的发生或加重。外伤后早期抢救时，大量输液伴随大量输血可能诱发 ARDS。ARDS 的另一个重要危险因素是早期的不当护理策略，也可能加剧全身炎症级联反应及其不良后果。早期股骨髓内钉治疗导致骨髓和脂肪释放到静脉系统，可使严重胸部创伤患者的 ARDS 发生率增加 4 倍以上（33% vs. 8%）。呼吸机相关性肺炎是导致 ARDS 的呼吸机常见并发症，可增加多器官衰竭和死亡的风险。

3. 高原胸部创伤合并 ARDS 是一种混合型 ARDS（创伤性＋渗漏性） 美国学者在三个大型 ARDS 队列的独立分析中识别出两种临床和生物学上不同的 ARDS 亚型，这些队列均来自美国国家心肺和血液研究所（NHLBI）的 ARDS 网络：在急性肺损伤（acute lung injury，ALI）/ARDS 患者中，低潮气量通气的 ARMA 试验、低呼气末正压通气（positive end expiratory pressure，PEEP）与高 PEEP 的 ALVEOLI 试验、自由与保守的液体管理等的多个试验发现 ARDS 可分为"高炎症"型与"低炎症"型。这两种亚型具有明显不同的生物标志物谱和临床病程，对随机应用 PEEP 和液体管理策略的反应也不同。"高

"炎症"型与"低炎症"型相反，其特征是血浆炎症生物标志物浓度较高，使用血管升压药的概率较高，血清碳酸氢盐水平较低，脓毒症发生率较高。在"高炎症"表型中，死亡率更高，无呼吸机天数和无器官衰竭天数更差，提示这些表型实际上可能是 ARDS 的亚型。数据表明（ROC 曲线下面积 =0.98），这两种表型可以用 4 种生物标志物来非常准确地识别，如白细胞介素 –6、干扰素 –γ、血管生成素和纤溶酶原激活物抑制物 –1。

张世范等在高原感染性急性肺损伤（ALI）动物模型实验中发现，不同海拔高度的检测指标（包括血气、肺血流动力学、肺泡灌洗液蛋白、细胞因子、炎性介质等）与平原急性肺损伤动物模型相比具有明显差异，其中肺通透性指标差异特别明显。缺氧条件下培养的肺毛细血管内皮细胞（pulmonary microvascular endothelial cells，PMVEC）、中性粒细胞（polymorphonuclear，PMN）和肺动脉平滑肌细胞（pulmonary artery smooth muscle cell，PASMC）增殖，提示缺氧促成 ARDS 的发生。因此，其认为以感染为诱因的高原 ARDS 动物模型的病理生理特征为混合型的 ARDS。

综上所述，高原胸部创伤合并 ARDS 的机制是：在高原，来自低海拔移居人群和进驻人群及低海拔快速抵达高原人群，由于低氧、低温、低气压和强辐射、温差大的环境特点，均存在不同程度的肺高压、肺水肿、肺部感染等缺氧性肺部病变；同时，胸部创伤导致肋骨骨折、连枷胸，出现浮动胸壁、反常呼吸，同时合并肺挫伤，引发全身炎症因子持续大量释放，形成"炎症风暴"。因此，高原胸部创伤在创伤加缺氧的双重打击下，并发的 ARDS 是一种"低炎症"型渗漏性肺水肿叠加"高炎症"型创伤性肺水肿，是一种发病急骤、缺氧明显、容易死亡的混合型 ARDS。

【临床表现】

高原胸部创伤后，患者可出现胸痛、胸闷、咳血痰、反常呼吸、皮下气肿、皮下瘀血、血肿、软组织挫伤等外伤症状，常合并急性高原病相关症状，如头痛、头晕、心悸、胸闷、气短等。在这些症状和诱因下，并发 ARDS，起病急骤，一般在 24～48h 发病，也可长至 5～7 天。患者主要临床表现包括呼吸急促、呼吸困难、呼吸窘迫（极度缺氧的表现）、口唇及指 / 趾端严重发绀，尤其是出现不能用常规氧疗方式缓解的缺氧，病情危重者可出现意识障碍，甚至短期内死亡等。

体格检查：患者呼吸急促，呼吸频率常达 40/min，鼻翼扇动，出现三凹征；胸廓挤压痛阳性，可触及骨擦感、合并皮下气肿时触诊有握雪感；合并肺不张时叩诊实音，合并气胸则叩诊鼓音，合并血胸或胸腔积液则出现双下肺叩诊浊音等；听诊双肺早期可闻及喘鸣音，偶可闻及哮鸣音，后期支气管痰鸣音明显，双肺可闻及广泛细湿啰音，尤其卧位时背部听诊细湿啰音明显。

高原 ARDS 既有胸部创伤的原发病因，又有低氧、低气压、低温等的二次打击，因而与平原地区 ARDS 相比，临床症状出现更早、更重、更多。此外，HAPE 和高原脑水肿是诱发 ARDS 的重要病因，是 ARDS 的早期阶段，没有及时救治，极易死亡，这也是高原 ARDS 早于、重于平原地区的重要原因。

【辅助检查】

辅助检查用于诊断与鉴别诊断、治疗监测与指导治疗、评估危重程度及预后。

1. 与诊断、鉴别诊断相关的检查 影像学检查（胸部 X 线片、胸 CT）、病因分析（如车祸、高处坠落伤、感染等）、动脉血气分析、脉搏指示连续心排血量（pulse-indicated continuous cardiac output，PICCO）监测、肺动脉导管监测、超声。

2. 与治疗监测及指导治疗相关的检查　机械通气 – 呼吸力学监测（呼吸驱动监测、气道阻力与肺顺应性监测、气道压力监测、呼吸功能监测）、脉搏指数连续心排血量监测、中心静脉压与肺动脉压力监测、氧代谢动力监测、纤维支气管镜检查与治疗、呼气末二氧化碳监测、肺泡灌洗液及肺组织病理检查。

3. 与危重程度及预后评测有关的检查　急性生理与慢性健康评分（acute physiology and chronic health evalution Ⅱ score，APACHE Ⅱ）、胸部创伤严重度评分（thoracic trauma severity score，TTS）、肺损伤预测评分（lung injury prediction score，LIS）、序贯器官衰竭评分（sequential organ failure assessment score，SOFA），以及高原缺氧特殊标志物和肺损伤特异性标志物检测等。

【诊断】

1988 年，Murray 等首先提出以"呼吸窘迫"为特征的一组临床综合征的概念，并命名为急性呼吸窘迫综合征（ARDS）。从 1994 年美欧联席会议 ARDS 的"AECC 定义"、2007 年中国《急性肺损伤 / 急性呼吸窘迫综合征诊断与治疗指南（2006）》到 2012 年 ARDS 的"柏林定义"等，都是 ARDS 诊断标准逐渐改进的体现。目前，国际多采用"柏林定义"对 ARDS 进行诊断及严重程度分层。

1. ARDS 的柏林定义

(1) 起病时间：已知临床病因后 1 周之内或新发 / 原有呼吸症状加重。

(2) 胸部影像即胸部 X 线片或 CT 扫描，可见双侧肺阴影且不能完全用胸腔积液解释、肺叶 / 肺萎陷。

(3) 肺水肿：不能通过心力衰竭或水负荷增多来解释的呼吸衰竭。

(4) 缺氧程度。

① 轻度：200mmHg＜动脉氧分压（PaO_2）/ 吸入氧浓度（FiO_2）≤300mmHg，PEEP 或持续气道正压（continuous positive airway pressure，CPAP）≥5cmH$_2$O，轻度 ARDS 组可采用无创通气。

② 中度：100mmHg＜PaO_2/FiO_2≤200mmHg，PEEP≥5cmH$_2$O。

③ 重度：PaO_2/FiO_2≤100mmHg，PEEP≥5cmH$_2$O。如果所在地区海拔高于1000m，应引入校正因子计算［PaO_2/FiO_2（气压 /760）］。

2. ARDS 的柏林定义与之前美国、欧洲共识定义不同之处

(1) 柏林定义规定了发生 ARDS 的时间范围(在已知临床损伤或呼吸症状加重的 1 周内)，规定了最低呼吸机设置（PEEP 为 5cmH$_2$O 或更高），并阐明了胸部 X 线片判断标准以及容量过载或心力衰竭引起的呼吸衰竭的排除标准。

(2) 柏林定义删除了 ALI 术语，并将 ARDS 分为三度（轻度、中度和重度），以便于精确预测患者转归。

3. 中国诊断 ARDS 血气分析标准　2000 年，中华医学会呼吸病学分会制订了《急性肺损伤 / 急性呼吸窘迫综合征的诊断标准（草案）》。

中华医学会呼吸病学分会提出的诊断 ARDS 血气分析标准为：在吸氧 3L/min 以上时，动脉氧分压（PaO_2）≤60mmHg，氧合指数≤300。

4. 中国高原 ARDS 诊断标准　高原 ARDS 诊断标准与上述 ARDS 诊断标准无法通用。

(1) 1999 年，张世范等发表《高海拔地区急性呼吸窘迫综合征诊断标准（试行草案）》，提出高原 ARDS 诊断必备标准：①具备创伤、感染、休克等诱因，急性起病；②严重的低氧血症，氧合指数详见表 4–1；③胸部 X 线片提示两肺广泛浸润性渗出阴影；④肺毛细血管楔压（pulmonary capillary wedge pressure，

海拔高度（m）	PaO₂（mmHg，FiO₂=0.21）		PaO₂/FiO₂（mmHg）		SaO₂（%，FiO₂>0.50）	
	ALI	ARDS	ALI	ARDS	ALI	ARDS
1500～2000	<50	<45	<250	<150	<85	<80
2000～2500	<45	<40	<200	<130	<80	<70
2501～3650	<40	<35	<150	<100	<70	<60

表 4-1　修订的高原 ARDS 和高原 ALI 诊断标准

引自张世范，郭远明，高炜，等.高海拔地区急性呼吸窘迫综合征诊断标准（试行草案）[J].中国危重病急救医学，1999,11(11):703-704. ALI. 急性肺损伤；ARDS. 急性呼吸窘迫综合征；PaO₂. 动脉氧分压；FiO₂. 吸入氧浓度；SaO₂. 动脉血氧饱和度

PCWP）≤18mmHg，或非心源性肺水肿。

(2) 2003 年，结合玉树地震中的观察，吴天一等提出在海拔 4000m，HAPE 后并发 ARDS 的诊断判定标准：① ARDS 通常在 HAPE 急性发病 24～48h 后发生；②胸部 X 线片出现两肺广泛浸润性渗出阴影；③左心房压不增高，肺毛细血管楔压≤18mmHg；④动脉氧分压（PaO₂）<60mmHg，动脉二氧化碳分压（PaCO₂）<50mmHg；⑤氧合指数（PaO₂/FiO₂）<100Hg。

【鉴别诊断】

ARDS 的病因繁多，发病机制复杂，尤其高原地区 ARDS 的发病机制还要考虑缺氧的影响，故其鉴别诊断比较困难。通常需要与 ARDS 鉴别的疾病包括重症肺炎、高原肺水肿、心功能不全、肺动脉栓塞、补液过量、特发性肺纤维化急性加重等。由于这些疾病都存在呼吸窘迫与低氧血症等症状，其鉴别诊断尚需依靠病史、体格检查、实验室检查以及影像学检查。

特别需要注意高原肺水肿（HAPE）与高原 ARDS 的鉴别问题，因为高原 ARDS 和 HAPE 有许多相似之处。近年来，高原病学界普遍认为，HAPE 是高原 ARDS 的早期阶段，以低氧、低气压的环境因素为主要诱因。HAPE 患者平素健康，因快速进入海拔≥3000m 的高原地区，急性起病，及时低转或及时给氧，病情容易好转，预后好。高原 ARDS 患者均有创伤、感染、休克等原发病，发生在海拔≥1500m 以上高原，叠加低氧、低气压等环境因素的打击，病情凶险，常需要呼吸机给氧治疗，预后差。两者的肺泡灌洗液中细胞因子、巨噬细胞和白细胞含量不同，HAPE 的炎症因子没有明显升高，而高原 ARDS 炎症因子呈现持续升高，炎症级联反应加重。

【治疗】

高原胸部创伤一旦出现 ARDS 迹象，病情会迅速恶化，若没有及时有效的救治，通常死亡率可高达 50%～80%。近年来，尽管对 ARDS 的发病机制有进一步理解，也提高了通气策略和危重患者的护理，但 ARDS 仍然是 ICU 的主要死亡原因。其中，ICU 死亡 25%～60% 单独与 ARDS 相关，50%～80% 与多器官衰竭相关。

ARDS 的治疗以机械通气为主，也包括非机械通气的一些治疗方法。

1. 机械通气治疗的原则　在最小肺损伤的情况下使气体交换最大化。按照胸部创伤发病特点，一旦发现 ARDS 迹象，应立即行气管插管或气管切开，给予呼吸机正压通气治疗，促进肺膨胀，利于气体交换，纠正低氧

血症；同时正压通气可减少肺泡毛细血管网液体外渗，减轻肺淤血、肺水肿。目前，针对 ARDS 的机械通气策略主要包括肺保护性通气策略（低潮气量的正压通气）、开肺策略（呼气末正压、机械通气模式选择、高频振荡通气）、辅助治疗（俯卧位、体外膜肺氧合、NO 吸入）等。

2. 机械通气支持　胸部创伤，尤其是多发肋骨骨折或连枷胸，出现浮动胸壁和反常呼吸时，呼吸机的机械通气是稳定胸廓的内固定治疗手段。然而，对肺施加过大的通气压力或过多的潮气量容积可能会导致肺实质过度膨胀，出现不必要的肺气压伤，加重病情。因此，呼吸机通气策略旨在减少肺实质损伤和炎症反应。最近的研究表明，肺保护性通气策略具有显著的益处。因此，多数学者建议使用生理性低潮气量 60～80ml/kg（预测体重），胸部创伤同时需要呼吸机内固定治疗时，可酌情增加潮气量到 80～100ml/kg，并将吸气压力限制在 30cmH$_2$O 以下。

3. 开肺　许多研究表明，在严重胸部创伤病例中，应用开肺概念是一种合理的通气策略。开肺的目的是在吸气和呼气时利用较高的 PEEP 维持肺泡开放，并通过维持一段时间的吸气正压使肺泡不张恢复。呼气末正压（PEEP）对优化氧合是必不可少的。然而，高 PEEP 水平的使用可能引起严重低血压和心排血量的减少。因此，必须调节 PEEP 水平，以确定最佳 PEEP。此外，如果 PEEP 过高，会导致健康肺泡的过度粘连。在气管支气管破裂和大的肺裂伤情况下，高 PEEP 和正压通气可能会产生张力性气胸，因此必须在给予 PEEP 之前，常规行胸腔闭式引流术。

4. 使用镇静药和肌松药　镇静药和肌松药抑制患者的自主呼吸，可以减少自主呼吸运动对呼吸机的抵抗，改善同步性。在严重 ARDS 患者中，早期应用长期俯卧位治疗可显著降低死亡率，改善不同程度肺损伤的氧合。

5. 并发症的对症疗法　在 ARDS 患者诊疗过程中，常出现呼吸机相关肺炎、呼吸机相关肺损伤、深静脉血栓形成、机械通气困难脱机、肺间质纤维化等并发症，需要做相应对症治疗。

6. ARDS 的非机械通气治疗手段　ARDS 的非机械通气治疗手段较多，包括肺水清除与液体管理（利尿、晶体胶体液平衡）、肺泡表面活性物质补充疗法、β 受体激动药应用、糖皮质激素应用、抗凝血药应用、抗氧化药与酶抑制药的应用、血液净化治疗、营养干预等；更多的有效治疗方法仍在继续探索中。

【预后】

在所有创伤相关性死亡的病例中，20%～25% 的患者死亡原因是由胸部创伤诱发 ARDS 或多器官功能障碍综合征（multiple organ dysfunction syndrome，MODS）等严重并发症造成的。与其他原因所致的 ARDS 患者相比，胸部创伤继发 ARDS 患者的预后较好。

（姚　兵　刘　洋）

参考文献

[1] Ma SQ, Wu TY, Cheng Q, et al. Studies on monitoring hemodynamics and oxygen dynamics of adult respiratory distress syndrome secondary to high altitude pulmonary edema[J]. Eng Sci, 2013,11(2):34-37.

[2] Pfeifer R, Heussen N, Michalewicz E, et al. Incidence of adult respiratory distress syndrome in trauma patients: a systematic review and meta-analysis over a period of three decades[J]. J Trauma Acute Care Surg, 2017,83(3):496–506.

[3] Daurat A, Millet I, Roustan JP, et al. Thoracic Trauma Severity score on admission allows to determine the risk of delayed ARDS in trauma patients with pulmonary contusion[J]. Injury, 2016,47(1):147–153.

[4] 王轶, 樊海宁. 高原医学 [M]. 青海: 青海人民出版社, 2022:360–370.

[5] 张世范, 郭远明, 高炜, 等. 高海拔地区急性呼吸窘迫综合征诊断标准(试行草案) [J]. 中国危重病急救医学, 1999,11(11):703–704.

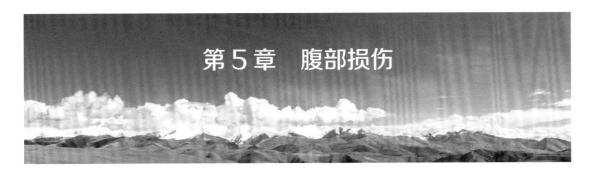

第 5 章　腹部损伤

腹部损伤（abdominal injury）是外科常见病，近年来，道路交通伤、高处坠落伤、自然灾害伤等日益增多，腹部创伤的就诊率显著提高，并且多为复合伤、多发伤，伤情复杂，病情危急。腹部损伤无论平时或战时均为较常见的外科急腹症，占全身损伤的 5%～10%；随着交通伤、工伤的增多以及外科手术和介入性放射学的广泛应用，腹部损伤发生率呈上升趋势。

腹部损伤可分为开放性损伤和闭合性损伤。开放性损伤按照腹膜是否穿破，分为穿透伤和非穿透伤。闭合性损伤可分为腹壁伤和腹内脏器伤。根据受伤解剖部位不同，腹内脏器伤又可分为实质脏器伤和空腔脏器伤。高原地区海拔高、湿度低、氧分压低，易致脱水，血液黏稠度增加，器官储备能力降低，应对创伤失血等耐受性差，加之高原医疗条件欠佳、交通不便等不利因素，患者死亡风险更大。

【流行病学】

腹部损伤是临床常见的创伤，位居致死性创伤的第三位。腹部损伤发病率占各种损伤的 6%～14.9%，其中单部位损伤少，多发损伤多，多合并颅脑损伤、胸部创伤，总体病死率高达 8%～25%。腹部损伤伤情通常严重而复杂，一般有腹腔内多脏器损伤或伴有腹外合并伤，其中多发性损伤发生率可高达 28.7%～69.5%；平时腹部损伤 70%～80% 为

闭合性损伤，而战时多为开放性损伤。高原地区的腹部损伤特点如下所示。

1. 高原低氧环境可加重患者的出血倾向和病情，且患者对失血的耐受力低，容易发生休克。

2. 体液代谢及再分配能力差，易发生右侧心功能不全、肺水肿和脑水肿。

3. 高原地区感染细菌的临界值高于平原地区，细菌感染时间延长，可延长至平原地区的 4～6 倍。感染是创伤后常见的致死原因。

4. 高原地区多器官功能障碍综合征（multiple organ dysfunction syndrome，MODS）的发生早于平原地区。

5. 患者组织受伤反应重，且修复愈合能力差。

6. 高原地区腹部损伤患者的身体状况和调节能力下降，比平原地区患者更难以承受急诊手术。

【分类与损伤机制】

根据腹部皮肤有无破裂将腹部损伤分为开放性和闭合性腹部损伤（图 5-1）。

1. 开放性腹部损伤　开放性腹部损伤按照腹膜是否穿破，分为穿透伤和非穿透伤，前者是指腹膜已经穿通，多数伴有腹腔内脏器损伤；后者是腹膜仍然完整，腹腔未与外界交通，但也有可能损伤腹腔内脏器。开放性损伤，战时多见于火器伤，亦可见于利器伤；而平时以利器伤多见。如果为贯通伤则有入

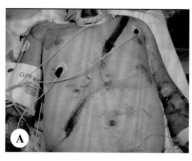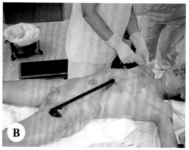

◀ 图 5-1　闭合性腹部损伤与开放性腹部损伤患者受伤外观
A. 患者，男，28 岁，车祸致腹部疼痛 6h，急诊诊断为闭合性腹部损伤；B. 患者，男，16 岁，高处坠落致腹部疼痛伴开放伤 4h，急诊诊断为开放性腹部损伤

口和出口，非贯通伤只有入口没有出口。开放性腹部损伤常表现为多脏器伤，≥2 个脏器损伤者占 85%～90%，合并腹外其他脏器损伤的多发损伤发生率为 48%～50%。

2. 闭合性腹部损伤　闭合性腹部损伤是指腹部受到外界某种原因（如机械性打击、钝挫、挤压等）所造成的腹腔内脏器官的损伤。闭合性损伤常由坠落、碰撞、冲击、挤压、击打等钝性暴力所致。脾是腹腔脏器中最容易受损的器官之一，脾损伤的发生率在闭合性腹部损伤中占 20%～40%。在闭合性腹部损伤中内脏损伤发生率从高到低排列依次为脾、肾、小肠、肝、肠系膜等。

造成闭合性腹部创伤的原因具有多维性，患处遭受强力挤压、患者从高处坠落以及交通事故等，都可能造成闭合性腹部损伤。其中，交通事故在致伤原因中位居首位，占比高达 70%～85%；高处坠落在致伤原因中居于第二位；其他还有暴力外伤等。多数闭合性腹部损伤因涉及内脏损伤而病情严重，死亡率可达 10%～20%。

【临床表现】

由于致伤原因、受伤的器官及损伤的严重程度不同以及是否伴有合并伤等，腹部损伤的临床表现差异很大。轻微的腹部损伤，临床上无明显症状和体征；而严重者会出现重度休克甚至处于濒死状态。

一般来说单纯腹壁损伤的症状较轻，可表现为受伤部位疼痛、局限性腹壁肿胀和压痛，有时可见皮下瘀斑；其程度和范围不是逐渐加重或扩大，反而随时间的推移逐渐减轻和缩小。

1. 单纯腹壁损伤　通常不会出现恶心、呕吐或休克等表现。合并腹部内脏损伤时，如果仅为挫伤，伤情也不重，无明显的临床表现。当内脏破裂或穿孔时，临床表现往往非常明显。总的来说，其临床表现因受伤器官性质的不同而异。实质性器官，如肝、脾、胰、肾等或大血管损伤时，主要临床表现是腹腔内（或腹膜后）出血。此时患者会出现面色苍白，脉搏加快、细弱，脉压变小，严重时血压不稳，甚至休克等症状。

2. 较严重的腹壁挫伤　损伤所在部位压痛及反跳痛非常明显。

(1) 肝破裂伴有较大肝内胆管或肝外胆管断裂时，因发生胆汁性腹膜炎而出现明显的腹痛和腹膜刺激征。

(2) 胰腺损伤时如果伴有胰管断裂，胰液溢入腹腔，可对腹膜产生强烈刺激，出现明显的腹膜炎症状和体征。

(3) 右肩部放射痛提示可能有肝损伤。

(4) 左肩部放射痛则提示可能有脾损伤。

(5) 肝、脾破裂出血量较多者会有明显腹胀和移动性浊音。

(6) 肝、脾包膜下破裂或系膜、网膜内出血则有时表现为腹部包块。

(7) 泌尿系统损伤时会出现血尿。

(8) 空腔脏器损伤（如胃肠道、胆道等破裂或穿孔），则以腹膜炎的症状和体征为主要表现。胃、十二指肠或上段空肠损伤时，漏出的消化液（含胃液、胰液及胆汁）对腹膜产生强烈的化学刺激，立即引起剧烈疼痛，出现腹肌紧张、压痛、反跳痛等典型的腹膜炎表现。下消化道破裂时漏出物引起的化学性刺激较轻，腹膜炎体征出现较晚，程度也较轻。空腔脏器损伤的临床表现主要包括持续性腹痛、恶心、呕吐，此外，最关键的临床体征包括肠鸣音减弱、移动性浊音以及明显的腹膜刺激征。

(9) 临床体征最为明显的部位，大部分为受损部位。

(10) 实质性脏器受损的临床表现为内出血，出现皮肤黏膜苍白，脉搏加快，血压持续性下降等，以及会出现明显的腹膜刺激征。

【诊断】

腹部损伤由于受伤原因、暴力大小、机制不同，引起受伤的程度及临床表现不尽相同，其诊断主要依据外伤史、临床表现及必要的辅助检查。

1. 诊断思路

(1) 开放性腹部损伤的诊断：多不复杂，但应详细询问外伤史，进行详细检查，以便对创伤的全面情况进行估计。

(2) 对于胸腹联合伤或肩、腰、臀、会阴部、股部等贯通伤的诊断：出入口不一定在腹部，而仍有穿入腹腔、伤及内脏的可能，应高度警惕，切不可忽略对腹部的检查。此类创伤病情急，不能等待完善详细的辅助检查，大多需要急诊手术治疗。

(3) 闭合性腹部损伤的诊断：主要是尽早确定有无内脏伤，对内脏伤还须判断是哪个脏器，单个还是多个脏器，以及有无合并伤。对于大多数患者，常规超声、CT 以及诊断性腹腔穿刺或灌洗检查能明确诊断。然而，少数患者由于其临床症状轻微、不典型，或无明显阳性体征，常规检查手段不能明确诊断，

往往需腹腔镜或剖腹探查来确诊。

(4) 腹部损伤的诊断需要快速并精准：快速精准的诊断对患者预后乃至挽救生命至关重要。

① 开放性腹部损伤往往存在腹腔脏器（肠管、网膜等）外露，且根据其伤口流出液性质，诊断难度不大。

② 闭合性腹部损伤往往症状和体征较隐蔽，其病情危重程度可能远远大于开放性腹部损伤。

无论是开放性腹部损伤还是闭合性腹部损伤，及时并准确地判断内脏损伤程度仍为急救的关键，对内脏损伤除了判断是哪些脏器外，还需考虑有无合并伤（如血管、输尿管和神经等）。

(5) 肝损伤和脾损伤是闭合性腹部损伤中发生率最高的损伤类别。

(6) 肠道损伤是诊疗的核心和难点：尤其是在进行闭合性腹部损伤诊断时，肠管损伤极易漏诊。肠道损伤在闭合性腹部损伤中发生率位居第二，具有高发性，且肠道损伤漏诊率高。诊断失误或延误均可耽误及时治疗，导致腹腔发生感染，而腹腔感染可致使腹部损伤患者在 48h 后死亡。精准诊断肠道损伤，可促进伤情得到及时、有效的干预，降低病死率。

2. 诊断的辅助检查

(1) B超：B超检查不仅可有效观察腹腔内脏损伤、积血状况，同时操作简便，价格低廉，床旁B超诊断可减少患者移动，提升腹部损伤诊断准确度，缩短诊断时间，为治疗提供指导。

B超检查也有其局限性，不适用于伴有皮下气肿的患者。对于部分胰腺损伤患者的诊断也存在困难，胰腺在腹腔脏器中占比位置较小、位置较深时诊断较为困难。B超可显示腹腔积液，但无法诊断积液的性质。

(2) CT扫描：CT扫描对于腹部实质脏器损伤的诊断具有较高的敏感度和特异度，可

以明确损伤部位，确定损伤严重程度，并有助于决定治疗方案（图 5-2）。

① 增强 CT 扫描是腹部损伤诊断的金标准，因此许多器官损伤的分级均是基于 CT 扫描的表现。

② CT 扫描对于膈肌损伤的敏感性和特异性高达 90%。

③ 有研究发现腹部损伤患者的腹部超声漏诊率高达 78%，而 CT 扫描漏诊率仅 3%。

④ 对于空腔脏器的损伤，仅有 41% 的患者存在腹部压痛，CT 扫描对于这类损伤的确诊尤为重要，因为空腔脏器损伤诊断延迟 5h，病死率将增加。

⑤ 早期全身 CT 扫描可降低总体病死率。

⑥ 对于血流动力学不稳定的患者，CT 扫描检查过程中一旦发生病情变化，缺乏复苏条件，存在一定风险。

⑦ 增强 CT 扫描诊断腹部损伤的准确率较高，对空腔脏器和实质脏器损伤的诊断均有良好敏感性及特异性，误诊率低。许顺等通过分析 50 例不同致伤因素引起腹部损伤患者的病历资料，研究增强 CT 扫描诊断结论与术中确诊结果，并分析增强 CT 扫描诊断腹部损伤的特异性和敏感性，发现增强 CT 扫描对腹部损伤诊断的准确率较高，对空腔脏器和实质脏器损伤诊断均有良好敏感性及特异性，误诊率低。

(3) 诊断性腹腔穿刺及腹腔灌洗：腹腔穿刺是诊断腹腔积血的首选方法，阳性率 90%，但其敏感性取决于腹腔内的积血量。

诊断性腹腔灌洗对腹腔积血的检测更为敏感，但因无法识别特定的器官损伤或腹膜后和膈肌损伤，并会干扰后续 CT 检查，因此不推荐使用。

(4) 腹腔镜检查：腹腔镜检查是一种快速、实用、有效的检查手段，对经过一系列常规检查、检验后仍未确诊的腹部损伤性疾病，早期行腹腔镜检查非常必要，可尽快明确诊断，减少漏诊、误诊的发生，避免延误病情，从而帮助患者获得最佳的治疗效果。腹腔镜检查包括腹腔内积血或血凝块吸除以及腹膜内或腹膜后脏器的探查。腹腔镜探查对于腹部损伤诊断的准确率高、并发症率低、创伤小、恢复快，随着腹腔镜设备和操作水平的提高，腹腔镜探查漏诊率也在降低。

【治疗】

高原地区缺氧、严寒、低气压环境使创伤患者易引起急性肺损伤（acute lung injury, ALI）、急性呼吸窘迫综合征（acute respiratory

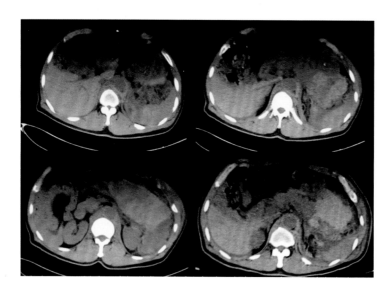

◀ 图 5-2　患者，男，40 岁，车祸外伤致腹痛 2h。腹部 CT 提示：左上腹稍高密度影，考虑局部腹腔血肿形成，胰腺尾部密度不均，胰腺尾部挫伤，脾密度不均，脾肾间隙混杂密度影，左肾及脾挫裂伤可能

distress syndrome，ARDS）和多器官功能障碍综合征（multiple organ dysfunction syndrome，MODS），加重休克，增加治疗难度。腹部损伤的死亡率与多发伤和多处合并伤以及抢救时间密切相关，脏器损伤越多、损伤越重，死亡率越高。鉴于高原地区地理环境及机体创伤学特点，早期及时持续给氧，增加血液携氧能力，快速纠正休克及迅速诊断、及时治疗，力求缩短患者手术前诊断及准备时间，酌情适当放宽剖腹探查指征是治疗成功的关键。

1. 非手术治疗　近年肝、脾等实质脏器损伤多以非手术治疗为主，前提为血流动力学状况稳定；动脉栓塞（arterial embolism，AE）是主要治疗手段之一，普遍用于控制实质脏器出血和骨盆骨折出血。AE 的适应证如下。

(1) 腹部实质脏器或腹腔内血管（动脉）损伤出血的非手术治疗，为主要止血手段。

(2) 急诊剖腹手术后止血不彻底的补救措施。

(3) 空腔脏器破裂需要剖腹手术，但合并实质脏器或血管损伤不需要或不应当采用手术治疗（如胰、十二指肠破裂合并双肾损伤等），为协同治疗方法。

2. 手术治疗　及时手术探查是治疗腹腔内空腔脏器损伤的安全、有效的方法。

(1) 手术治疗原则：手术要规范遵循"保全生命第一，保全器官第二的原则"。术中探查要认真仔细，逐一探查，不能遗漏。进腹后首先探查有无出血，并控制出血。然后再探查空腔脏器损伤。已确定腹腔内脏器破裂者，应及时进行手术治疗。

(2) 手术治疗适应证：对于非手术治疗者经观察仍不能排除腹腔内脏器损伤或在观察期间出现以下情况时，应终止观察，进行剖腹手术。

① 腹痛和腹膜刺激征加重或范围扩大者。

② 肠蠕动逐渐减少、消失或出现明显腹胀者。

③ 全身情况有恶化趋势，出现口渴、烦躁、脉搏率增快，或体温及白细胞计数上升者。

④ 膈下有游离气体表现者。

⑤ 红细胞计数下降者。

⑥ 血压由稳定转为不稳定，甚至休克者；或积极救治休克过程中情况不见好转，反而继续恶化者。

⑦ 胃肠出血不易控制者。

(3) 手术治疗方法。

① 脾破裂后根据受损情况行脾切除、脾部分切除、脾切除加脾片网膜种植术。

② 肝损伤后行肝修补术、肝不规则切除术。肝损伤处理要点是止血、彻底清创缝合、引流，较深的肝破裂缝合时忌留死腔。

③ 单纯小肠破裂处理较简单。

④ 大肠损伤时间少于 6h，腹腔污染轻者，如果局部肠管损伤不严重，可做单纯修补或Ⅰ期肠切除。

⑤ 后腹膜血肿：因骨盆骨折、脊柱损伤、后腹壁组织损伤，观察血肿无继续扩大或搏动者，一般不应切开后腹膜。

⑥ 疑有髂血管破裂或肾活动性出血、胰腺、十二指肠损伤者，则应切开后腹膜解剖结构，探查有无脏器、组织损伤，根据损伤程度酌情处理。

【术后并发症及防治】

腹部损伤后并发症可分为早期和远期并发症。

早期并发症包括创伤失血性休克、腹腔间隙综合征、腹部损伤后感染、肠梗阻等；远期并发症包括各种消化道瘘、腹壁缺损、腹壁疝、短肠综合征等。以下介绍创伤后腹腔间隙综合征、肠道空气瘘。

1. 创伤后腹腔间隙综合征（abdominal compartment syndrome，ACS）　在腹部严重创伤后的救治过程中常出现腹腔高压症，当腹腔压力持续＞20mmHg（1mmHg=0.133kPa）、伴或不伴腹腔灌注压＜60mmHg，同时伴有新的器官功能障碍或衰竭时，称为 ACS，其死亡率为 38%～72%。ACS 的治疗包括非手术方法及手术干预。

(1) 非手术方法包括一般对症治疗措施，如镇静止痛、改变体位、鼻胃管减压、肛管减压及给予白蛋白。

(2) 在手术干预方面，剖腹探查减压术是治疗严重腹腔高压或 ACS 的标准方法，用于防治对腹腔严重损伤、进行损伤控制性剖腹探查后发生的各种高危情况。

2. 肠道空气瘘（enteroatmospheric fistulae，EAF） 肠道空气瘘简称肠瘘。肠瘘是腹部损伤后的严重并发症，病死率高。而 EAF 时肠腔瘘口直接暴露在空气中，没有皮肤、皮下组织、其他肠管或组织覆盖，区别于有连接胃肠道与腹壁皮肤的瘘管的传统肠外瘘，也称暴露性肠瘘（exposed fistulae），见于严重创伤实施损伤控制性剖腹术后、腹腔间隙综合征行开放腹腔术后、腹部手术切口感染或裂开后。暴露性肠瘘是一种非常复杂的腹壁缺损。肠瘘的防治主要经历三期。

(1) 一期：主要是维持水电解质平衡、保护皮肤及营养支持。

(2) 二期：行腹部影像学检查，以确定瘘管的解剖。

(3) 三期：对无法自行愈合的肠瘘行手术切除，以恢复肠道的连续性。

当并发 EAF 时，需要延长伤口护理和营养支持的时限，且瘘管切除后的腹壁重建更为复杂。

【小结】

我国高原地区经济欠发达，医疗资源稀缺，分布零散，基层医疗大多依赖于乡镇卫生院，而基层医师急救能力欠佳，设备相对落后。此处，医疗条件较好的中心医院数量少且距离远。高原地区缺氧、严寒、低气压环境使腹部损伤患者易引起 ALI、ARDS 和 MODS，加重休克，增加治疗难度。

高原环境海拔高、湿度低、含氧量少，易致脱水，血液黏稠度增加，器官储备能力降低，应对创伤失血等耐受性较差，加之医疗、交通等不便利因素，患者死亡风险更高。

早期及时持续给氧，增加血液携氧能力，快速纠正休克及迅速诊断、及时治疗，力求缩短患者手术前诊断及准备时间，酌情适当放宽剖腹探查指征是治疗成功的关键。

因此，对高原地区腹部损伤应引起重视，以改善患者预后和提高远期存活率。

（李春亮　何永好）

参考文献

[1] 杨春华，黄伟. 损伤控制性手术在高原偏远地区严重腹部外伤救治中的应用 [J]. 中国当代医药，2017,24(28):24-26,35.

[2] 许顺，吴文滔，镭黄. 增强 CT 在腹部创伤临床诊断中的应用分析 [J]. 中国现代药物应用，2019,13(3):34-35.

[3] Pantoja Pachajoa DA, Palacios Huatuco RM, Bruera N, et al. Minimally invasive splenectomy in grade IV splenic trauma: A case report associated with high-grade renal trauma[J]. Int J Surg Case Rep, 2021,79:28-33.

[4] 张世范，吴天一. 危重病急诊与多脏器功能障碍 - 高原与平原 [M]. 北京：人民军医出版社，2004:3-71.

[5] 冶国栋，马强. 高原地区 374 例严重腹部创伤患者治疗体会 [J]. 高原医学杂志，2015,25(1):32-33.

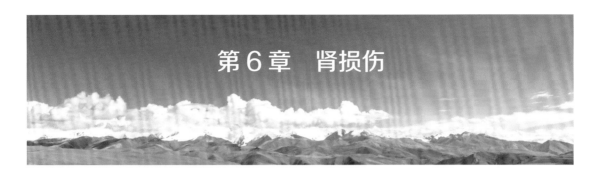

第 6 章　肾损伤

上尿路包括肾、输尿管及膀胱，在上尿路损伤中，以肾损伤（renal trauma）最为常见。在性别比例和年龄分布方面，肾损伤多见于年轻男性（平均约 30 岁）。相比于输尿管损伤等，肾损伤以钝挫伤为主，而非穿刺伤。因此，该类型损伤具有明显的临床特点，如可伴有失血性休克，常合并其他脏器损伤等。这要求在肾损伤的治疗方面根据其发病特点采取对应的原则和方案，而且往往在治疗过程中需要普通外科、骨科等相关科室联合协作。

高原地区海拔高、幅员辽阔、人口密度低且多为牧区，这导致该地区此类损伤的发病情况与平原地区有一定差异，如野外地区伤情较内地多见，这对医者识别伤员伤情、紧急处理救治等要求较高。另外，高原地区受限于技术条件和医疗覆盖范围，许多微创治疗技术难以普及，非手术治疗过程中的检查和监测能力不足，导致开放手术需求多，因此，迫切需要提高该地区医师对于肾损伤的认识，普及手术原则，提高保肾成功率。

【解剖和发病机制】

肾（kidney）主要的生理功能是产生尿液，清除体内的代谢产物和毒素。

肾位于腹膜后脊柱旁，为成对的蚕豆样器官，长 10～12cm，宽 5～6cm，厚 3～4cm。一般来说，左肾较右肾略大，左肾上端平第

11 胸椎下缘，下端平第 2 腰椎下缘，由于肝遮挡的缘故，右肾较左肾低半个椎体。肾纵轴上极向内、下极向外，如果上极或下极融合则为马蹄肾畸形。肾内侧为凹面，外侧为凸面。凹面中央由结缔组织包裹肾静脉（renal vein）、肾动脉（renal artery）及肾盂（renal pelvis）进出肾，称为肾蒂（renal pedicle）。肾蒂内结缔组织包裹结构称为肾门（renal hilus）。肾门结构自前向后分别为肾静脉、肾动脉和肾盂；自上向下分别为肾动脉和静脉（图 6-1）。尽管肾损伤多为钝挫伤，但如果损伤严重或穿刺伤，则可伤及肾门，此时临床上多表现为失血、尿漏等症状。

肾自内向外，被覆纤维膜（fibrous capsule）、脂肪囊（adipose capsule）和肾筋膜（renal fascia）三层被膜。纤维膜紧贴肾表面，薄而坚韧。脂肪囊位于纤维膜外，为肾周围脂肪层，该层对肾起到主要的保护作用。肾筋膜位于脂肪囊外，分为前后两层包绕肾和肾上腺，该层可向深面发出诸多纤维束，起到固定肾的作用（图 6-1）。肾被三层被膜保护和固定，一般来说外伤很难伤及，除非强大暴力才可损伤肾，而此时暴力在损伤肾的同时也多会伤及其他脏器，临床上最常合并损伤的器官包括脾和肝。调查认为，最常见导致肾钝挫伤的因素是车祸伤（63%），其次分别是坠落伤（14%）、运动外伤（11%）、行人损伤（4%）和其他（6%）。相比于钝挫伤，肾

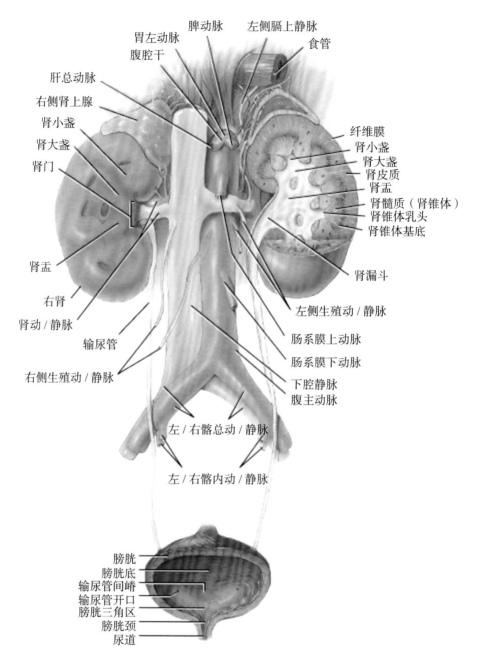

胃左动脉　脾动脉　左侧膈上静脉
腹腔干　　　　　　　　食管

肝总动脉
右侧肾上腺
肾小盏
肾大盏
肾门

肾盂
右肾
肾动 / 静脉
输尿管
右侧生殖动 / 静脉

纤维膜
肾小盏
肾大盏
肾皮质
肾盂
肾髓质（肾锥体）
肾锥体乳头
肾锥体基底

肾漏斗
左侧生殖动 / 静脉
肠系膜上动脉
肠系膜下动脉
下腔静脉
腹主动脉

左 / 右髂总动 / 静脉

左 / 右髂内动 / 静脉

膀胱
膀胱底
输尿管间嵴
输尿管开口
膀胱三角区
膀胱颈
尿道

▲ 图 6-1　肾解剖

穿刺伤更容易合并邻近器官的损伤。因此，肾损伤常需要普通外科等相关科室协作。在穿刺伤中，火器伤（如枪伤）最为常见。

【临床表现】

肾损伤一方面具有损伤的一般临床表现，如腰痛、皮肤肌肉破损、出血等，同时也有特殊表现，如血尿、尿漏等。

1. 腰痛　肾损伤相关的腰痛可以由局部外伤所致，也可能由肾包膜下血肿导致，临床上常难以鉴别腰痛的原因，特别是腰痛较剧烈时。因此，往往需要借助影像学检查来判断。

2. 血尿　血尿并非肾损伤的特异性表现，泌尿系统损伤大多都会出现血尿。也并非所有肾损伤都会合并血尿。一般来说，损伤深入集合系统（如肾盏、肾盂等），可伴有血尿，因此患者有血尿则高度提示严重的肾损伤。

3. 尿漏　由于肾损伤多为钝挫伤，包膜常完整，因此尿漏并不常见。一般来说，比较明显的尿漏多提示损伤累及肾盂、肾盏等集合系统。尿漏可以继发腰痛、感染等表现，因此如果尿漏总量较少，且无继续增加的趋势，可以考虑在积极抗感染的情况下待其吸收；如果尿漏总量大或形成腹膜后较多积液，则需要考虑积极引流，如经皮穿刺引流或放置输尿管 D-J 管。

4. 出血　肾损伤以钝挫伤为主，因此其出血多为脏器内出血，很难以肉眼判断其出血量和严重程度，一般需借助影像学检查。在接诊肾损伤患者的过程中，应首先判断患者血流动力学情况。如果患者血流动力学不稳定，应立即行探查手术。损伤超声重点评估（focused assessment with sonography in trauma，FAST）有助于评估腹腔积血情况，可协助判断血流动力学不稳定患者是否需要立即行探查术，但需要警惕 FAST 可能漏诊肾损伤。

5. 其他　除了典型的临床表现外，对于损伤患者应着重了解其外伤过程，如受伤时间、损伤方式（如减速伤、刀扎伤、火器伤等）以及外伤部位等，这对后续诊断和治疗具有重要价值。

【体格检查】

肾损伤行体格检查，首先要判断其损伤类型，是开放性损伤还是闭合性损伤。如果是开放性损伤，需要明确其损伤机制，如枪弹火器伤、刀扎伤或其他等。火器伤的特点是伤口呈火山口样，尽管皮肤表面伤口较小，但其内部创面往往较大、较深，因此需格外注意其伤及的内脏。对于开放性损伤，充分

了解伤口的穿通部位（穿入点和穿出点）非常重要，影像学检查应格外仔细了解该区域的损伤情况。一般来说，自腋后线进入的穿刺伤多可伤及肾，但由于致伤物（如子弹等）进入体内后轨迹多变，因此对于所有经过腹部、背部或腰部穿刺进入人体的外伤，都应警惕肾损伤。另外，了解致伤物的类型、速度、距离、轨迹等信息，对伤情的评估格外重要。

如果是闭合性损伤，其损伤机制多为减速伤、背部或侧腰部的直接撞击。体格检查时如果发现腰部瘀斑等体征，需高度警惕肾损伤。除了专科体格检查外，医师对生命体征（血压、心率、呼吸等）的评估也十分重要。如果患者合并神志淡漠、血压低、心率快等休克表现，即使闭合性损伤无法判断失血程度，也需高度警惕内出血导致的失血性休克。

【辅助检查】

传统上，肾损伤多采用静脉肾盂造影来评估伤情，对比剂外溢、充盈等变化能够判断上尿路损伤的部位和类别。然而，随着 CT 的发展，特别是 CT 尿路造影（CT urography/CT pyelography）技术的出现，静脉肾盂造影已很少应用。由于单纯通过患者症状、体征无法准确预测肾损伤的严重程度，因此 CT 尿路造影的临床价值格外重要。

CT 尿路造影按照肾显影顺序，分三个期相：平扫期、肾皮髓质期和肾排泄期。在肾皮髓质期，随着皮质和髓质先后显像，可以提高对肾实质损伤的检出能力。肾皮髓质期也被称为门静脉期，该期相下肝和脾也强化显影，能够同时查见相关脏器的损伤情况。肾排泄期可以通过对比剂外溢表现，查见肾盂、输尿管损伤并进行定位。在有条件的中心，CT 尿路造影检查可同时捕捉动静脉期，有助于诊断假性动脉瘤和动静脉畸形，但如果临床上并不考虑创伤导致血管损伤，该期

相也并非绝对必要。能够提示肾损伤的 CT 表现包括肾包膜下血肿、肾周血肿、肾盂破裂、肾实质破裂、肾血管对比剂外溢、部分 / 全肾不显影等。

【诊断与分级】

肾损伤最常使用美国创伤外科协会（American Association for the Surgery of Trauma，AAST）分级系统。该系统将肾损伤分为 5 级，对于肾损伤的治疗具有重要指导意义。根据目前研究，大多数（73%）肾损伤属于轻度。肾损伤 AAST 分级具体如下。

1. Ⅰ级　包膜下血肿或挫伤，无撕裂伤。

2. Ⅱ级　表面裂伤深度≤1cm，未累及集合系统，肾周血肿局限于肾周筋膜内。

3. Ⅲ级　撕裂伤深度 >1cm，未累及集合系统，血管损伤或活动性出血局限于肾周筋膜内。

4. Ⅳ级　包括集合系统的撕裂伤，伴有尿外渗；肾盂裂伤和（或）完全输尿管、肾盂破裂；肾段动脉或静脉的血管损伤；血管血栓形成导致无活动性出血的节段性梗死；活动性出血超出肾周筋膜。

5. Ⅴ级　肾破裂；肾门撕脱或肾动、静脉裂伤，肾门损伤造成肾血供中断；伴活动性出血。

【鉴别诊断】

由于肾损伤可伴有血尿，因此其需要与肾盂、输尿管、膀胱、尿道等其他泌尿系统创伤相鉴别。损伤机制和直接致伤部位（如刀扎伤或火器伤部位等）有助于鉴别，但主要的鉴别方法依赖影像学检查，特别是 CT 尿路造影检查。在临床实践中，需警惕同时合并上下尿路损伤的多发伤，如严重的车祸外伤时，此时肾损伤可伴有下尿路或尿道损伤。

【治疗】

在肾损伤启动治疗之前，需要充分评估伤者血流动力学情况，根据血流动力学情况来选择治疗方案，如果患者已出现血流动力学不稳定表现，需行急诊剖腹探查手术。

1. 血流动力学不稳定　对于此类外伤患者，不论导致血流动力学不稳定的创伤是否为肾损伤，都应尽快行剖腹探查手术。术中尽快探查并控制损伤，此类手术中对于肾的处理有两个原则，如下所示。

(1) 术中应尽量保留肾。

(2) 无选择性地探查腹膜后间隙往往会增加肾切除的风险。对于肾钝挫伤，只有在腹膜后血肿持续扩大的情况下，才会在术中探查腹膜后间隙。无论是剖腹探查术中发现还是血流动力学稳定的患者影像学所见，只要腹膜后血肿没有持续扩大，就应当避免探查腹膜后间隙。对于肾穿刺伤，也应选择性探查肾是否存在活动性出血或扩大的血肿，另外，如果穿刺部位邻近输尿管，应积极探查。

2. 血流动力学稳定　非手术治疗是血流动力学稳定的肾钝挫伤的标准方案。对于轻度肾穿刺伤（AAST 分级为Ⅰ～Ⅲ级），也可以考虑非手术治疗。非手术治疗包括支持治疗、密切的临床评估和检测以及必要的微创技术（如血管栓塞术或输尿管 D-J 管置入术）等。如果在密切观察和评估的过程中发现患者病情恶化，应尽快采取手术治疗。

（乔　逸）

参考文献

[1] Paparel P, N' Diaye A, Laumon B, et al. The epidemiology of trauma of the genitourinary system after traffic accidents: analysis of a register of over 43,000 victims[J]. BJU Int, 2006,97(2):338–341.

[2] Voelzke BB, Leddy L. The epidemiology of renal trauma[J]. Transl Androl Urol, 2014,3(2):143–149.

[3] McGahan JP, Richards JR, Jones CD, et al. Use of ultrasonography in the patient with acute renal trauma[J].

J Ultrasound Med, 1999,18(3):207–213,215–216.

[4] Moore EE, Shackford SR, Pachter HL, et al. Organ injury scaling: spleen, liver, and kidney[J]. J Trauma, 1989,29(12):1664–1666.

[5] McClung CD, Hotaling JM, Wang J, et al. Contemporary trends in the immediate surgical management of renal trauma using a national database[J]. J Trauma Acute Care Surg, 2013,75(4):602–606.

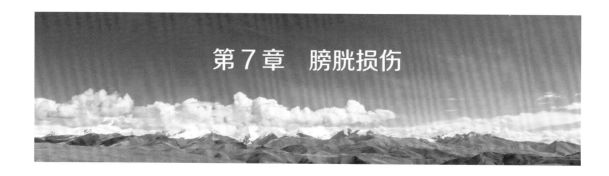

第7章 膀胱损伤

膀胱损伤（bladder injury）多见于外伤，往往合并其他下腹部脏器或骨盆、会阴部的损伤，少数可因膀胱壁异常而自发破裂。近年来，医源性膀胱损伤越来越多见。一般可通过病史、体征和膀胱造影等明确诊断。膀胱损伤类型不同，其处理存在差异。高原地区自然环境恶劣，有低气压、低氧、高寒等特点，创伤后病情发展快、临床表现复杂；且部分偏远地区交通不便，院前时间延长，对患者及时救治产生不利影响。本节对膀胱损伤的诊治进行介绍。

【流行病学】

膀胱损伤在腹部损伤中占比可达10%，其相关并发症发生率和死亡率可高达10%～22%。膀胱是受耻骨保护的腹膜外器官，膀胱上部和后部覆以后腹膜。在男性中，其位置在前列腺的前上部，而在女性中则位于子宫前部。膀胱损伤可分为腹膜外（extraperitoneal，EP）、腹膜内（intraperitoneal，IP）或EP和IP的联合损伤，分别占63%、32%和4%。另一种相对罕见的膀胱损伤是膀胱壁内的损伤，即膀胱壁不完全破裂而没有尿液外渗。EP和IP损伤占比可因地域和损伤机制而异。高原地区的膀胱损伤发病率鲜有报道，冯廷春等曾报道海拔3000m左右的高原地区，在56例腹部损伤需手术的患者中，有1例存在膀胱损伤；而周晓兰等曾报道，3650m左右的高原地区，在118例闭合

性腹部损伤患者当中，有4例存在膀胱破裂损伤。

【病因与发病机制】

在膀胱损伤中，钝性损伤占60%～85%，穿透性损伤占15%～51%。钝性腹部损伤最常见于机动车辆事故，而穿透伤通常由刺伤或枪伤造成。目前对于钝性膀胱损伤，其机制可能是对腹部的直接作用力导致最薄弱的膀胱圆顶部突然破裂。充盈的膀胱更易破裂，因为膀胱充盈时圆顶部可上升至腹腔，减少了骨盆和骨盆脏器对其的保护作用。这会导致膀胱IP损伤及尿液外渗到腹腔，从而造成腹膜炎、化学性肠梗阻、败血症甚至死亡。尽管骨盆损伤在IP损伤时很常见，但约25%的患者并不伴有骨盆损伤。

85%～100%的膀胱损伤与骨盆骨折有关，可能导致EP损伤，尿液漏入膀胱周围间隙但不进入腹腔。骨盆环的断裂可产生剪切应力，导致维持膀胱壁附于盆底的韧带破坏，或产生对冲力导致骨盆骨折相反位置的爆发性损伤。此外，骨盆骨折的碎骨片也可能直接撕裂膀胱表面。

膀胱损伤的其他相关损伤原因包括长骨骨折、中枢神经系统和胸部损伤，以及其他腹腔内损伤。膀胱损伤导致的高死亡率源于其他相关的损伤，而非膀胱损伤本身。膀胱的邻近器官也易损伤，38%的穿透性膀胱损

伤可伴随直肠损伤，而肠内容物污染和败血症可导致更严重的并发症。目前并未有明确的关于膀胱损伤的高原特殊病因报道。

孤立性膀胱损伤较少见，多继发于医源性损伤。医源性膀胱损伤在妇科和泌尿外科手术中最常见，也可发生在普通外科和骨科手术当中。膀胱损伤发生率最高的手术包括阴道子宫切除术（0.4%～6.3%）、尿道或耻骨后悬吊术（6%～50%），以及经尿道膀胱电切术（3.5%～58%）。

美国创伤外科协会（AAST）基于解剖破坏程度制订了膀胱损伤量表，分为 I 级轻度损伤至 V 级致命性损伤（表 7-1）。判断膀胱损伤程度至关重要，若膀胱颈损伤未被诊断则可能导致尿失禁，而输尿管口损伤则需行输尿管膀胱再植术。

【临床表现】

膀胱损伤最典型的症状是肉眼血尿，见于 67%～95% 的病例。5% 的病例可出现镜下血尿。其他症状与损伤原因有关，如骨盆骨折相关症状、耻骨上压痛、尿量减少、排尿困难、肌酐升高、腹部血肿、会阴和大腿上部水肿、休克等。在穿透伤的情况下，尤其是枪弹伤，可见下腹部、会阴和臀部的伤口。

手术过程中的医源性膀胱损伤可表现为术野透明液体外渗或者导尿管、尿袋中可见血尿或气体，膀胱镜下可见脂肪组织或肠组织，膀胱灌注液回流量低以及膀胱无法充盈但腹部膨隆。

当膀胱损伤诊断存在延迟时，腹膜的尿液再吸收可导致血尿素氮增加及肌酐升高。及时判断膀胱损伤可预防尿液外漏引起的严重并发症，如败血症、腹膜炎、脓肿、尿性囊肿、尿瘘，以及尿液再吸收引起的电解质紊乱等。

【辅助检查】

1. 膀胱造影 血流动力学不稳定的患者不应进行膀胱损伤的评估，而应立即进行手术探查。骨盆骨折患者出现肉眼血尿，或无肉眼血尿但存在高风险骨盆骨折（耻骨联合分离＞1cm，或骨盆环骨折移位＞1cm），或后尿道损伤是膀胱造影的绝对指征。相对适应证则包括骨盆内穿透伤，无法排尿，尿量减少，尿素氮或肌酐升高，腹部膨隆，耻骨上疼痛，影像学显示尿源性腹水等。

评估膀胱损伤，既往采用 X 线膀胱造影，目前多应用 CT 膀胱造影。尤其是当需要同时评估其他腹部器官时，CT 膀胱造影则更加重要。CT 膀胱造影与 X 线膀胱造影对诊断膀胱

表 7-1 美国创伤外科协会膀胱损伤量表

分级	损伤	说明
I	血肿	挫伤，间质内血肿
	裂伤	部分断裂
II	裂伤	腹膜外膀胱壁裂伤＜2cm
III	裂伤	腹膜外膀胱壁裂伤≥2cm，或腹膜内膀胱壁裂伤＜2cm
IV	裂伤	腹膜内膀胱壁裂伤≥2cm
V	裂伤	膀胱壁裂伤延伸至膀胱颈部或输尿管开口（三角区）

损伤有相似的特异度和灵敏度。一项研究表明，CT 膀胱造影的结果与在膀胱损伤探查手术中的发现一致性高达 82%，其对于膀胱损伤的灵敏度和特异度分别为 95% 和 100%。

X 线膀胱造影时，通常将至少 300～350ml 的对比剂注入膀胱。X 线膀胱造影需要拍摄对比剂注入前、注入后和引流后的影像，引流后的影像用于识别被对比剂填充而掩盖的膀胱后方损伤。斜位 X 线影像对鉴别膀胱损伤位置或许有帮助。相比之下，CT 不需要拍摄引流后的图像，因为三维成像可对膀胱进行各方面评估并确定损伤的位置。对比剂外溢是膀胱损伤的征象。在 IP 破裂时，对比剂可外渗到结肠旁沟并勾勒出肠襻；EP 破裂时，对比剂可见于耻骨后间隙、腹膜前间隙以及大腿浅表软组织层。相反，在膀胱挫伤或膀胱间质损伤中并无对比剂外渗。挫伤在膀胱造影中显示正常，而间质损伤可表现为膀胱壁内血肿。然而需要注意的是，排泄期夹闭尿管使膀胱被动充盈也不足以排除膀胱损伤。

2. 膀胱镜检查　对于术中的膀胱损伤，建议使用膀胱镜检查评估可疑的膀胱损伤。腹腔内手术的患者，也可夹闭留置的导尿管，观察是否有膀胱内尿液外渗。妇科或泌尿外科手术术后常规行膀胱镜检查仍有争议；但如果行子宫切除术、悬吊术（特别是通过耻骨后途径）或经阴道补片手术等妇科手术后怀疑膀胱损伤，膀胱镜检查则是有必要的。在一项研究中，67% 的子宫切除术中膀胱损伤直到膀胱镜检查后才被发现。

3. 泌尿系超声　超声可见腹腔内或腹膜外间隙积液，但单纯性超声检查并不能确诊 / 除外膀胱损伤。

【诊断】

1. 病史　膀胱损伤多数有外伤史，特别是骨盆、下腹部外伤。部分为自发性膀胱损伤，多存在膀胱肿瘤、结核、泌尿系统手术史，

出现在腹压增加如用力排尿、排便时。医源性膀胱损伤存在泌尿系统、妇科、普外科等手术史。

2. 临床症状　见前述。

3. 体格检查　膀胱挫伤可无明显阳性体征；EP 膀胱损伤可见下腹部、会阴部瘀斑，伴耻骨上压痛，直肠指诊可感直肠前壁饱满；IP 膀胱损伤可有腹部压痛、反跳痛、肌紧张等腹膜刺激症状，可查及移动性浊音。

4. 辅助检查　见前述。

【治疗】

膀胱挫伤一般无须特殊治疗，如果血尿严重，可留置大内径导尿管进行引流和冲洗。膀胱壁内损伤可通过长期留置导尿管以使膀胱获得休息，无须重复进行膀胱造影。

1. IP 膀胱损伤治疗　需要行外科手术，因为其与 EP 损伤相比，往往损伤更严重，具有败血症的风险，并发症率和死亡风险更高。在膀胱损伤修补之后，可通过导尿管逆行注水测试密闭性，还可使用有色试剂如亚甲蓝，来识别膀胱缝合后有无泄漏，也可放置腹腔引流管以评估术后有无漏尿。目前尚无指南明确指出术后导尿管留置时间，但有报道建议留置 7～14 天。膀胱修补后可不留置耻骨上造瘘管，在大多数情况下可仅留置导尿管。与耻骨上造瘘管和导尿管联合引流相比，使用导尿管引流可缩短住院时间、减少并发症。

2. EP 膀胱损伤治疗　通常采用非手术治疗。通过导尿管进行尿液引流，之后进行膀胱造影以确认损伤的愈合。大多数膀胱破裂 3 周可愈合；如果损伤在 4 周内仍未愈合，可考虑进行手术修补。当存在持续性血尿，伴有盆腔器官损伤，膀胱内有异物或碎骨片，存在持续性尿瘘，以及为穿透性损伤时，EP 损伤应进行手术治疗。其他手术指征包括伴随阴道或直肠撕裂伤，导尿管引流不充分，膀胱颈损伤，以及骨盆骨折行内固定等。在外

科手术治疗其他腹部损伤的同时进行膀胱缝合，可减少泌尿系统并发症，缩短重症监护及住院时间；而在探查手术中一期行膀胱修补术，可减少感染相关并发症。

（王文达）

参考文献

[1] Mahat Y, Leong JY, Chung PH. A contemporary review of adult bladder trauma[J]. J Inj Violence Res, 2019, 11(2):101–106.

[2] Lynch TH, Martínez-Piñeiro L, Plas E, et al. EAU guidelines on urological trauma[J]. Eur Urol, 2005, 47(1):1–15.

[3] Morey AF, Brandes S, Dugi DD, et al. Urotrauma: AUA guideline[J]. J Urol, 2014, 192(2):327–335.

[4] 林家豪. 2020 EAU 膀胱损伤诊断治疗指南 (附解读)[J]. 现代泌尿外科杂志, 2020, 25(12): 1128–1130,1146.

[5] Bryk DJ, Zhao LC. Guideline of guidelines: a review of urological trauma guidelines[J]. BJU Int, 2016, 117(2):226–234.

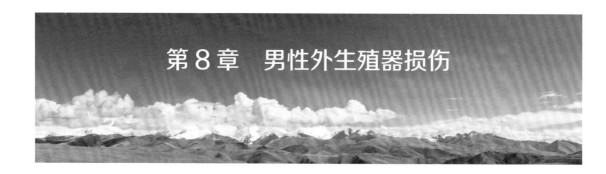

第8章 男性外生殖器损伤

男性外生殖器主要包括阴茎、阴囊及其内容物，有多种因素可以导致其损伤，包括交通事故、高处坠落、性交、动物咬伤、衣裤拉链铰夹、火器创伤等。男性外生殖器损伤根据损伤机制不同可分为钝性损伤、穿透性损伤和烧伤。由于其外伤因素多样，很难准确评估男性外生殖器损伤的总发病率。由于高原地区医疗资源相对匮乏，加上交通不便等因素，患者外生殖器损伤的诊治往往不及时。加强基层医师的识别和急救能力，是减少高原地区患者外生殖器损伤后出现尿道狭窄、性功能障碍等的关键。

第一节　阴茎损伤

【病因与发病机制】

阴茎损伤主要包括阴茎断裂、阴茎截断、阴茎软组织损伤、阴茎绞窄伤、阴茎穿透伤、阴茎火器伤及阴茎烧伤。阴茎损伤是泌尿男科急症，多数需要手术处理。

1. 阴茎断裂　是指阴茎海绵体白膜的破裂。多发生于阴茎勃起状态下，此时白膜环形纤维拉伸变薄。最常见的原因是性交，由于阴茎撞到会阴或耻骨联合等部位，阴茎在高张力状态下弯曲导致白膜破裂。尿道海绵体与阴茎海绵体交接处白膜最薄弱，是常见的破裂部位。因此，约20%阴茎断裂的患者伴有尿道损伤。在确诊阴茎断裂后，推荐同时行尿道诊断性评估。

2. 阴茎截断　是指完全或部分切断阴茎，临床上较为少见，主要是因为自残、暴力袭击、事故创伤及战事。患者可能存在相关偏激精神疾病。完全的横断包括阴茎海绵体和尿道海绵体两者完全断裂。

3. 阴茎软组织损伤　是指人或动物咬伤或者叮咬、烧伤，以及其他机械因素导致的阴茎皮肤等软组织局部、环形或完全性撕脱，如脱套伤。

4. 阴茎绞窄伤　多于患者使用器具自慰时发生，常见器具如皮筋、皮套、钢管、轴承等环状物。由于长时间嵌顿，导致阴茎血流受阻或完全阻断，继而出现阴茎坏疽和尿道损伤的状态。

根据Bhat分级标准，阴茎绞窄伤可分为5级。1~3级为轻度，4~5级为重度。

(1) 1级：单纯性阴茎远端包皮水肿，不伴阴茎皮肤溃疡和尿道损伤。

(2) 2级：有皮肤损伤和海绵体压迫，但无尿道损伤，阴茎包皮水肿伴有感觉下降。

(3) 3级：尿道有损伤但无尿瘘，阴茎远端感觉丧失。

(4) 4级：尿道海绵体断裂形成尿瘘，阴茎海绵体进一步受压伴有感觉丧失。

(5) 5级：阴茎远端坏死或自行离断。

5. 阴茎穿透伤　是指弹道武器或锐器刺伤

阴茎，常见于战争、斗殴等。穿透伤可以累及 1 个或 2 个阴茎海绵体、尿道海绵体或单纯阴茎软组织损伤。

【临床表现】

1. 阴茎断裂　通常根据病史和体格检查能够诊断。阴茎断裂常伴有突然爆裂声，然后阴茎立即疲软，并伴有不同程度的疼痛。体格检查可见阴茎局部肿胀和瘀斑，严重者可出现阴茎变形，呈 S 形。如果 Buck 筋膜完整，阴茎瘀斑局限于阴茎体内；如果 Buck 筋膜受损，阴茎瘀斑可向会阴区、阴囊和下腹壁弥散，呈蝴蝶形。触诊有时可在破裂部位触摸到可滑动的凝血块或断端。如果病史不明确，可以考虑行阴茎超声或诊断性海绵体造影或MRI。

阴茎断裂伴尿道损伤的发生率为 20%～38%，部分患者伴有血尿、尿痛、排尿困难或者尿潴留。然而，即使没有尿道口流血或能够成功排尿的患者，也不能完全排除尿道损伤。因此，除了极其表浅的外生殖器损伤，其余均推荐行尿道造影或内镜检查。漏诊的患者可能会出现尿外渗，范围与瘀斑的分布相似。

2. 阴茎截断　诊断比较容易，由于阴茎血管离断，出血量往往较多。高原地区氧分压低，气候干燥寒冷，患者更容易发生休克及多脏器功能衰竭。所以，此类患者应首先评估生命体征，积极抗休克治疗，同时也应根据病因对患者精神状态进行评估。对于残端和离断远端的检查也是十分必要的，可为需要和进行阴茎再植提供重要的参考价值。

3. 阴茎软组织损伤　检查主要依赖临床视诊，应注意评估阴茎软组织缺损以及有无完全性环形皮肤缺损区域。阴茎脱套伤多是患者裤子或裤带卷入机器当中所致，严重时可以累及阴囊皮肤，但一般损伤比较浅表，少有累及较深的阴茎海绵体、尿道和睾丸等。

由于受伤部位的特殊性，患者通常延迟就诊，部分患者就诊时已经出现阴茎软组织感染、脓肿、坏死等。

【辅助检查】

1. 实验室检查　大多数单纯阴茎损伤无须特殊的化验检查，只需完善术前准备相关检验，如全血细胞计数、肝肾功能、凝血时间、血型等。如果患者伴有失血性休克，应在完善检验的同时，积极抗休克治疗。尿常规中尿潜血提示可能合并尿道损伤。有尿路感染的患者，应该完善尿液培养和药物敏感试验。

2. 影像学检查　大多数阴茎损伤通过病史和体格检查就可确诊，多不需要特异的影像学检查。对于疑似阴茎断裂的患者，如勃起功能不明确，伴有阴茎瘀斑、水肿的，影像学检查会有帮助。

(1) 超声检查：经济、便捷，可以显示阴茎海绵体血肿和白膜的连续性情况，推荐作为首选的检查方式。

(2) 阴茎 MRI：可以更清楚地显示解剖结构，发现阴茎断裂和尿道损伤，但由于其耗时长且费用高，临床应用较少。

(3) CT：比 MRI 更加快捷，但对于阴茎结构的细节显示不如 MRI，一般用于排除或评估其他器官的损伤情况。

(4) 阴茎海绵体造影术：通过观察对比剂是否从阴茎海绵体外渗到阴茎软组织中，来判断白膜的完整性，但是其作为一种相对有创的检查，临床应用较少。

(5) 逆行尿道造影检查：如果高度怀疑患者合并尿道损伤，可以进行逆行尿道造影检查，出现对比剂外渗时考虑尿道损伤。

如果患者的病史明确、体征明显，即使影像检查结果阴性也不应排除外科手术探查。

【治疗】

阴茎损伤治疗目的：保护阴茎长度；保

护勃起功能；能够正常排尿。如果同时合并有其他器官的严重损伤，则优先处理好其他更紧急的损伤后再治疗阴茎损伤。

1. 非手术治疗 高原地区低氧、严寒环境使得患者对失血耐受力低，更容易发生休克，更早出现心力衰竭、肺水肿、脑水肿等严重并发症。当阴茎损伤伴有严重其他脏器损伤时，应积极给氧，使用血管活性药物和液体复苏措施积极抗休克治疗，同时又必须控制速度，减少心力衰竭、肺水肿等发生。

开放性损伤患者在围术期可使用抗生素减少伤口感染风险。动物或人咬伤可能存在多种病原体感染风险，如葡萄球菌、链球菌、大肠埃希菌等，应静脉使用抗生素治疗。有时还需要注射狂犬疫苗或者狂犬病抗毒血清。锐器割伤或者伤口污染严重的需要注射破伤风人免疫球蛋白或破伤风抗毒素。

伴有急性尿道损伤或者排尿困难等，需要及时导尿，以避免尿外渗和继发感染、尿道憩室、尿道狭窄等。

2. 手术治疗

(1) 阴茎断裂：曾经认为非手术治疗是阴茎断裂的首选方式，包括冷敷、加压包扎、阴茎用夹板固定、膀胱造瘘尿流改道、延期修复尿道损伤等。非手术治疗的并发症发生率高达29%～53%，如阴茎脓肿、阴茎结节、阴茎弯曲、勃起功能障碍、勃起痛、性交痛、尿道瘘、动静脉瘘等。所以，目前绝大多数医生建议立即手术修复治疗。手术治疗通过及时清除血肿、缝合、修补白膜缺损，修复尿道损伤，可以快速恢复阴茎正常结构和形态，减少勃起功能障碍、尿道瘘、尿道狭窄等并发症的发生，并尽可能减少因诊断延迟引起的潜在并发症。

(2) 阴茎截断：往往需要立即修复，有条件的医院推荐使用显微镜下阴茎再植术，通过显微手术修复阴茎背神经、动脉和静脉，最大限度地降低阴茎皮肤坏死和勃起功能障碍的风险。高原地区的基层医疗系统往往不具备显微手术条件，也可以将离断阴茎应用无菌生理盐水清洗，用生理盐水浸湿纱布包裹，置于无菌袋中，浸入冰水保存，在离断后18～24h，都有可能再植成功。如果无法找到截断的阴茎或者已不适合再植术时，还可以采用Ⅱ期阴茎延长术、阴茎成形术等来弥补缺失的阴茎。

(3) 阴茎软组织损伤：应尽快清创、闭合伤口，以减少创面感染。如果软组织缺损较多，可选择皮片或皮瓣移植修复，术后需加强抗感染治疗，并给予适当的雌激素，防止阴茎勃起疼痛及出血，影响皮瓣的存活。阴茎脱套伤清创后尽量用阴茎皮肤覆盖，缺损较大时可用移植皮瓣，污染较重时可考虑Ⅱ期植皮。对于动物或人咬伤，由于细菌感染风险很高，一般不主张缝合闭合伤口，可Ⅱ期修复。同时需警惕病毒性传染病传播的风险，必要时接种人狂犬病免疫球蛋白、乙型肝炎疫苗/免疫球蛋白和（或）免疫缺陷病毒（HIV）暴露后预防。

(4) 阴茎绞窄伤：尽快去除绞窄物，恢复阴茎血供是治疗的关键。绞窄物的去除应遵循从简单到复杂，从无创到有创的原则。根据绞窄物的质地、大小、嵌套程度、嵌套时间、嵌套处皮肤组织的损伤等，可选用的具体治疗方法包括工具切割法、穿刺抽血法和外科手术等。有时需要其他专业人员，例如牙医使用高速牙钻，消防员使用专业电锯、电动砂轮或者老虎钳等。在使用器械切割时，要注意冷水处理，以免造成热损伤。绞窄时间较长，Bhat分级为4～5级者，可以考虑阴茎部分切除术。

(5) 阴茎穿透伤：应尽快进行阴茎修复手术，根据损伤程度、受累范围选择合适的修复方法。

【预后】

阴茎损伤后导致的勃起功能障碍、勃起

痛、阴茎畸形、尿道瘘、尿道狭窄等并发症，可引起患者严重的身心障碍。早发现、早诊断、早治疗是减少并发症的关键，术后应对患者进行相应的心理疏导。

第二节　阴囊及其内容物损伤

【病因与发病机制】

阴囊损伤可以是单纯的皮肤软组织损伤，也可以是复合伤的一部分。睾丸位于阴囊内，由于其具有坚韧的白膜，并且在阴囊内有较好的活动度，睾丸损伤多发生于直接暴力损伤。是否合并睾丸损伤是阴囊损伤严重性的重要标志。根据患者的致伤原因，可以分为闭合性损伤和开放性损伤。

1. 闭合性损伤　常见于挤压伤、骑跨伤、猛烈撞击伤等，多由体育运动、车祸、斗殴所致。其特点是阴囊皮肤完整，无创口与外界相通。因为阴囊壁血供丰富且组织松弛，闭合性损伤导致的阴囊壁出血后容易形成阴囊血肿，严重时形成巨大血肿。其内的睾丸可能被暴力挤压在大腿和骨盆上而导致睾丸损伤。

2. 开放性损伤　多由锐器切割或刺伤、爆炸伤、交通伤、烧伤、烫伤、电击伤等引起，阴囊损伤伴或不伴睾丸损伤。

【临床表现】

1. 临床分类　根据病史和体格检查容易诊断阴囊损伤，患者均有外伤史，可有阴囊或睾丸剧烈烧灼感，向腹股沟及下腹部放射，可伴有恶心，严重者可引起痛性休克，没有特殊的临床表现可提示睾丸破裂。因此，对于所有阴囊损伤的患者都应警惕存在睾丸损伤的可能性，并对其进行准确的诊断和及时有效的处理，以降低睾丸切除率，防止睾丸萎缩，挽救睾丸功能。

（1）单纯阴囊皮肤软组织伤：常见阴囊皮肤挫伤和阴囊血肿，主要表现为阴囊皮肤水肿、瘀斑和皮下巨大血肿。其他损伤如阴囊皮肤撕脱伤、切割伤、爆炸伤、烧伤，可伴有不同程度的阴囊皮肤缺损和创面出血、渗血。其中爆炸伤的皮肤创缘不规则，常伴周围组织严重损伤，伤口内可见弹片、泥土等异物；阴囊烧伤多见于全身大面积烧伤，病理改变为烧伤特有。

（2）睾丸损伤：可分为睾丸挫伤、睾丸破裂、外伤性睾丸脱位、外伤性睾丸扭转。睾丸白膜是否完整是鉴别睾丸挫伤和睾丸破裂的关键。睾丸挫伤时，睾丸白膜完整，睾丸实质组织挫裂，形成睾丸内血肿。睾丸破裂时，睾丸白膜存在破损，睾丸组织自白膜破裂口突出。

（3）外伤性睾丸脱位：指阴囊或会阴部受到外界钝性暴力作用时，单侧或双侧睾丸移位至阴囊以外的周围组织当中。外伤性睾丸脱位临床上罕见，患者通常合并区域解剖的异常，如腹股沟疝或腹股沟环松弛。睾丸脱位可分为外脱位和内脱位。睾丸脱位至腹股沟耻骨前、阴茎根部、会阴部为外脱位；睾丸脱位至腹股沟管、股管、腹腔内为内脱位。

（4）外伤性睾丸扭转：指在外力作用下，提睾肌强烈收缩，造成精索扭转，导致睾丸缺血、坏死。多见于存在先天性睾丸鞘膜囊宽大或睾丸下降不全的患者。

2. 体格检查　开放性损伤可见阴囊皮肤裂开、出血，创缘规则或不规则，裂口内见睾丸脱出、白膜破裂或活动性出血。开放性损伤常伴有伤口污染，伤口内可能有泥土、布片、弹片、玻璃碴等异物。同时需警惕是否合并其他组织损伤，如尿道损伤、阴茎损伤或其他周围组织损伤。

闭合性损伤的阴囊皮肤完整，但存在阴囊皮肤水肿、瘀斑、血肿，使得睾丸常触诊不清。如果仅为单纯睾丸挫伤，并且伤后时间短，无明显阴囊血肿时，可触及坚硬的睾丸，但睾丸的轮廓欠清。如果睾丸脱位可发现阴囊空虚，在脱位处可触及睾丸状肿物伴压痛。外伤性睾丸扭转时，患侧疼痛剧烈，可触及肿大睾丸，表面张力增高，压痛明显。

【辅助检查】

1. B超及彩色多普勒超声 B超及彩色多普勒超声是阴囊损伤的首选检查，能准确显示阴囊内组织血流信号，评估睾丸白膜的完整性和精索血管血流状态。

(1) 睾丸挫伤：超声表现为白膜完整，睾丸实质内出现单个或多个不规则的边界欠清的低回声区（睾丸实质内血肿），部分患者由于伤后精索血管痉挛，可同时伴有睾丸血供减少。

(2) 睾丸破裂：睾丸失去正常形态，白膜线连续性中断，其裂口深入睾丸实质内部，部分睾丸完全断离。残存睾丸实质内部血流分布稀少，走行紊乱。

(3) 外伤性睾丸脱位：表现为患侧阴囊空虚，可在腹股沟、腹股沟管、股管、耻骨前、会阴或股内侧皮下等部位发现脱位的睾丸。

(4) 外伤性睾丸扭转：表现为睾丸附睾肿大，血供减少。

B超及彩色多普勒超声诊断的敏感性为96.8%，特异性为97.9%。超声检查也有一定局限性，当阴囊血肿较大时，特别是睾丸周围凝血块可干扰睾丸白膜及睾丸实质的图像，使得难以准确判断睾丸挫伤或睾丸破裂。因此在条件允许的情况下，阴囊受伤后应尽快完善超声检查。

2. CT 作为一项简单、快速的检查方式，能够提供完整、直观的睾丸损伤图像，具有高分辨率，不受损伤类型及损伤程度的限制，对于阴囊损伤后局部肿胀、触痛明显，难以配合完成超声检查的患者，CT具有独特优势，并且CT还能对脱位睾丸的定位及可能合并的

脏器损伤进行同步评估。

3. MRI 对睾丸的结构能够显示得更加清楚，可明确分辨睾丸挫伤与破裂。对阴囊各类疾病的诊断敏感性为92%，特异性为97%，但是MRI检查耗时长、费用高，不作为常规检查。MRI适用于超声、CT检查不能明确诊断或因疼痛难以完成超声检查的患者。

【治疗】

1. 阴囊挫伤和单纯阴囊血肿 通常以非手术治疗为主，予以镇痛、冷敷、局部加压包扎等对症处理，损伤面积大的患者需要卧床休息，抬高阴囊，必要时应用抗生素预防感染。若患者阴囊血肿进行性增大，应积极早期手术清除血肿，并彻底止血。对于不能除外睾丸损伤的阴囊血肿，也应及时手术探查。

2. 阴囊切割伤、爆炸伤、撕脱伤 伤口通常比较复杂，应积极清创、止血，切除坏死组织，清除异物，静脉使用抗生素。如果伤口条件允许，可Ⅰ期修复。如果局部污染严重，阴囊软组织缺损大，可予以Ⅱ期整形修复。部分患者需要及时注射破伤风免疫球蛋白或破伤风抗毒血清。

3. 睾丸挫伤 如果睾丸血肿体积较小，且动态观察无进行性增大，可以考虑非手术治疗。患者需卧床、镇痛、睾丸托固定、局部冷敷、预防性使用抗生素。如果睾丸血肿体积较大，必须及时行手术治疗。术中需打开睾丸白膜，清除血肿，降低白膜内压力，减少高压对睾丸实质产生的损害。早期手术可以显著降低睾丸切除率，减少局部感染发生率。

4. 睾丸破裂 立即进行手术治疗，手术应在伤后72h内进行，可提高睾丸存活率。睾丸破裂可导致精子抗原暴露，诱使机体产生抗精子抗体，使得对侧正常睾丸遭受自身免疫系统的攻击，而导致睾丸萎缩。因此，即使

临床诊断为可疑睾丸破裂的患者，也应该及时进行手术探查。

5. 外伤性睾丸脱位 如果无其他合并损伤，可尝试手法复位。如果患者睾丸和会阴部疼痛剧烈，可在麻醉下进行复位。手法复位后应及时复查彩色多普勒超声，了解睾丸血供情况，避免继发睾丸扭转或睾丸损伤。如果手法复位不成功或睾丸脱位于腹股沟管内、股管、腹腔内，则应尽早进行开放手术复位，以保护睾丸功能。

6. 外伤性睾丸扭转 若扭转时间短，局部肿胀不严重时，可首先试行手法复位。若手法复位不成功或扭转时间超过 8~12h，应立即手术探查，根据复位后睾丸血供恢复情况决定是否行睾丸切除。

【预后】

阴囊损伤，特别是合并睾丸损伤的患者，在治疗后 3~6 个月应严密观察随访，注意伤侧睾丸的形态、大小、质地，定期复查超声评估睾丸血供情况。若发生外伤性睾丸炎、外伤后睾丸鞘膜纤维化、外伤后睾丸缺血而致睾丸萎缩者，应尽早切除萎缩睾丸。因为萎缩睾丸的血睾屏障被破坏，机体可能产生抗精子抗体，对正常睾丸产生免疫反应，进而导致精子质量改变或不育。

（左宇志）

参考文献

[1] Pariser JJ, Pearce SM, Patel SG, et al. National Patterns of Urethral Evaluation and Risk Factors for Urethral Injury in Patients With Penile Fracture[J]. Urology, 2015,86(1):181-185.

[2] Kamdar C, Mooppan UMM, Kim H, et al. Penile fracture: preoperative evaluation and surgical technique for optimal patient outcome[J]. BJU International, 2008,102(11):1640-1644.

[3] Morey AF, Brandes S, Dugi DD, et al. Urotrauma: AUA guideline[J]. J Urol, 2014,192(2):327-335.

[4] Muentener M, Suter S, Hauri D, et al. Long-term experience with surgical and conservative treatment of penile fracture[J]. J Urol, 2004,172(2):576-579.

[5] Liguori G, Pavan N, d' Aloia G, et al. Fertility preservation after bilateral severe testicular trauma[J]. Asian J Androl, 2014,16(4):650-651.

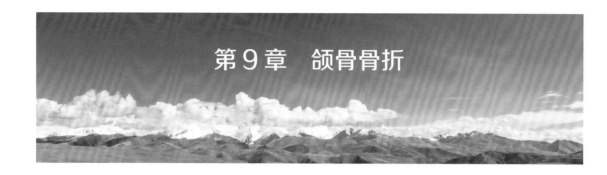

第 9 章　颌骨骨折

颌面部暴露于人体，是易受损伤的部位之一。颌面部外伤除了损伤面部软组织，还常伴发面部骨折，如上颌骨、下颌骨骨折。颌面部是呼吸道、消化道起始端所在，上接颅脑，下连颈部。口腔颌面部血液循环丰富，增加了抗感染能力；而颌面部与很多窦腔相连，又增加了感染风险；有牙、舌、唾液腺等特殊器官，也有视、听、嗅等重要器官。颌面部外伤常常引起面部外观的改变、局部塌陷甚至缺损，影响咀嚼、吞咽、语言和呼吸等功能，也会因面部外观的改变产生严重的心理创伤，因此颌骨骨折既有一般骨折的共性，又有临床表现及处理原则的特殊性。

【流行病学】

颌骨骨折的发生率约占颌面部损伤的35%，平时损伤的原因多由于交通事故、工伤事故、跌打损伤及运动损伤，此外高原地区环境因素及生活习性的不同，致伤原因还会有家养动物所致损伤，如狗咬伤、牛羊顶伤，或者野生动物（如熊）抓伤等。近年来高原旅游兴起，初到高原人员因为缺氧出现头晕、恶心、心慌、胸闷、气短及乏力等高原反应症状，导致交通事故、晕倒摔伤等促发的颌骨骨折发生率增加。

【解剖】

上颌骨占据面中1/3，维持面中部外形并

邻近颅脑，因此，上颌骨骨折时常常影响视觉、咬合和容貌等，严重者可合并颅脑损伤与颅底骨折，易出现脑脊液耳漏、脑脊液鼻漏、脑出血等，需及时治疗。上颌骨及其周围骨骼通过骨缝构成垂直的支柱结构，如颧上颌支柱、鼻上颌支柱、翼上颌支柱等，而牙弓、眶下缘及颧骨颧弓、眶上缘则构成水平支柱，在解剖上它们维持面部外形，也可分散咬力，抵抗外力的作用。上颌骨骨折后常受外力及重力等影响而发生骨块移位。

下颌骨占据面下1/3，所在位置突出，是面部最易发生骨折的部位。下颌骨骨折的部位常与解剖结构有关，如正中联合部、颏孔区、下颌角及髁状突颈部等，这些部位在结构上和力学上均属于薄弱区域，易成为骨折的好发部位。下颌骨有较强大的升颌肌群和降颌肌群附着，发生骨折时，受肌肉的牵拉及打击力的方向等因素影响，使骨折块发生移位，导致发生多种形式的咬合错乱。

【诊断】

1. 临床表现与诊断

(1) 骨折断端的移位和咬合错乱：上颌骨骨折段的移位主要是受暴力的大小和方向的影响，由于翼内肌的牵引，上颌骨向后下移位，而出现后牙早接触，前牙开𬌗。软腭也随之移位接近舌根，使口咽腔缩小，可影响吞咽和呼吸。在高位骨折引起颅面分离的伤员中，可见面中部的伸长。

① 上颌骨骨折的临床分类。

- Le Fort Ⅰ型骨折：又称低位骨折或水平骨折。典型的骨折线从梨状孔外下缘，经根尖下，过颧牙槽嵴，至上颌结节上方，水平地向后延伸至两侧上颌骨翼上颌缝附近（图 9-1A）。两侧骨折线可以不在同一平面，来自前方的暴力也可使硬腭缝裂开。
- Le Fort Ⅱ型骨折：又称中位骨折或锥形骨折。骨折线经过鼻骨、泪骨、眶底、颧颌缝区达上颌骨翼上颌缝处（图 9-1B）。
- Le Fort Ⅲ型骨折：又称高位骨折或颅面分离骨折。骨折线经过鼻骨、泪骨、眶内下外壁、颧额缝、颞额缝，向后下止于上颌骨翼上颌缝，造成完全性颅骨与面骨的分离（图 9-1C）。

② 下颌骨骨折的移位不仅受外力的影响，还会受咀嚼肌上提下降运动的牵拉而移位。下颌骨骨折常见的好发部位有以下 4 个

（图 9-2）。

- 颏部正中骨折：骨折线可为单骨折线，也可为多骨折线或粉碎性骨折。单发的正中骨折，由于骨折线两侧的牵引力基本相等，常无明显错位；如果为双发骨折或粉碎性骨折者，两侧骨折段颏舌肌和颏舌骨肌的牵拉向内移位，正中骨折块可向下内移位，此类骨折移位会引起舌后坠导致呼吸困难，甚至出现窒息的可能。
- 颏孔区骨折：单侧颏孔区骨折，骨折线多垂直，将下颌骨分为长短不同的两个骨折段，短骨折段上附着有一侧的全部升颌肌群，主要牵引力使骨折段向上、向内移位。长骨折段与健侧下颌骨保持连续，有双侧降颌肌群的牵拉，向下、向后移位并稍偏向患侧，同时又以健侧关节为支点，稍向内旋而使前牙开𬌗。
- 下颌角部骨折：若骨折线位于咬肌和翼

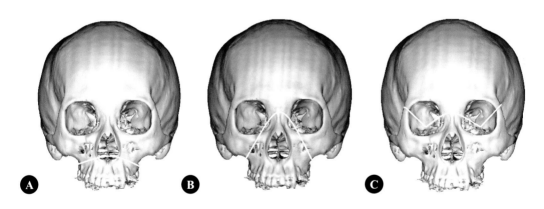

▲ 图 9-1 上颌骨 Le Fort 骨折类型
A. 上颌骨 Le Fort Ⅰ型骨折；B. 上颌骨 Le Fort Ⅱ型骨折；C. 上颌骨 Le Fort Ⅲ型骨折

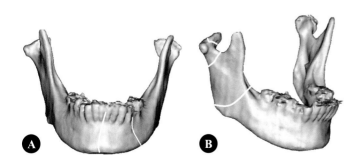

◀ 图 9-2 下颌骨好发骨折的部位
A. 颏部正中及颏孔区骨折；B. 髁突、髁突基部及下颌角部骨折

内肌附着之内，骨折段移位不明显；若骨折线在这些肌群附着之前，则短骨折段上移，长骨折段因降颌肌群的牵拉，向下、后移位。

- 髁突骨折：髁突骨折在下颌骨骨折中所占比例较高，为17%～36%。一侧髁突骨折时，耳前区有明显的疼痛，局部肿胀、压痛。以手指伸入外耳道或在髁突部触诊，张口时可出现髁突运动消失。髁突基部骨折时，由于翼外肌的牵拉，两侧髁突均被翼外肌牵拉向内移位；严重者髁突可从关节窝脱位，向上进入颅中窝。双侧低位骨折时，两侧髁突均被翼外肌拉向前内方，双侧下颌升支被拉向上方，可出现后牙早接触，前牙开殆。

(2) 出血与血肿：上颌骨、下颌骨骨折时常伴有牙龈、舌及其他黏膜的撕裂，可引起口腔内出血及血肿，上颌骨骨折累及眼眶时常常因为眼睑周围组织疏松，易引起眶周水肿，皮下瘀血、青紫，呈蓝紫色，称为"眼镜征"，可出现球结膜瘀斑，脑脊液耳漏或脑脊液鼻漏。下颌骨骨折时局部出血和肿胀，同时也可撕裂下牙槽动静脉，血液流向疏松的口底组织，形成血肿；严重者可使舌上抬、舌后坠，发生呼吸道梗阻。

(3) 上下唇麻木：下颌骨骨折也可出现下牙槽神经撕裂或受压，出现下唇麻木的症状。上颌骨骨折出现上唇麻木的症状，多为锥形骨折或高位骨折损伤眶下神经所致。

(4) 骨折段的异常活动：绝大多数上颌骨、下颌骨骨折均出现骨折段的异常动度，触诊时，轻轻晃动骨折处或骨折处牙齿时，可带动较大骨折块的移动，从而感觉到骨摩擦和骨折段活动。上颌骨向内上或外上的嵌顿性错位，则触诊时动度亦可不明显。

(5) 功能障碍：骨折后骨块的移位、咀嚼肌的功能受限，可引起咬合紊乱、开口受限、局部肿胀、疼痛等，使得咀嚼、呼吸、吞咽、言语等功能障碍。严重的颏部粉碎性骨折，导致舌附着丧失从而引起舌后坠，或上颌骨骨折骨块移位，软腭后坠均可发生呼吸窘迫和呼吸梗阻，必须引起足够的重视，予以舌牵引出口外或固定上颌等治疗措施。

2. 影像学检查 颌骨骨折通过X线片即可了解骨折的部位、数目、方向、类型、骨折移位和牙与骨折线的关系等情况。用于检查下颌骨骨折的X线片有全口曲面断层片、下颌骨后前位片；髁突骨折有颞关节断层片及薛氏位片等。面中部骨折可选用铁氏位、华氏位、颧弓切线位片等，必要时加用颅基位检查颅底。无论是上颌骨、下颌骨单发骨折还是复杂的全面部骨折，CT检查特别是CT三维重建已成为目前全面了解颌面部骨折的常用辅助诊断工具（图9-3），其可清晰显示骨折的细节，不仅对诊断有重要作用，而且对骨折的治疗有辅助指导作用。

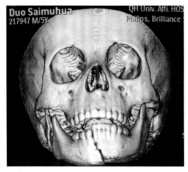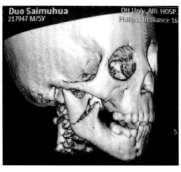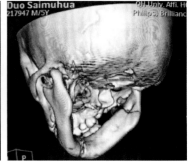

▲ 图 9-3　CT 三维重建在颌骨骨折中的应用

【治疗】

针对颌骨骨折的患者，必须密切注意有无全身其他部位合并伤，若合并颅脑损伤、重要脏器或肢体严重损伤，应首先抢救伤员的生命，一定要在全身情况稳定后再进行颌面部骨折的处理，尽早复位和固定，恢复正常咬合和面型的对称。

1. 颌骨骨折的复位固定 颌骨骨折的治疗原则为解剖复位、稳定性固定、无创外科、早期功能性运动。上颌骨血供丰富，骨折愈合快，上颌骨骨折的复位固定应争取在 2 周内进行，下颌骨骨折应争取在 3 周内进行，否则易发生错位愈合，影响疗效。

(1) 复位和外固定。

① 牙间结扎固定法：将骨折线两端的一对或两对牙分别用结扎丝拴接在牙颈部。然后用手法将骨折处复位，再将骨折线前后的结扎丝末端分别结扎在一起，也可利用牙尖的结扎丝做颌间固定。方法是选择上、下颌相对的几组单个牙分别结扎复位后再将上、下两对牙的结扎丝扭结在一起，必要时也可交叉结扎固定。

② 单颌固定法：此法最适用于牙折和牙槽突骨折，有时适用于移位不明显的下颌骨线性骨折和简单的上颌骨下分非横断性骨折。利用金属牙弓夹板将骨折段上的牙与颌骨上其余的牢固牙复位后固定到正确的解剖位置上。

③ 颌间固定法：此法是以未骨折的颌骨作为基础来固定骨折的颌骨，使咬合关系恢复正常，也是目前最常用的颌骨骨折固定方法之一。

本法适用范围广，既适用于单纯下颌骨骨折、单纯上颌骨骨折，也适用于上颌骨、下颌骨联合骨折和骨折端成角小于 30° 的髁突颈部骨折。上颌骨固定时间一般为 3～4 周，下颌骨一般为 6～8 周。常用方法有小环结扎固定、牙弓夹板弹性牵引固定、正畸托槽颌间固定和颌间牵引钉固定。

(2) 手术复位和固定：切开复位坚强内固定。

该技术比以往许多固定方法的效果好，使用方便，减少了颌间固定时间，目前已成为颌骨骨折的首选治疗方法。由于对颌骨骨折固定生物力学的深入研究，器材设备不断改进，应用技术更为简化和方便（图 9-4）。

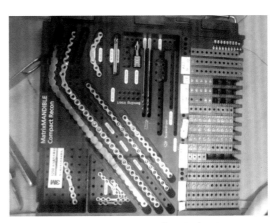

▲ 图 9-4 颌骨骨折使用的接骨板

上颌骨骨折手术入路多采用口内切口，也可通过头皮冠状切口或面部小切口，到达骨折部位，多采用微型接骨板和螺钉固定。手术应遵循上颌骨空间上的三大支柱（图 9-5），接骨板放置的位置应在梨状孔边缘、颧上颌缝、眶下缘、颧额缝等部位，而且骨折固定应达到三点固定，以保证稳定性。

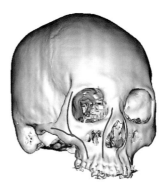

▲ 图 9-5 上颌骨支柱结构（红线示），接骨板沿着支柱固定

下颌骨骨折绝大多数情况下采用口内前庭沟切口即可显露骨折部位，也可采用颌下、颌后、耳屏前等切口入路，一般用小型接骨板和螺钉固定，若粉碎性骨折可采用重建板固定。目前广泛认为下颌骨因颌功能会划定沿着牙槽突的张力带和沿下颌骨下缘的压力带，因此下颌骨骨折固定的理想线在这两带中部，正好与下牙槽神经管重叠，为保护下牙槽神经，接骨板可放置在此线上方或下方（图9-6）。

2.髁突骨折的治疗 髁突骨折的骨折部位无论是位于关节囊内，还是在髁突颈部，都有非手术治疗和手术切开复位固定两种方式。非手术治疗方法包括颌间牵引和固定，适用于成人单侧髁突、颈部骨折和成角小于30°以及髁突囊内骨折等情况。固定时间为2～3周，当髁突颈部骨折成角大于45°，髁突头有移位或脱位，下颌升支高度降低，引起开𬌗、陈旧性髁突骨折等情况下，可采用手术切开复位和坚强内固定或拉力螺钉固定。如果髁突粉碎性骨折复位困难并伴有功能障碍时，可行髁突摘除术。

3.无牙颌及儿童颌骨骨折的治疗 无牙颌骨折多见于老年人，常发生于下颌骨。因牙齿缺失及牙槽突吸收，下颌骨往往变得纤细。加之老年骨质硬化且经常伴有骨质疏松，更易发生骨折，也增加了愈合时间。因此对于闭合性及移位不明显的骨折，可采用非手术治疗，利用原有修复的义齿恢复咬合关系，外加颅颌绷带固定，也可采用牵引钉行颌间牵引，并恢复与上颌骨的咬合关系。对于移位较大或不稳定的无牙颌颌骨骨折可以考虑采用切开复位内固定，颌骨骨折要求恢复颌位即可，骨折愈合后期行义齿修复来恢复咬合关系。

儿童期为生长发育旺盛期，组织损伤愈合快，骨折后复位时间一般不应超过1周，固定时间也应缩短。对于儿童期颌骨骨折尽可能采用非手术治疗，咬合关系的恢复可不必像成人那样严格，因儿童期恒牙尚未完全萌出，随着恒牙的逐渐萌出，咬合关系可自行调整。必要时切开复位的患儿，术中应尽量避免损伤恒牙胚。儿童髁状突骨折一般采用非手术治疗，随着儿童发育应注意颞下颌关节强直、小下颌畸形等情况的发生。

【并发症及防治】

1.骨折愈合延迟 因高原地区氧分压低，易引起机体低氧血症，血液黏稠，血液流速慢，骨折部位血液循环差，影响了骨折的愈合，临床愈合时间较平原地区延长。

2.出血 面中部骨折常并发严重的，甚至危及生命的出血，出血来自腭动脉、颌内动脉、翼丛等。下颌骨骨折的出血多是来自下牙槽动脉或面动脉。术中止血是关键所在。

3.感染 开放性骨折增加了感染的风险，与上颌骨相比，下颌骨感染的风险更大，早期的清创，固定骨折碎片，拔除需要拔除的

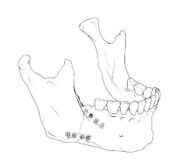
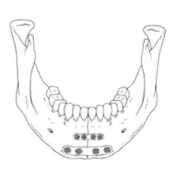
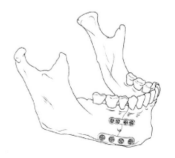

▲ 图9-6 下颌骨不同部位的坚强内固定方法

牙齿都是减少感染的措施。

4.骨折不愈合、缺损　骨折不愈合或畸形愈合常见于复杂的下颌骨骨折，多是由于医师对骨折认识不足、固定方式欠佳引起，因此在"宁多勿少"的原则下进行正确的固定是减少此类并发症的关键。对于较大缺损者，血管化的骨肌瓣移植是首选。

【小结】

颌骨骨折的治疗原则是尽早复位和固定，恢复正常咬合关系和面形的对称，同时防止感染，使用镇痛药物，合理营养，增强全身抵抗力等，从而为骨折的愈合创造良好条件。必须密切注意有无全身其他部位合并症的发生。对于高原地区，在山高路远、居住分散、交通不便、医疗条件分布不均衡、人口健康素质较低及急救意识薄弱等因素影响下，颌面部骨折往往不能得到及时治疗。此外，因高原地区氧分压低、紫外线强，易引起机体低氧血症、高原红细胞增多症等，造成血液黏稠，血流速度慢，血液微循环不佳，骨折比平原地区的愈合时间延长。故高原地区颌骨骨折需要采取的措施是早期治疗及坚强内固定手术，因为坚强内固定不受时间的限制。如果没有条件进行坚强内固定而需要选用其他固定方法者，可适当延长固定时间 1～3 周。另外，高原地区有条件的医疗单位，可使用高压氧辅助治疗，同时可给予消肿、止痛、活血、化瘀的药物，来促进血肿消散，促进颌骨骨折的愈合。

（常群安　张　赟）

参考文献

[1] Manson PN. Some thoughts on the classification and treatment of Le Fort fractures[J]. Ann Plast Surg, 1986,17(5):356–363.

[2] 王栋明，周志斐，韦卫，等. 高海拔地区颌面创伤救治137 例体会 [J]. 临床口腔医学杂志 ,2009,25(10):612.

[3] Chukwulebe S, Hogrefe C. The Diagnosis and Management of Facial Bone Fractures[J]. Emerg Med Clin North Am, 2019,37(1):137–151.

[4] Mooney S, Gulati RD, Yusupov S, et al. Mandibular Condylar Fractures[J]. Facial Plast Surg Clin North Am, 2022,30(1):85–98.

[5] Stanford-Moore G, Murr AH. Mandibular Angle Fractures[J]. Facial Plast Surg Clin North Am, 2022, 30(1):109–116.

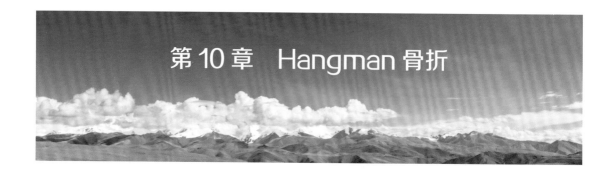

第 10 章 Hangman 骨折

Hangman 骨折也称枢椎峡部骨折、枢椎椎弓根骨折，是指枢椎上、下关节突之间部分的骨折，它可使枢椎椎弓和椎体分离，进而引发枢椎椎体向前滑移，因此也称为创伤性枢椎滑脱（traumatic spondylolisthesis of the axis, TSA）。Hangman 骨折特有的主要发病原因为交通事故、跳水伤或高处坠落伤等。

青藏高原被称为"世界屋脊"、地球"第三级"和欧亚大陆"制高点"，是我国的特色地貌之一。随着川藏、青藏、新藏等多条公路的建成，往来车辆日益增加，车祸亦随之增加。此外，随着高原地区高山资源的开发，登山探险、攀岩等高山运动的人群随之增加，导致 Hangman 骨折也不断增加。高原地区低氧、高寒的特殊环境会使骨折延迟愈合及骨不连发生率高于平原地区。

【流行病学】

2000—2009 年，研究人员对美国作战部队的 13 813 333 名士兵发生颈椎骨折以及颈脊髓损伤的情况进行流行病学调查，发现年龄 20—29 岁的士兵为发生颈椎骨折及合并颈脊髓损伤的高危群体。

2012—2017 年，就诊于广西医科大学附属第一医院外伤性颈椎骨折合并颈脊髓损伤患者有 385 例，高处坠落是颈椎骨折的主要原因，最常见的并发症是呼吸系统感染（54.5%）。

有学者收集整理了中国西北地区和东北地区 14 家医院 2010—2011 年诊治的成人创伤性颈椎骨折病例资料，排除病理性骨折、陈旧性骨折和二次骨折，发现西北、东北两地成人颈椎骨折均男性多于女性，西北地区 41—50 岁年龄段最高发。

对重庆两所大学附属医院 18 岁以上的创伤性颈椎骨折患者 613 例进行分析，发现外伤性颈椎骨折的主要原因是机动车事故，约占 33.1%；其次是高空坠落，占 32.8%；男性多于女性。

Hangman 骨折占颈椎骨折的 4%～7%，占枢椎骨折的 23%～27%，占颈脊髓损伤的 7%～20%，立刻死亡率约 20%。随着社会生产、生产力结构和科学的进步，其流行病学特点也在发生改变。

青藏高原遍布大小牧场，牧民数量众多，在生产、生活中（如上山放牧、高山采摘虫草、骑马等）坠落伤时有发生，其中不乏颈部损伤的 Hangman 骨折。同时，高原地区路况复杂，车祸及大型自然灾害的概率较平原多，如汶川地震、玉树地震等都造成了重大人员伤亡。玉树地震中受伤的 2622 例患者，其中骨折患者 1431 例（占 54.58%）。青藏高原地区高山资源丰富（如世界第一高峰珠穆朗玛峰），在登山探险运动中受伤多由高处坠落造成。

【解剖与生物力学特点】

Hangman 骨折损伤与枢椎独特的解剖形

态（图 10-1）关系密切。枢椎是位于寰椎和典型的下颈椎之间的过渡性特殊结构，在功能上是一个独立的单元（图 10-2）。在解剖形态上最大的特点是枢椎的 2 对小关节的位置，上关节突在前外侧与寰椎和枕骨的小关节排成列，而下关节突在后外侧与下颈椎的关节突排成列，位于前后的上下关节突之间由细长的椎弓根连接，在矢状位似一个杠杆支点支撑着上颈椎（枕骨 - 寰椎 - 枢椎）和相对固定的下颈椎。

当应力作用于颅骨时，可直接作用于这个过渡性的特殊结构并将应力向下传递至下颈椎。细长的枢椎椎弓根是枢椎环最薄弱的部位之一，两侧横突孔使其更加脆弱。从生物力学角度看，一个伸展 - 轴向压力可迫使枢椎在矢状面上旋转，这个力在枢椎上主要有 2 个力来平衡，一个力来自前纵韧带、椎间盘及后纵韧带的张力，另一个力是来自 $C_{2/3}$ 小关节突之间的压力，这 2 个力通过薄弱的枢椎椎弓根来平衡，一旦应力超过其极限，便会导致椎弓根骨折。

因上颈椎椎管直径相对较大，椎管与脊髓的容积比例较大，故而 Hangman 骨折出现神经系统损伤的概率较小（6%~10%），其中最大的原因就是枢椎的椎管相对较大。

【分型与损伤机制】

对于 Hangman 骨折，多年来出现了多种不同的分类系统，主要基于解剖或影像形态学特点、损伤机制及稳定性来分类。以下为脊柱外科对 Hangman 骨折常用的分型方法。

1. Francis 分型法　1981 年，Francis 根据美国得克萨斯州休斯敦医学中心、密歇根州医学中心和加拿大西安大略大学三个中心 123 例 Hangman 骨折的临床回顾性分析，患者仰卧位拍摄 X 线侧位片，按骨折端的移位、成角、韧带损伤以及相关的神经损伤和骨折不愈合等，将骨折分为 5 种类型，分类标准基于 White 和 Panjabi 脊柱的临床生物力学。

$C_{2/3}$ 椎体间位移测量方法：在颈椎侧位片上，沿枢椎椎体后缘和第 3 颈椎椎体后缘分别画直线，测量两直线之间的距离。

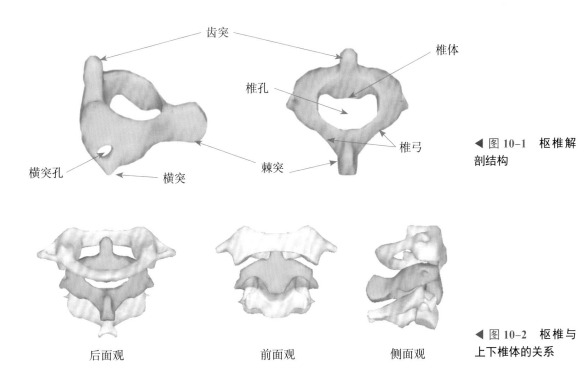

◀ 图 10-1　枢椎解剖结构

齿突　椎体　椎孔　椎弓　棘突　横突孔　横突

后面观　前面观　侧面观

◀ 图 10-2　枢椎与上下椎体的关系

$C_{2/3}$ 椎体间成角测量：在颈椎侧位 X 线片上，沿枢椎椎体后缘和第 3 颈椎椎体后缘分别画线，测量该两线相交的角度。

Hangman 骨折 Francis 分型法，共分为 5 级。

Ⅰ级：位移<3.5mm，成角<11°。

Ⅱ级：位移<3.5mm，成角>11°。

Ⅲ级：位移>3.5mm 或者位移<0.5 个椎体高度，成角<11°。

Ⅳ级：位移>3.5mm 或者位移>0.5 个椎体高度，成角>11°。

Ⅴ级：椎间盘破裂。

Ⅰ级骨折是稳定的；Ⅱ～Ⅳ级骨折是不稳定的；Ⅴ级骨折意味着移位超过第 3 颈椎椎体矢状径的 50%，或成角畸形已造成至少一侧 $C_{2/3}$ 间隙大于正常颈椎间盘的高度。

2. Effendi 分型法 1981 年，Effendi 根据枢椎椎弓的稳定程度将其分为 3 型。

Ⅰ型：孤立性枢椎环的线性骨折，伴有 C_2 向前轻度移位。这种骨折包括枢椎环的任何部分，骨折线可延伸到前方 C_2 椎体，$C_{2/3}$ 椎间隙是正常和稳定的。

Ⅱ型：枢椎椎体向前移位，$C_{2/3}$ 椎间盘损伤，枢椎椎体可在伸直位、屈曲位移位或明显地向前滑脱。

Ⅲ型：移位的骨折，移位的前部分骨折处于屈曲位置，同时 $C_{2/3}$ 小关节脱位和交锁，$C_{2/3}$ 椎间隙向后开口。

3. Levine 和 Edwards 分型 1985 年，Levine 和 Edwards 根据骨折的形态和稳定程度，结合损伤机制将创伤性枢椎滑脱分为以下 4 型（图 10-3）。

Ⅰ型：包括所有非移位性的关节突间部骨折，枢椎体相对于第 3 颈椎后上缘没有成角或移位少于 3mm。致伤外力为过伸 + 轴向压缩，占 28.8%。

Ⅱ型：骨折有超过 3mm 的前移和不显著的成角，是不稳定骨折，占 55.8%。损伤机

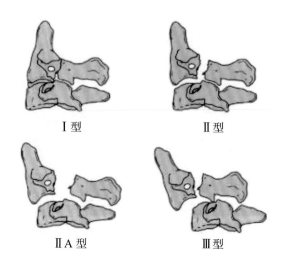

▲ 图 10-3　Levine 和 Edwards 对 Hangman 骨折的改进分型

制是过伸和轴向载荷引起关节突间部近乎垂直的骨折，随后突然的屈曲导致椎间盘后部纤维伸展和椎体前移、成角。$C_{2/3}$ 椎间盘可因这种损伤机制中涉及的突然屈曲力量而破裂，$C_{2/3}$ 结构损伤程序是后纵韧带 – 后方纤维环 – 椎间盘 – 前纵韧带损伤轻或无损伤。

ⅡA 型：是Ⅱ型骨折的一种变异型，$C_{2/3}$ 椎间显示严重的成角和轻度的前移，骨折线通常不垂直，而是从后上到前下斜行通过枢椎椎弓，占 5.8%。损伤机制是屈曲占主要成分并伴有牵张成分的暴力。前后韧带和椎间盘均有完全损伤，极不稳定。

Ⅲ型：双侧关节突间部骨折伴后侧小关节突的损伤，通常伴有椎弓骨折的严重移位和成角及一侧或两侧的小关节突脱位，占 9.6%，损伤机制是屈曲暴力加轴向压缩。通常认为，Levine 和 Eawards 的分类方法结合了骨折形态和损伤机制，对治疗方法的选择有指导意义。

1993 年，Starr 等发现一类出现神经症状的 Hangman 骨折，牵引治疗没有复位作用。骨折线不对称，一侧骨折线累及枢椎椎体下后壁，骨折块移位压迫脊髓。Levine 把这种

特殊骨折称为Ⅰ型不典型骨折（ⅠA型骨折），致伤机制是极度伸展合并侧屈负荷。

【诊断】

Hangman骨折的诊断要点包括：①明确的外伤史；②临床表现有枕颈部的疼痛、压痛或活动受限，伴或不伴四肢的感觉、运动障碍；③常规进行颈椎的影像学检查。特别需要提出的是，由于现代车祸伤情复杂，多发伤并不少见，颅脑、胸腹以及四肢外伤骨折的临床症状突出故首先引起关注，可能会忽略枕颈部的外伤。因此，对于枕颈部疼痛或压痛轻微，伴或不伴随肢体感觉、运动障碍的患者，均应考虑到本病的可能。

由于Hangman骨折受伤机制及颈部解剖结构复杂，临床诊断需要严格依据患者外伤史及颈部X线、三维CT、MRI等影像学表现。由于颈椎X线影像的局限性，颈椎X线片不能作为判断Hangman骨折的唯一依据。随着现代影像学技术的发展，CT和MRI已广泛应用于Hangman骨折的诊断。很多骨折在创伤后能自发性复位，即使X线片判定为Ⅰ型稳定性Hangman骨折，术中也发现有完全或不完全的椎间盘和韧带损伤，因此X线片稳定性判定结果可能与MRI相反。Xie等报道了11例X线片诊断为Ⅰ型稳定性Hangman骨折患者，颈椎MRI提示$C_{2/3}$椎间盘损伤，且术中均证实存在不稳定因素。

Hangman骨折双侧峡部骨折对称时，称为对称性Hangman骨折，然而临床实践中非对称性Hangman骨折发生率较高。蔡贤华等报道称非对称Hangman骨折发生率为30%，Xie等报道为38%。CT可准确显示Hangman骨折细节（尤其是薄层CT及三维CT），随着CT及三维重建技术的广泛应用，非对称Hangman骨折的诊断率呈上升趋势。Zhang等认为，复杂C_2椎体骨折应依据CT及三维重建明确损伤类型，并采取相应的手术方法，

可获良好临床效果。此外，Hangman骨折可牵拉相应节段的椎动脉，造成单侧或双侧椎动脉内膜撕裂，继而形成血栓，椎动脉闭塞，严重时可导致死亡。因此，对于临床出现头晕、眩晕等症状，怀疑有椎动脉损伤的患者，可行CT血管造影（CTA）明确是否合并椎动脉损伤。

颈椎MRI检查可直接了解颈部软组织损伤情况，包括椎间盘和韧带损伤等；三维CT检查可准确显示Hangman骨折的更多细节，包括峡部骨折是否对称、C_2上关节面是两部分骨折还是粉碎性骨折、是否合并C_1侧块或C_2齿状突骨折、是否累及横突孔。因此，CT和MRI检查对于Hangman骨折稳定性判定具有重要作用。目前有必要根据大宗病例结合CT和MRI检查结果提出Hangman骨折新的分型方法。

【治疗】

Levine和Edwards分型是目前国内外选择治疗方法的重要依据，对Hangman骨折的治疗主要分为非手术治疗和手术治疗。手术方式主要分为前路手术和后路手术。

1. 非手术治疗 一般认为Ⅰ型骨折不伴$C_{2/3}$椎间盘韧带复合体损伤时，为稳定性Hangman骨折，可采用颈围制动、Halo-vest架固定、颅骨牵引等方法进行非手术治疗；也有学者采用C_2椎弓根螺钉固定峡部骨折或C_2上关节面骨折治疗Ⅰ型骨折，效果良好。

2. 手术治疗 Ⅱ型、ⅡA型和Ⅲ型为不稳定性Hangman骨折，此3种骨折类型涉及三柱损伤，包括双侧峡部骨折和$C_{2/3}$椎间盘韧带复合体完整性破坏。因非手术治疗并发症较多，越来越多学者采用早期手术复位内固定治疗不稳定性Hangman骨折，可获良好临床效果，同时可避免术后长期牵引卧床或长期佩戴Halo-vest架的痛苦。

手术的主要目的是复位并固定骨折端，

维持颈椎正常序列，最后获得良好临床预后，即颈部功能良好且无颈痛等并发症。

目前，常用的手术内固定方法有后路钉棒系统内固定、前路钛板内固定、前路钛板联合后路 C_2 椎弓根螺钉内固定。无论采取何种手术方式，术前常规仰伸位颅骨牵引可起到一定复位作用，同时颅骨牵引下 $C_{2/3}$ 椎间隙增宽，可提示椎间盘损伤情况。

(1) 后路内固定：后路内固定可采用 C_2 椎弓根螺钉固定，$C_{2/3}$ 固定，C_1～C_3 固定等（图 10-4）。C_2 椎弓根螺钉固定能同时保留 $C_{1/2}$ 及 $C_{2/3}$ 节段的功能，称为"生理性固定"，但只适用于 $C_{2/3}$ 椎间盘完整或轻微损伤的患者。康辉等采用 C_2 椎弓根拉力螺钉联合 C_3 侧块螺钉固定治疗 44 例不稳定性 Hangman 骨折患者，术后 3～6 个月患者均获骨性愈合。Ma 等报道采用后路 $C_{2/3}$ 固定治疗 35 例不稳定性 Hangman 骨折患者，其中 26 例采用 C_3 椎弓根螺钉技术，其余 9 例采用 C_3 侧块螺钉技术，术后 6 个月患者均获骨性愈合。

(2) 前路内固定：前路内固定（图 10-5）

相对后路具有一定优势，即前路内固定直接切除破碎的椎间盘，有效维持颈椎正常序列，避免远期出现椎间盘源性疼痛。此外，在某些情况下，如 C_2 骨折块向后压迫颈髓、$C_{2/3}$ 椎间盘突出压迫颈髓或后路内固定失败，前路 $C_{2/3}$ 内固定是唯一选择。

(3) 前后路联合内固定：2010 年，Xie 等首先报道应用一期前路钛板联合后路 C_2 椎弓根螺钉内固定技术 360° 固定融合术，成功治疗 16 例严重不稳定 Hangman 骨折患者（图 10-6）。以上患者尽管已实施前路复位内固定术，但复位仍不充分，峡部骨折间隙仍较大，残留一定程度的 C_2 椎体移位和 $C_{2/3}$ 椎体反屈畸形，可能导致远期颈痛。以上不同植钉技术符合"安全、微创"的理念，将其应用于 360° 固定融合术可提高植钉安全性。

【术后并发症及防治】

高原地区具有氧分压低、大气压低、气候干燥、寒冷等特点，骨折愈合时间较平原地区延长，且骨折延迟愈合及骨不连发生率

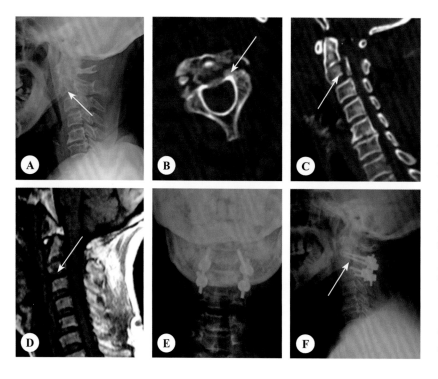

◀ 图 10-4　Hangman Ⅱ型骨折经后路内固定术前和术后 X 线、CT、MRI 影像学表现

A. 术前颈椎 X 线侧位片显示 C_2 椎弓根峡部骨折，C_2 椎体移位，$C_{2/3}$ 成角畸形；B 和 C. 术前颈椎 CT 横断位、矢状位显示 C_2 椎弓根峡部骨折，C_2 椎体移位；D. 术前 MRI 矢状位显示 C_2 椎弓根峡部骨折，C_2 椎体移位；E 和 F. 后路 $C_{2/3}$ 融合术后 1 年复查，颈椎 X 线正侧位片显示内固定装置位置可，骨折愈合良好

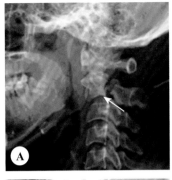
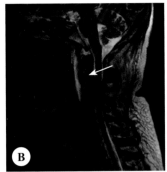
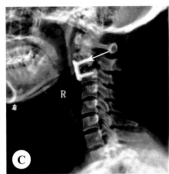
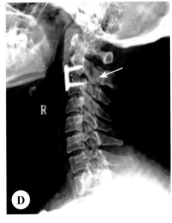

▲ 图 10-5　Hangman Ⅱ 型骨折经前路内固定术前和术后 X 线、MRI 影像学表现

A. 术前颈椎 X 线侧位片显示 C_2 椎弓根峡部骨折，C_2 椎体移位；B. 术前颈椎 MRI 矢状位显示 C_2 椎弓根峡部骨折，C_2 椎体移位；C. 前路 $C_{2/3}$ 融合术后 6 个月复查，X 线片显示内固定位置可，骨折愈合欠佳，局部可见骨折线；D. 术后 18 个月复查，颈椎 X 线侧位片显示内固定位置可，骨折愈合良好，骨折线消失

高于平原地区。近年来，随着高原医学的发展，高原低压缺氧环境对骨组织的影响逐渐受到人们的关注。Hangman 骨折因其损伤机制及影像学表现不同，其临床分型不尽相同，术者选择的手术方式也不相同，因此 Hangman 骨折术后并发症也有所不同。以下主要根据手术方式来对其术后并发症进行归类。

1. 前路术后并发症　前路手术术野较小，毗邻重要器官较多，解剖结构复杂，因此，前路手术早期并发症较多。

(1) 颈深部血肿：是前路手术较危险的并发症，严重者可因压迫气管引起窒息而死亡。发病原因可能为术中血管结扎不牢固、止血不彻底、术后引流管不畅或患者凝血功能不良所引起的切口出血从而导致血肿。因此，颈前路术后 48h，尤其是在 12h 内，应密切注意颈部外形是否肿胀、引流管是否通畅、引流量是否正常和有无呼吸异常等。若发现引流量增多，呈鲜红色，切口局部隆起，颈部增粗，患者呼吸费力，则提示有活动性出血，此时应立即进行床旁开放切口清除血肿、紧急气管插管或切开以及立即前往手术室进行清创缝合。

(2) 食管损伤/食管瘘形成：患者术后表现为发热、颈痛、咽痛、吞咽困难等。一经发现，应迅速处理。

(3) 其他常见早期并发症：如颈髓损伤、神经根损害、椎动脉损伤、脑脊液漏等也比较常见。

Hangman 骨折前路手术由于其自身的局限性，术后也出现一些远期并发症。如术后手术节段下位椎间盘会出现退行性变和颈椎曲度变直。手术本身对椎体周围结构，如韧带、肌肉等的损伤也与症状性邻近节段退行性变（adjacent segment disease，ASD）相关。研究发现，颈椎融合后，邻近椎间盘承受的压力和张力增加，进而加速相关颈椎节段退

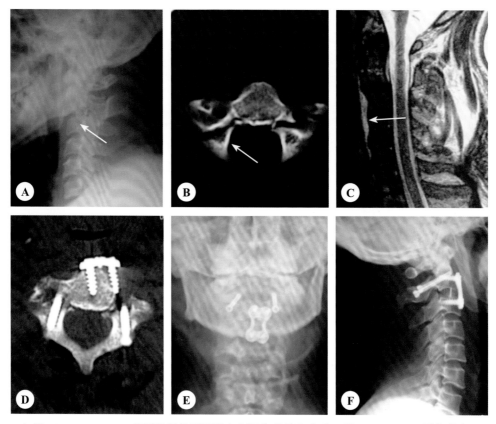

▲ 图 10-6　**Hangman II 型骨折前后路联合内固定术前和术后 X 线、CT、MRI 影像学表现**
A. 术前颈椎 X 线侧位片显示 C_2 椎弓根峡部骨折；B. 术前颈椎 CT 横断位显示 C_2 椎弓根峡部骨折，C_2 椎体移位；C. 术前颈椎 MRI 矢状位显示 $C_{2/3}$ 椎间盘低信号、椎前血肿；D. 采用椎间盘切除减压植骨融合内固定术联合后路 C_2 椎弓根螺钉内固定，术后第 3 天颈椎 CT 横断位显示前方钛板及后方椎弓根螺钉位置可，骨折间隙闭合；E 和 F. 术后 18 个月复查，颈椎 X 线正侧位片显示内固定位置可，骨折愈合良好

行性变。单节段 $C_{2/3}$ 椎间盘切除减压植骨融合内固定术（anterior cervical discectomy and fusion，ACDF）术后引起症状性邻近节段退行性变（ASD）的发生率为 6.2%，并需要再次手术治疗。既往已有相关研究分别对前路与后路手术，前路与前后路联合手术进行横向比较，提出单纯前路手术创伤较小，可更好地保留颈椎活动度，但因稳定性差，远期易出现鹅颈畸形等并发症。

2. 后路术后并发症　Hangman 骨折颈后路手术早期并发症主要有硬膜外血肿、脊髓神经损伤、脑脊液漏等。

（1）硬膜外血肿：起病急且发展迅速，后果严重，神经功能障碍的发生率高，预后较差，如果诊断及处理不及时可危及患者生命。

（2）脑脊液漏：前后路均可发生，以后路更多见。表现为术后 24h 内引流出淡红色液体，引流量多；第 2 天引流液颜色更淡，引流量无明显减少，部分患者出现头晕、呕吐。

处理原则：将负压引流改为普通引流，去枕平卧，采取严格的颈部制动，切口局部用 1kg 沙袋加压。在拔除引流管之前，为了预防脑脊液继续漏出压迫气管引起窒息，应先行夹闭引流管观察，如出现胸闷、气急情况应立即开放引流，避免压迫窒息。

（3）脊髓损伤：属于直接性损伤。手术中

使用器械直接撞击、压迫脊髓或分离严重的硬脊膜粘连，均易造成不同程度的脊髓损伤。当时即发现患者瘫痪加重或四肢全瘫。锤击震动也可以造成脊髓休克，导致全瘫、脊髓内高压，多见于颈椎后路手术，多节段脊髓获得彻底减压，血液迅速灌注，脊髓内压升高，导致脊髓损伤；硬脊膜粘连，见于后路手术减压后，脊髓明显后移，硬脊膜前方有粘连，则脊髓遭牵拉而受损伤；植骨块陷入，术中植骨块嵌插不牢，可发生陷入后移而压迫脊髓。

总之，无论是前路还是后路复位固定，对于波及枢椎侧块上方关节面的枢椎椎弓骨折，单纯 $C_{2/3}$ 复位固定均易出现关节面处骨折复位不佳，造成寰枢椎侧块关节的骨性关节炎，出现顽固性枕颈部疼痛，并影响颈椎运动功能。同时，在高原地区，由于受低气压、低氧等环境因素等影响，骨延迟愈合或骨不连已成为高原创伤性骨折最常见的并发症，其发生率高达 30%～52.9%。由于高原地区骨折患者愈合时间一般相对于平原地区较长，术后出现下肢深静脉血栓的风险偏高，这与高原环境及人们的生活习惯紧密联系。Hangman 骨折与其他颈部骨折并发症有很多相似之处，如术后颈部疼痛、伤口感染、脊髓神经损伤、颈椎畸形、骨折不愈合等。因此，术前充分了解患者病情，完善相关检查以做出精确诊断，对不同的患者选择合适的治疗方式，可以减少术后并发症。

【小结】

Hangman 骨折是枢椎上、下关节突之间部分在暴力作用下发生的骨折，常伴有周围韧带和椎间盘损伤，继而出现枢椎椎体不稳定或脱位。青藏高原遍布牧场、雪山、沟壑、山路及隧道，这些高原地理环境等因素会增加车祸以及高山运动创伤的发生，高原地区生产、生活都会发生大量 Hangman 骨折患者。高原地区低氧，加之寒冷可造成血管收缩，组织血流减少导致对组织释放氧的减少，进一步加重 Hangman 骨折脊髓神经功能继发性损害。故发生颈部高能损伤时，在保证颈部制动的情况下应尽早行颈椎 X 线、CT、MRI 等检查，以明确骨折类型，进而快速选择正确的治疗手段，Hangman I 型骨折行非手术治疗，II 型、II A 型和Ⅲ型应根据患者具体病情争取尽早手术治疗，以避免更多并发症的发生。相关研究指出，高原地区骨折愈合时间一般较平原地区长，术后并发症较多，因此对高原地区 Hangman 骨折进行治疗和术后并发症防治依然存在巨大的挑战。

（何永好　李春亮）

参考文献

[1] 格日力，柳君泽，欧珠罗布．高原医学 [M]．北京：北京大学出版社．2021.

[2] 杜国聪，秦君良，阿多，等．高原地区骨折愈合的影响因素分析 [J]．广东医学，2016,37(12):1823-1826.

[3] 温志大，郝景坤．高原临床外科学 [M]．成都：四川科学技术出版社．1989.

[4] 顾九君，刘兴炎．高原缺氧对组织的影响 [J]．高原医学杂志，2006,16(1):60-63.

[5] Wang F, Hou HT, Wang P, et al. Symptomatic adjacent segment disease after single-lever anterior cervical discectomy and fusion: incidence and risk factors[J]. Medicine (Baltimore), 2017,96(47):e8663.

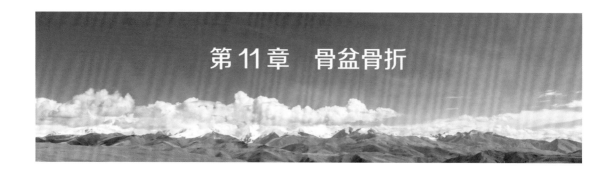

第 11 章　骨盆骨折

骨盆骨折约占全身骨折的 3%，因为有大出血的风险及常合并其他部位严重的损伤，死亡率达 10%～16%，是最严重的骨骼创伤，可危及生命。

骨盆骨折死亡率高的原因主要有：①骨盆内脏器难以控制的出血常常合并广泛性血管内凝血；②严重的并发症。如果出血得到有效的控制，也可以拯救部分患者的生命，因此降低骨盆骨折患者死亡率的关键是控制出血。

在高原地区，由于环境恶劣，交通伤多，伤后送治时间长，且院外多数未经正规处理，故高原地区骨盆骨折有以下损伤特点：①高原地区人群以从事交通运输业人员及外来务工人员为主，发生骨盆骨折的患者多为青壮年男性；②高原的地理特点为地广人稀，且途中缺乏相应的医疗救助机构，伤后救援困难，伤后送治时间长，伤后至入院前多未进行任何处理，故入院前病死率较高；③高原地区气候寒冷、氧分压低，长时间在野外暴露对骨盆骨折尤其是合并其他脏器损伤的患者会进一步加重继发损害，给后续治疗增加了一定难度；④骨盆骨折属高能量损伤，常合并危及生命的其他创伤，必须首先处理此类损伤，而恶劣的高寒、缺氧环境使组织缺氧且合并伤恢复缓慢，同时患者心、肺功能贮备较低，何时能耐受麻醉及手术的创伤需要综合考虑；⑤由于低氧分压、高血液黏滞度、组织缺氧，骨盆骨折患者卧床后更易出现并发症。

【解剖】

1. 骨性结构　骨盆由一个通过骶骨的岬、弓状线、耻骨梳（也称髂耻线）和耻骨嵴组成的倾斜平面分为大骨盆和小骨盆两部分，也称假骨盆和真骨盆。大、小骨盆互相连通，并通过骨盆上口或骨盆入口与体腔相延续，构成体腔的一部分大骨盆。

大骨盆由界线上方的髂骨翼和骶骨底构成。从髋臼窝至脊柱形成强有力的弓围绕部分腹腔；因为骨盆呈向前倾斜状，故大骨盆没有前壁。小骨盆与盆底软组织围成一个真正的盆。骨性的小骨盆是大骨盆向下延伸的狭窄部，由不规则的、更复杂的壁围成。小骨盆腔内有一弯曲中轴，此轴对产科极为重要。小骨盆有上、下两口，上口被内脏所占据，下口大部分被盆膈封闭。

2. 骨盆壁动脉（图 11-1）　髂内动脉在骶髂关节处分出后越过髂总静脉或髂外静脉斜向内下进入小骨盆中后方，有同名静脉伴行，约在坐骨大孔上缘开始分支。动脉主干长平均右侧为 4.6cm，左侧为 4.4cm，起始处管径 7.9～8.1mm。

(1) 髂腰动脉：为 1～3 支，1 支者占 72.5%。94.2% 来自髂内动脉后干及髂内动脉。髂腰动脉始部与起始干约成直角走向后上方，沿骶骨外侧部上面行向上外而分支。主干长平均 1.2cm，起始处外径平均 2.9mm，沿骶骨外侧

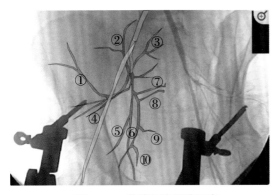

▲ 图 11-1 盆腔动脉系统示意

盆腔血管造影，髂总动脉显示为浅绿色；髂外动脉显示为黄色；髂内动脉显示为绿色；髂内动脉后支显示为红色；髂内动脉的前支显示为蓝色。较小的血管包括：①臀上动脉；②髂腰动脉；③骶外动脉；④臀下动脉；⑤脐动脉；⑥闭孔动脉；⑦内动脉；⑧直肠内侧动脉；⑨子宫动脉或导管；⑩膀胱上动脉

引自 Vaidya R, Waldron J, Scott A, Nasr K. Angiography and Embolization in the Management of Bleeding Pelvic Fractures [J]. J Am Acad Orthop Surg, 2018,26(4):e68-e76.

部上面行向上外，分为 2~4 支。

(2) 臀上动脉：有 1 支，为髂内动脉后干的终支。经腰骶干与第 1 骶神经之间出梨状肌上孔。

(3) 臀下动脉：95% 为 1 支，少数为 2 支。发自髂内动脉，2 支者另一支在梨状肌下孔外发自臀上动脉。出梨状肌下孔后，除发肌支至臀大肌外，尚发出 2~5 条细小的骨支。

(4) 闭孔动脉：92% 为 1 支，少数为 2 支。1 支者源于髂内动脉者占 87%；源于腹壁下动脉者占 5%。2 支者，其一支较细，来自髂内动脉系；另一支较粗，来自髂外动脉系，两支在闭膜管内会合。异常闭孔动脉的出现率为 15%。

(5) 阴部内动脉：55% 与臀下动脉共干起始，发出后沿梨状肌和骶神经丛的前方下行出骨盆至臀部转向前，沿坐骨直肠窝外侧壁行于阴部管中。有 2 支静脉紧靠动脉向前，经过会阴浅横肌之后延续支改为阴茎动脉。然后分为阴茎（蒂）动脉和阴茎（蒂）深动脉 2 个终

支。其在阴部管内的外径男性为 2.7mm，女性为 2.2mm。

【分型】

骨盆骨折的分型对临床治疗方法的选择和预后的估计有重要意义，国内外学者对此十分重视。许多学者从不同角度对骨盆骨折进行了分型。现将骨盆骨折的几种常用分型做如下概述。

1. Tile 分型 1988 年 Tile 在 Pennal 分类基础上，按照骨折稳定性及暴力方向和性质重新对骨盆骨折进行分类。该方法增加了骨盆环稳定性的概念，将骨盆环损伤分为 A、B、C 三型（表 11-1）。

2. Young-Burgess 分型 Young-Burgess 分型在 Pennal 的基础上再进行亚分类，并增加了骨盆环混合损伤这一概念，从而丰富了Pennal 分类的内容。

以损伤机制为特点，骨盆骨折分为 LC型、APC 型、VS 型和混合性损伤挤压和压缩（CM 型）4 种分型（表 11-2）。

【骨盆骨折大出血临床表现及诊断】

对于暴力大、X 线片证实有骶髂关节周围骨折伴脱位、骶骨翼粉碎性骨折或经髂耻隆起部位骨折者，其髂血管断裂的概率较大，可能会发生顽固性出血，应密切关注。骨盆骨折大出血的全身表现是创伤性失血性休克，其局部表现是腹膜后血肿的出现及增大。若合并有其他区域的损伤，将出现相应的表现，以腹腔内出血和（或）腹膜炎最常见。如果患者出现低血容量性休克，在积极抢救的同时必须立即及重复对出血源进行判断，也就是要分清是腹腔内出血还是腹膜后血肿。鉴别诊断对选择治疗方案至关重要：腹腔内出血必须进行紧急剖腹探查手术；而腹膜后血肿往往是先行非手术治疗，根据患者对治疗的反应再进一步确定治疗方案。

表 11-1 骨盆骨折的 Tile 分型	
Tile 分型	**临床表现**
A 型	骨盆环稳定型（后弓完整）
A1 型	髂骨撕脱骨折
A2 型	髂骨翼的稳定骨折及微小位移的骨盆环骨折，骶、尾骨的横行骨折
A3 型	骶、尾骨的横行骨折
B 型	骨盆环旋转不稳定型（后弓不完全损伤）
B1 型	"开书"型骨折（骨联合分离＜2.5cm，髂关节分离＜1cm）
B2 型	LC 骨折（内旋）
B2-1 型	同侧前方或后方骨折
B2-2 型	对侧（桶柄状）损伤
B3 型	双侧 B 型损伤
C 型	不稳定型骨折（后弓完全损伤）
C1 型	单侧损伤（包括髂骨骨折、骶髂关节脱位或骨折脱位、骶骨骨折）
C2 型	双侧损伤，一侧 B 型，对侧为 C 型损伤
C3 型	双侧 C 型损伤

LC. 侧方挤压
引自支中正，禹宝庆，敖荣广，等．骨盆骨折急救的研究进展 [J]. 中华创伤杂志，2016,32(12):1137-1141.

1. 休克的诊断

（1）影像学发现：X 线片示骨盆骨折（尤其 Young-Burgess 分型 LCⅡ型、APCⅡ型、APCⅢ型及 VS 型）。

（2）血压的改变：①收缩压＜90mmHg，平素有低血压史者，应＜80mmHg；②脉压≤20mmHg；③高血压病患者收缩压下降 30%以上。

（3）脑、心、肾、皮肤等功能的失常。以下 3 条中必须具备 2 条或 3 条：①意识障碍；

表 11-2 骨盆骨折的 Young-Burgess 分型	
Young-Burgess 分型	**临床表现**
APC 型	均合并有耻骨联合分离
Ⅰ 型	轻度，耻骨联合分离≤2.5cm，骶髂前韧带拉伸
Ⅱ 型	耻骨联合分离＞2.5cm，骶髂前韧带撕裂
Ⅲ 型	耻骨联合完全分离，骶髂前后韧带均撕裂
LC 型	均合并有闭孔环损伤
Ⅰ 型	骶骨损伤
Ⅱ 型	髂骨翼骨折
Ⅲ 型	一侧为 LCⅠ型、LCⅡ型，对侧合并 APC 型损伤
VS 型	半骨盆垂直移位，耻骨骨折及骶髂关节脱位或骨折脱位
CM 型	合并 APC 型、LC 型、VS 型两种以上类型的损伤

APC. 前后挤压；LC. 侧方挤压；VS. 垂直剪切；CM. 混合机制
引自支中正，禹宝庆，敖荣广，等．骨盆骨折急救的研究进展 [J]. 中华创伤杂志，2016, 32(12):1137-1141.

②脉细速，＞100/min 或不能触知；③尿量＜30ml/h，四肢湿冷，皮肤花纹，结膜苍白或发绀，毛细血管再充盈时间＞2s（胸骨部皮肤）。

2. 腹膜后血肿的诊断

（1）症状：腰背部及下腹部痛，伴腹膜刺激征，以下腹部为明显。

（2）体征：腹部不对称性膨隆，下腹、侧腰部肿胀且可能进行性增大，有时延及臀部。

（3）影像学表现：①骨盆 X 线片可见腰大肌轮廓不清，有麻痹性肠胀气；②腹膜后间隙增宽。急诊患者不强调做此项检查。

3. 腹腔内出血的诊断

（1）腹膜刺激征：弥漫全腹移动性浊

音（＋）。

(2) 腹腔穿刺阳性：一般在腹腔积血达 200ml 时即可获得阳性结果；积血达 500ml 时，可以很容易抽出 2ml 以上不凝血。

(3) 腹部 X 线片：可以出现移位征，胃泡右移（脾破裂），右膈升高（肝破裂），小肠浮至腹中央且肠间隙增宽，充气的左、右结肠与腹脂线分离。

(4) B 超：显示 Morrison 陷凹（肝肾间隙），出现无回声带。

(5) 腹腔灌洗：对诊断困难的病例可进行腹腔灌洗（diagnostic peritoneal lavage，DPL），当腹腔内出血达 25ml 时流出的灌洗液就可呈现肉眼浑浊态。当镜下红细胞＞100×10^9 L 时，即可判断为阳性。腹膜后血肿时，DPL 也常常呈阳性结果（假阳性），若与 CT 结合应用可提高诊断准确率。DPL 的操作比较简单。先在腹中线脐下做一皮肤小切口，以套管针穿刺入腹（也可用止血钳逐步剥离达腹膜，提起腹膜，小心切开），向足侧方向置入多孔塑料管或腹膜透析管 20～30cm，保留在腹腔内，与三通管连接。经吊瓶向腹腔内灌入生理盐水或乳酸钠林格液 1L，再将三通旋向地瓶管，令腹腔内液体自然流出。

【骨盆稳定和出血控制的措施】

1. 液体复苏 液体复苏一直是骨盆骨折伴失血性休克急救治疗的重要手段。其目的是为了使血容量尽快恢复，促使组织的血液灌注稳定，以避免缺血、缺氧的症状出现。目前关于液体复苏的"理想"公式尚存在争议。创伤后的大量晶体输注与腹腔间隙综合征、急性呼吸窘迫综合征、多器官衰竭和凝血功能障碍相关。因此，更保守地输注晶体液成为损伤控制复苏的研究焦点。然而对于此类液体复苏方式对患者机体综合状态影响的研究仍不足够，有待进一步探讨。

2. 损伤控制外科 不稳定型骨盆骨折是严重创伤应用损伤控制外科的主要领域。其策略是提倡早期进行"最佳手术"，而不是"最大化手术"。按照其理论，严格按照三个步骤进行治疗。

(1) 早期采取简单清创、不稳定骨盆骨折临时固定、快速有效的措施控制出血。

(2) 转入 EICU 治疗，重点纠正"死亡三联征"。

(3) 病情稳定后，二期行确定性骨折内固定术。在控制出血环节中，氨甲环酸（TXA）往往是临床医师院前急救常用的止血药物，能够减少后续复苏过程中的输血需求。在没有其他主要出血源的情况下，骨盆内出血应迅速控制，这是损伤控制原则中的关键一环。

骨盆环固定的最终目的是提高骨盆的稳定性，控制骨盆容积，减少骨盆出血，是急诊阶段的重要治疗手段，适用于前后挤压型损伤，一般侧方挤压型损伤模式不会受益，有进一步加重骨折端对位不良的风险。几种方法（如抗休克裤、骨盆带固定、骨盆 C 形钳固定、骨盆外固定支架固定等）可用于骨盆环的固定，进而控制出血。

① 急诊骨盆稳定常用方法：抗休克裤是历史上用来治疗急性失血的一种初步手段，但未发现能降低病死率、减少住院时间或重症监护时间，已被淘汰。

骨盆带是一个简单、无创、经济高效的方法，对不稳定的骨盆环提供压缩固定，进而达到稳定骨盆环及控制出血的目的。从院前到院内急救阶段都可以应用，对怀疑骨盆骨折的患者应该尽早应用。针对不同类型骨盆骨折，骨盆带理想的受力点都在大转子处，因为这个位置缩小骨盆所需的张力最小。骨盆内静脉出血时，在没有骨盆带的基层医院，可使用床单等简单物品对骨盆进行临时固定，同样可以起到控制出血的效果。

骨盆外固定支架和 C 形钳（图 11-2）固定均是对骨盆骨折的直接固定，外固定支架固定适用于多数骨盆骨折。前路骨盆外固定术可有效减少不稳定的损伤，并可增加腹膜后压力，有助于填塞。然而，对于垂直不稳定型骨盆骨折，前环的内旋闭合可能会加重后环的移位和出血，此时要考虑选择骨盆 C 形钳固定。在临床上，骨盆 C 形钳固定技术更困难及更费时间。这些装置通常最好在手术室使用，可避免减少最初的评估和复苏阶段的宝贵时间。因此，对于不稳定型骨盆骨折患者，应当迅速应用简单且快速的骨盆固定方法。

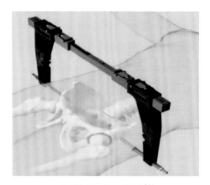

▲ 图 11-2　C 形钳
引自方加虎 . 血流动力学不稳定骨盆骨折的致病因素和早期处理措施 [J]. 创伤外科杂志 , 2021,
23(5):321-325.

② 出血控制常用方法。

• 血管造影栓塞止血（图 11-3）：血管栓塞是最有效的处理骨盆骨折动脉出血的方法，具有快速、微创、止血准确等优点。骨盆骨折在早期机械稳定和适当的液体复苏治疗后，仍有或怀疑血流动力学不稳定的患者应考虑血管造影，合并腹部损伤且血流动力学不稳定的患者应考虑立即剖腹探查。然而，血管造影对静脉源性或骨折部位出血的情况无效。静脉出血约占骨盆出血的 85%。血管造影需要额外的资源和专业人员来应对造影过程中突发情况。此外，它也可能延迟并发症的治疗。Bassam 等认为骨盆外固定加血管造影栓塞，应为治疗严重骨盆骨

折的首选。虽然 50%～75% 的骨盆骨折动脉出血被发现，但骨盆骨折需要栓塞治疗的患者低于 10%。血管造影并发症并不少见，发生率为 1%，包括臀肌坏死、阳痿、膀胱坏死、浅表及深部感染，应尽可能地避免双侧血管栓塞。Hou 等报道 48 例血流动力学不稳定型骨盆损伤患者中 12 例患者行血管造影栓塞，平均用时 235min，总病死率为 41.7%。因此，血管造影的时间对整个复苏过程以及患者预后的影响仍需进一步探讨。

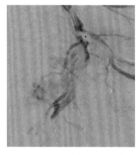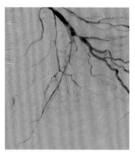

▲ 图 11-3　血管造影栓塞示意图
引自 Zhang M, He Q, Wang Y, et al. Combined penetrating trauma of the head, neck, chest, abdomen and scrotum caused by falling from a high altitude: A case report and literature review [J]. Int Emerg Nurs. 2019,44:1-7.

- 适应证：盆腔内动脉出血者；骨盆骨折中等量出血者；动态 CT 显示盆腔血肿逐渐增大者；液体复苏后血流动力学仍不稳定，需间断输血才可使血压基本稳定者；年老体弱或合并内科疾病无法耐受开放手术者。
- 操作方法。
  ➢ 动脉造影：一般采用局部麻醉。采用 Seldinger 技术，经皮股动脉穿刺置入 4F 动脉导管鞘，用 4F Cobra 或 RUC 导管选择性插至双侧髂内、外动脉，行 DSA 检查，观察髂内、外动脉及其分支的形态改变，注意有无对比剂外溢、假性动脉瘤等动脉出血征象（图 11-4）。

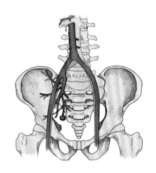

▲ 图 11-4　造影示意图

显示左侧髂内动脉的一个分支出现"冒烟"征，证明有动脉的活动性出血

> ➤ 动脉栓塞：根据造影表现决定是否行栓塞，选用合适的栓塞材料行靶动脉栓塞。导管插入主动脉后，立即回抽 25ml 血液置于无菌烧杯中，典型的凝胶状凝血块在 15min 内形成。必要时使用凝血酶或小片吸收性明胶海绵帮助凝血。

经导管行出血动脉栓塞的理想方法是选择性导管插入术。组织梗死的发生率与动脉栓塞的选择性成反比，这一方法很大程度地减少了组织梗死。造影管前端到达预计位置后，将自体凝血块剪成直径 1cm 的小块（吸收性明胶海绵则直径 3mm），并在塑料注射器中与对比剂混匀，然后稍加压使其通过导管进入动脉。通过对比剂，须严密监控栓塞物的路径和栓塞效果，直至溢出停止，血管完全栓塞（图 11-5）。

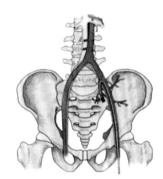

▲ 图 11-5　动脉栓塞示意图

注入吸收性明胶海绵等栓塞材料行髂内动脉栓塞，栓塞后再次造影检查示动脉出血征象消失

需要注意：造影证实动脉出血的临床表现不一定与动脉造影显示的溢出量相符。因此，必须在确认所有的溢出点都被栓塞后治疗才完成。由于骨盆的侧支循环丰富，即使栓塞物进入正常血管，也很少造成不良后果。荧光检查法继续监测出血，自体凝血块和吸收性明胶海绵栓塞后的 5～10 天有血管再通再出血的可能。永久性不可吸收的金属螺圈可以避免这一问题，建议用于选择性栓塞。

自体凝血块和吸收性明胶海绵栓塞对罕见的髂内动脉破裂无效，栓塞物会从破裂口漏出。这种情况下使用组织黏合剂如 2- 异丁基氰基丙烯酸酯。动脉内支架已成功用于控制较大动脉的损伤。大的静脉破裂也不能栓塞，因为栓塞物会随血流进入肺部。

- 时机选择：伤后 3h 以内是最佳时机。
- 优点：微创；准确定位出血点；不破坏腹膜外的张力止血效应；减少全身并发症。
- 缺点：对静脉出血的止血效果差；术前准备时间长，时效性差；对设备、技术等均要求较高，基层医院开展该技术的可行性较低；对血流动力学不稳定患者的疗效不确切。

• 骨盆填塞止血：骨盆填塞是一种简单而有效的控制出血的方法。作为血管造影的替代方法，这种技术在欧洲已使用较广。骨盆填塞对静脉源性出血和较小的动脉出血有效，并为直接结扎提供了机会。填塞部位通常是骶前和膀胱旁区域，主要通过直接压迫而止血。骨盆环的稳定有利于骨盆填塞止血。根据不同骨盆损伤模式，骨盆填塞联合外固定或骨盆钳应用极大地提高了止血效率。熟悉 Stoppa 入路的医生，10min 能完成有效的填塞。需要注意的是，为了快速有效地填塞，切口不能＜10cm，否则难以准确到达需要填塞的位置，同时取出纱布时无法观察止血情况及判断是否需要再次填塞。骨盆填塞并非没有缺点。相对而言，盆腔填塞比血管造影更具有创性，可能发生感染并发症风险更高，盆腔感染率高达15%，盆腔间隙感染更常见于需要重复填塞的患者。因此，盆腔填塞的应用有其局限性。

- 适应证：严重不稳定型骨盆骨折经短时间内输血输液（3～6h内输血3000ml、输液3000ml），血流动力学仍不能维持稳定者；经动脉造影栓塞止血后仍继续出血者；顽固性出血，不能鉴别判断出血为动脉还是静脉者；医疗条件受限，无法行血管造影栓塞者，可作为首选的应急止血手段；病情凶险时的紧急应用。

- 填塞切口（图11-6）。
  ➢ 腹膜内填塞：探查切口（腹直肌切口）。自切口切开腹膜，为脐下至耻骨联合，长度为8cm左右。适用于并发腹内脏器破裂或需剖腹探查的患者。
  ➢ 腹膜外填塞：i. 耻骨联合上切口。耻骨联合上1cm左右的横向切口，不切开腹膜，将纱布填塞于腹膜外。适用于耻骨后出血（如冠状血管出血等）及双侧耻骨支骨折的出血。ii. 髂腹股沟切口。不切开腹膜，将填塞物置于骶前、骶髂关节前方。主要适用于髂窝、骶前静脉丛及耻骨后的出血。

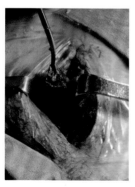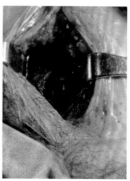

▲ 图11-6　骨盆填塞示意图

- 取出时间：经腹直肌切口需将填塞物48～72h后取出。如果患者情况稳定，耻骨上横向切口及髂腹股沟切口的填塞物，可在术后48h内取出，如情况不稳定，可延长至术后5～7天取出。可一次性全部取出，也可逐日分次取出。
- 优点：操作难度低，适用于硬件条件差的基层医院。直接压迫静脉出血，对于控制动脉出血亦效果显著。可有效提高抢救成功率，减少血制品输注及改善生理参数。如果出血量大，在该方法实行的同时，可一并行髂内动脉结扎，快捷、方便、有效。

【治疗流程】

血流动力学不稳定型骨盆骨折的处理充满挑战，也存在着争议。在已有的报道中，此类患者的死亡率为8%～40%，而最初24h内死亡的原因通常是急性失血。采用标准流程进行处理，能够显著降低患者的死亡率。

处理的流程包括诊断性评估、无创性骨盆固定的指征、腹部评估和关于手术或血管造影的关键性决定等内容。这样的决定很大程度上取决于身边可用的资源：一支随时备战的熟悉损伤控制原则和腹膜外填塞技术的外科团队，以及导管室和经验丰富的放射科医师，以备进行紧急的血管栓塞治疗。例如在无法进行血管造影时，某些情况下腹膜外填塞可成为首要的选择。具体的处理流程如下。

1. 田纳西大学健康科学中心简化版流程　该流程设计了一个以骨盆带固定和介入栓塞为主的简化版（图11-7），由于过于复杂，该流程依从性较差。血流动力学不稳定伴有严重骨盆环破裂，最初用骨盆带固定；如果患者血流动力学趋于稳定，则先处理其他损伤，然后择期解除骨盆带固定；如果血流动力学仍不稳定，则对腹部创伤超声重点评估（FAST）阳性或腹腔穿刺阳性者剖腹

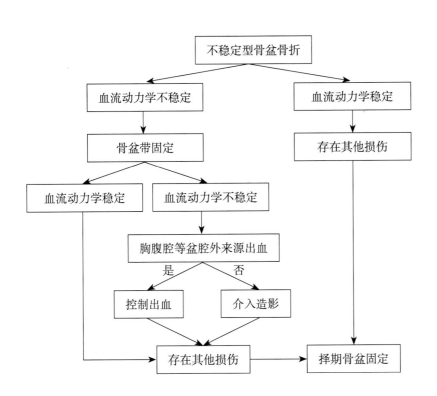

止血，或当胸腔引流管提示胸部持续出血者应剖胸止血；如果腹部、胸部检查阴性，则立即行介入造影栓塞；最后择期行骨盆内固定。

2. 美国西部创伤学会 2016 年版流程 2016年，对 2008 年美国西部创伤学会发布的"血流动力学不稳定型骨盆骨折的治疗"流程进行了更新（图 11-8），框架基本未变，有 4 处更新。

(1) 通过血栓弹性成像（TEG）和血栓弹性测量（ROTEM）等检测，早期识别凝血功能障碍，指导大量输血。

(2) 无创的骨盆外固定装置成为标准化治疗，并自院前开始应用。

(3) FAST 或腹腔穿刺阴性后，有三个互补的、可以立即进行的选择：固定骨盆、腹膜外填塞或复苏性腹主动脉内球囊阻断（REBOA）。

(4) 由外科医师操作的 REBOA 血管内途径阻断盆腔血供。

【最终治疗，内固定】

1. 前环固定 包括耻骨联合分离、耻骨支骨折或两者同时存在，如果耻骨联合分离＞2.5cm 时，生物力学试验证明一定有旋转不稳定，必须手术治疗。手术通常采用耻骨联合上方弧形切口或经髂腹股沟入路完成，术中使用骨盆重建钢板或窄动力加压钢板固定。骨盆前环不稳定型骨折的微创固定手术主要有两大类，即支架固定术和经皮复位内固定术（图 11-9）。

(1) 经皮空心螺钉内固定：经皮螺钉内固定已经被证明是治疗不稳定型骨盆后环骨折的重要方法之一，具有微创、出血少等优点。通过生物力学研究发现，髓内系统固定同样可以应用于骨盆前环骨折，且生物力学与钢板固定的稳定性相仿。利用有限元分析建模行耻骨联合分离的研究表明，经皮空心螺钉内固定技术具有微创、并发症少等优势。在稳定的生物力学、临床效果方面，经皮空心

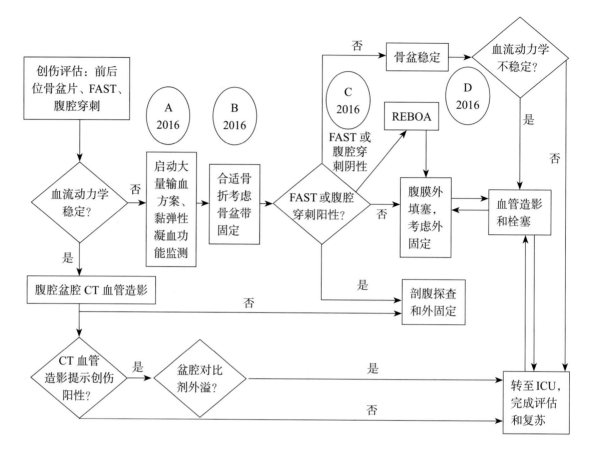

▲ 图 11-8　血流动力学不稳定型骨盆骨折处理流程

FAST. 损伤超声重点评估；REBOA. 复苏性腹主动脉内球囊阻断；A、B、C、D 分别代表 2016 版较 2008 版的更新处

螺钉内固定与钢板螺钉内固定相似，但该技术有一定的适应证，治疗骨折类型也有所限制，主要包括骨盆前环移位不明显的 Tile B1、Tile B2 型骨折，而且还需专用微创手术器械进行手术，因此该技术的应用也有一定局限性。

(2) 经皮微创固定系统：经皮固定系统包括经皮钢板内固定和经皮钉棒系统内固定，国内外已有大量研究显示其可行性、安全性、稳定性及有效性。由于经皮空心螺钉内固定的局限性，钢板 - 螺钉内固定系统治疗骨盆前环骨折也逐渐发展起来，其固定方式是从受伤侧髂嵴至对侧耻骨结节，因此适应证更广。

该手术的核心技术是在术区行皮肤有限切开，组织微创分离，植入钢板、螺钉完成骨折复位内固定。朱求亮等采用点状切口插入钢板内固定治疗耻骨支骨折取得良好效果。其主要通过髂前上棘后方、股外侧皮神经外侧切口，腹股沟韧带外 1/3 切口和耻骨结节间横切口共 3 个切口的有限切开，其复位需经血管、神经、精索 3 个纤维鞘管间进入完成，因此术中钢板置入需剥离上述组织，有潜在的血管、神经及腹股沟管损伤风险。

(3) 桥接组合式内固定系统：桥接组合式内固定系统是以钉 - 棒 - 块组合结构进行固定，克服了应力集中、应力遮挡的缺点，以

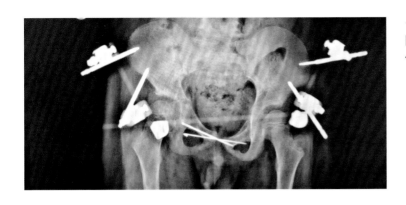

◀ 图 11-9 骨盆前环固定示意图（图片由青海大学附属医院创伤骨科提供）

弹性固定为主要固定方式，可实现更好的生物力学效应和生物学效应。黄从伍等分析了60例骨盆骨折患者，通过对比桥接系统固定与钢板固定的效果，发现桥接组合式内固定系统能缩短手术时间，减少出血量，促进骨折康复。许传金等运用桥接组合式内固定系统治疗不稳定型骨盆骨折，具有操作灵活、固定效果可靠等优点，其结构设计科学、生物力学性能优良、更符合骨科"BO"理论，但椎弓根钉棒系统材质坚硬，塑形困难，容易凸起皮面，同时也存在螺钉松动、神经受刺激等诸多并发症。

2.后环固定　骨盆后环骨折大多为涉及骶髂关节和骶骨的复杂损伤，其损伤较为复杂，固定方法也较为多样。对于骨盆C形骨折，后环固定能提供60%的稳定性，因此，后环的固定十分重要。Stephen等的临床研究表明，对于前环、后环同时固定的不稳定型C形骨折，前环钢板的断裂对最终的结果没有影响，进一步说明了后环稳定固定的重要性。根据内固定的位置，可分为前方固定、中心性固定及后方固定三大类。

(1) 前方固定－前方钢板固定：骨盆经前方入路可在直视下处理骶髂关节，复位简单，但创伤较大。

(2) 中心性固定－骶髂关节螺钉：骶髂关节螺钉是自髂骨侧面置入，穿过骶髂关节并进入骶骨上部椎体的一种内固定方式，使用C臂机在骨盆出口位、骨盆入口位像上判断螺钉置入方向。

(3) 后方固定：后方固定的种类较多，目前临床报道的有后方张力钢板固定、后方内固定器（TIFI）、骶骨棒、微创后方可调节钢板（MIAP）及髂腰固定（SPE）。

在高原地区，骨盆骨折在术后处理上不同于平原，主要有以下特点：①由于高原地区患者血液黏滞度高，创伤后机体又处于高凝状态，因此手术后一般不用止血药物，且术后患者尽可能早地活动肢体，或者由陪护人员进行肢体按摩，促进肢体血液循环，防止和减少血栓的形成；②所有患者病情稳定后均行高压氧治疗，改善组织、器官的缺氧，促进尽快康复。

【小结】

骨盆骨折大出血的救治极具挑战性。为了提高血流动力学不稳定型骨盆骨折患者的早期生存率，必须迅速识别出血源，同时多学科合作控制出血。损伤控制原则应始终贯穿该类患者的急救处理过程中。对骨盆环骨折的严重损伤性低血压患者的诊治是围绕多学科治疗，以迅速停止潜在的致死性出血，稳定骨盆，并实施恰当的复苏以提高存活率。

（王　强　任　荣　马恩波）

参考文献

[1] Grotza MR, Allami MK, Harwood P, et al. Open pelvic fractures: epidemiology, current concepts of management and outcome[J]. Injury, 2005,36(1):1 –13.

[2] Guo WA. The search for a magic bullet to fight multiple organ failure secondary to ischemia /reperfusion injury and abdominal compartment syndrome[J]. J Surg Res, 2013,184(2):792–793.

[3] Morris SA, Loveridge J, Smart DK, et al. Is fixation failure after plate fixation of the symphysis pubis clinically important[J]. Clin Orthop Relat Res, 2012,470(8):2154–2160.

[4] Vaccaro AR, Kim DH, Brodke DS, et al. Diagnosis and management of sacral spine fractures[J]. Instr Course Lect, 2004,53:375–383.

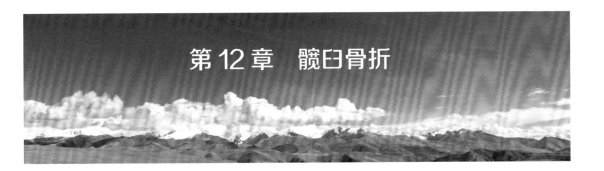

第12章　髋臼骨折

髋臼骨折（fracture of the acetabulum）是骨盆骨折的一种特殊类型，是指髋部受到高能量的直接暴力或者股骨头撞击等多种因素导致的髋臼的骨皮质不连续，属于关节内骨折，常伴有髋关节脱位。髋臼骨折虽然发生率较低，占骨折创伤病例总数不足 2%，但对髋关节解剖结构毁损严重。因其多由高能量交通事故损伤所致，因此髋臼骨折常合并其他脏器、血管、神经损伤，故髋臼骨折具有相对较高的致死率和致残率。

【流行病学】

路岚超观察 148 例髋臼骨折患者，其中男性 106 例，女性 42 例，男女之比为 2.5∶1。查国春等研究 637 例髋臼骨折患者资料发现，髋臼骨折老年人（＞60 岁）的占比由 1990 年的 6.7% 增加至 2013 年的 40.0%。一项中国东部、西部共 2009 例成人髋臼骨折流行病学资料显示，男性 1510 例，女性 499 例，男女之比为 3.03∶1，中国东部地区与西部地区成人髋臼骨折均男性多于女性；东部地区髋臼骨折高发年龄段有一个峰值，为 41—50 岁（26.09%），西部地区髋臼骨折高发年龄段有两个峰值，分别为 31—40 岁（26.09%）和 41—50 岁（26.09%）。

【解剖】

髋关节是一种典型的球窝活动关节，由半月形的髋臼及与其相匹配的股骨头构成。髋关节可以在 3 个平面进行旋转运动即围绕横轴的屈伸运动，围绕纵轴的内外旋转运动及围绕矢状轴的内收与外展运动。通常这种球形关节并不是完全匹配的，只有在完全负重时才能达到吻合。

1. 骨骼　Rouvier 认为，髋骨、半骨盆由两柱构成，两柱形成一个倒 Y 形结构，并在连接处与髋臼整合在一起。前柱包括耻骨和部分髂骨，其内侧面是四边体面的前部，构成了闭孔的骨性边界；后柱包括坐骨和部分髂骨，在影像学中，髋臼缘是后柱的一部分，与髋臼的诊断评估相关，后柱的后缘由坐骨大切迹、坐骨棘、坐骨小切迹及坐骨结节构成。

2. 关节囊与韧带　关节囊内有三组起支持作用的韧带，分别是髂股韧带、耻股韧带及坐股韧带、轮匝带，关节囊是髋关节的重要稳定装置，以圆柱套筒状包绕在关节的周围，从髋臼边缘一直延续到股骨颈基底部，后侧的止点比前侧更加靠近股骨的近端。

3. 圆韧带（股骨头韧带）　圆韧带是关节内韧带，连接股骨头与髋臼，其远端呈梯形，是髋关节强有力的稳定装置，能够抵抗髋关节的半脱位。

4. 髋关节周围滑囊　关节周围的滑囊与手术相关，根据其位置的不同，可进行解剖划分。

(1) 前侧滑囊：髂耻囊是髋关节周围最大的滑囊，它通常位于髋关节的前方，耻股韧带与髂股韧带的连接处，与髂腹股沟入路解剖相关。

(2) 外侧滑囊：在髋关节的外侧区通常存在数个滑囊，这些滑囊一般是大转子滑囊，但又可细分为转子/臀大肌滑囊、臀中肌/前臀中肌下滑囊、臀小肌滑囊、梨状肌/后臀中肌下滑囊和臀股滑囊。

(3) 后侧滑囊：髋关节后侧有 3 个主要滑囊，他们与 Kocher-Langenbeck 入路相关。闭孔外肌滑囊位于后下髋关节与闭孔外肌肌腱之间。

5.髋关节周围肌肉 髋关节周围肌肉包括臀大肌、股方肌、闭孔外肌、髋三头肌、梨状肌、臀中肌、臀小肌等。

6.血管

(1) 髋臼血管分布：髋臼血管供应包括臀上动脉、臀下动脉、阴部内动脉、闭孔动脉等。

(2) 股骨头的血供：股骨头的血供主要由两条重要的动脉提供：旋股内侧动脉及旋股外侧动脉。其中旋股内侧动脉为股骨头提供 82% 的血供，为股骨颈提供 67% 的血供；而旋股外侧动脉为股骨头提供 18% 的血供，为股骨颈提供 33% 的血供。

(3) 死亡冠："死亡冠"一词最早出现在疝气手术中，因为这些血管围绕着股疝，因此将其称为"死亡冠"。在创伤手术中，死亡冠是指闭孔血管与髂外或腹壁下血管之间的任何吻合，这些血管吻合有时会导致大出血。

7.神经 臀上神经、臀下神经、坐骨神经、股外侧皮神经、股神经、闭孔神经在髋臼骨折手术中需要特别关注。

【病因与发病机制】

交通意外、高空坠落、跌倒、砸伤、老年人骨质疏松均可发生髋臼骨折。

髋臼骨折绝大多数由直接暴力引起，例如地震时建筑物倒塌直接砸在人体髋部，暴力撞击股骨大粗隆、经股骨颈、股骨头传达至髋臼发生骨折。间接暴力所致的损伤机制与直接暴力相似，如坐在汽车内屈膝屈髋 90°，发生交通意外时，暴力则由膝关节传至股骨头，作用于髋臼后缘发生骨折。

根据髋臼损伤的机制可将髋臼骨折分为前方受力型、后方受力型及中部受力型三型。

1.前方受力型 下肢处于外旋位时，股骨头大部分位于髋臼前方，轴线指向髋臼前缘，如果此时外力撞击大转子，股骨头沿外力传导方向撞击髋臼前部，造成前方骨折，此类损伤包括前壁骨折、前柱骨折、前柱伴后半横断骨折和双柱骨折。

2.后方受力型 髋、膝关节均处于屈曲状态下，外力撞击膝关节，力量经股骨头传递至髋臼后部而导致髋臼后部骨折，包括后壁骨折、后柱骨折、后柱伴后壁骨折。

3.中部受力型 下肢处于中立位时，股骨头与髋臼窝接触面积最大，此时大转子受到的外力传导至股骨头，进而撞击髋臼窝中部导致髋臼骨折，包括横断骨折、T形骨折及横断伴后壁骨折。

【骨折分型】

20 世纪 60 年代初，Judet 与 Letournel 提出了目前仍然有效且被广泛采用的髋臼骨折分型（图 12-1）。

1.简单骨折 后壁骨折、后柱骨折、前壁骨折、前柱骨折、横断骨折。

2.复杂骨折 后柱 + 后壁骨折、横断 + 后壁骨折、T 形骨折、前柱 + 后半横断骨折、双柱骨折。

【辅助检查】

1.影像学检查

(1) X 线平片：骨盆 X 线平片是评估髋臼

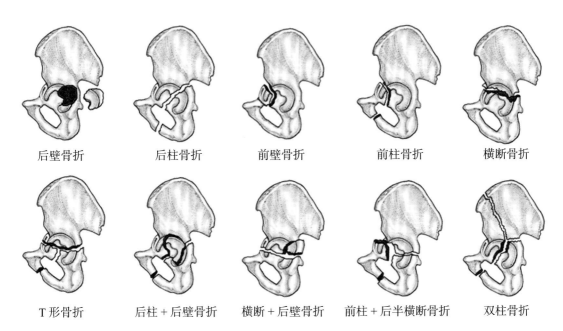

| 后壁骨折 | 后柱骨折 | 前壁骨折 | 前柱骨折 | 横断骨折 |

| T 形骨折 | 后柱 + 后壁骨折 | 横断 + 后壁骨折 | 前柱 + 后半横断骨折 | 双柱骨折 |

▲ 图 12-1　Letournel 骨折分型
第一行图为简单骨折；第二行图为复杂骨折

骨折的金标准。评估的前提是在标准操作下得到的居中对称的视图，其中有 6 条线与骨折的分类有关，包括髂耻线、髂坐线、后壁线、前壁线、臼顶线和泪滴线（泪滴线又称 U 形线，是骨盆平片中髋臼四边体与髋臼窝在切线位的成像）。

除了骨盆 X 线平片，髂骨斜位与闭孔斜位 X 线片也具有一定的诊断价值。在髂骨斜位 X 线片上可以清楚地看到髂嵴和髂窝，可以分析可能延伸到这些区域的骨折；闭孔斜位 X 线片显示闭孔最清晰，可用于分析延伸到该区域的骨折。此外，该处应关注马刺征（马刺征是与躯干正常相连的髂骨残部的最远端外侧骨质在骨盆平片或闭孔斜位片上所显示的马刺样表现），马刺征是髋臼双柱骨折的病理学特征。

(2) 计算机断层扫描（CT）：髋臼 CT 扫描对于提供髋臼骨折的关节内损伤的详情至关重要。主要是利用轴向 CT 进行分析，额状面及矢状面 CT 可以更好地理解主要骨折线，而 CT 三维重建能够提高对骨折的理解

和分类。

(3) 磁共振成像（MRI）：磁共振成像在髋臼骨折的初步评估中是次要的。

MRI 适应证为：①评估髋臼骨折后股骨头血流；②伴随上盂唇病变；③识别骨盆深部血栓形成；④分析坐骨神经的隐形损伤及股骨头损伤。

2. 实验室检查

(1) 血常规：血常规检查主要关注血红蛋白含量来确定有无失血性贫血。髋臼骨折合并血红蛋白减少常提示外伤所致的大量失血。对于平原地区及初入高原地区的人群来说，男性血红蛋白正常值参考范围为 120～165g/L，女性血红蛋白正常值参考范围为 110～150g/L；而久居高原的人群，由于血红蛋白浓度增加，因此对于久居高原的人群应该采用校正的血红蛋白值进行贫血的诊断。根据 WHO 指南（表 12-1），对于居住在海拔 1000m 以上的人群所测得的血红蛋白浓度进行校正。

表 12-1 不同海拔高度居住地测定的血红蛋白浓度调整值	
海拔（m）	测定的血红蛋白调整值（g/L）
<1000	0
1000	-2
1500	-5
2000	-8
2500	-13
3000	-19
3500	-27
4000	-35
4500	-45

同时白细胞总数也是需要关注的指标之一，成人正常值为（4.0～10.0）×10^9/L，白细胞升高最常见的原因是感染，尤其是细菌感染，且感染程度往往与白细胞数量增多成正比，严重的创伤、手术创伤也会导致白细胞升高。

(2) 凝血：D-二聚体来源于纤溶酶溶解的交联纤维蛋白凝块，主要反映纤维蛋白溶解功能。D-二聚体正常值<0.3mg/L，D-二聚体值升高有助于下肢深静脉血栓形成的诊断。

3. 其他检查

(1) 下肢深静脉彩超：下肢深静脉彩超可对静脉管壁、管腔进行评估，直观显示下肢深静脉血栓。作为一种无创性检查方法，具有可重复、简便、快速、直观等优点。

(2) 腹部彩超：髋臼骨折多为高能量损伤所致，常合并其他脏器、血管的损伤。腹部彩超能够检查出腹部脏器的大小、位置、形态以及是否存在腹腔积液等情况，早期行腹部彩超便于及早发现腹部脏器损伤情况，有利于对患者病情的准确评估和及时抢救。

【临床表现】

髋臼的解剖结构非常复杂，准确诊断骨折部位和类型对于制订治疗计划至关重要。仔细的临床检查可以明确患者的全身状况和受伤情况，可以初步判断有无髋臼骨折以及其他合并伤，也便于制订合理的诊治计划。

有明确的外伤史，髋部疼痛及活动受限，X线平片显示髋臼骨皮质不连续时可以诊断为髋臼骨折。CT对于髋臼骨折的分型、手术方式有很大的参考价值。髋臼后壁骨折股骨头后脱位，常见患肢呈内旋内收畸形并缩短，臀后可触及股骨头。此外，侧方应力导致的髋臼骨折容易合并腹膜后血肿，肝、脾、肾、膀胱破裂和大血管损伤。

【治疗】

由于髋臼骨折的创伤大、范围广、伤情重、出血多，常伴有休克发生，因此，合理有效的补液是急救的关键，尽快建立双静脉通道及时补充液体，同时应急查血常规、凝血及生化指标，对于失血严重的患者（血红蛋白<70g/L）应及时输血。

通过手术治疗完成对骨折的解剖复位，并提供稳定的内固定，使患者可早期活动并进行康复锻炼，提高患者的生活质量，减少并发症的发生。然而是否行手术治疗需要熟练掌握手术治疗的适应证，并对髋臼骨折的移位程度、头臼匹配程度、髋关节稳定性及患者的手术耐受性等综合分析做出合适的选择。目前对髋臼骨折手术治疗的指征有难复性脱位、不稳定型骨折、累及后壁>25%、髋臼顶移位>2mm、关节内骨折、伴有坐骨神经损伤、伴有股骨骨折等（图 12-2）。

1. 手术时机 髋臼骨折伴发损伤较多，在手术前必须处理严重的伴发损伤，待全身情况稳定后再处理髋臼骨折，否则会加大手术风险。有学者认为受伤 3 周后手术治疗预后不

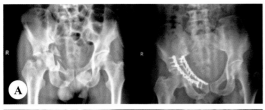

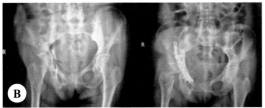

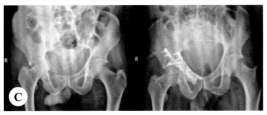

▲ 图 12-2　部分髋臼骨折术前及术后 X 线对比

A. 左图箭示右侧髋臼 T 形骨折，断端移位明显，右图箭示右侧髋臼内固定在位，髋关节复位良好；B. 左图箭示右侧髋臼双柱骨折，断端移位明显，右图箭示右侧髋臼内固定在位，髋关节复位良好；C. 左图箭示右侧髋臼前柱伴后半横断骨折，断端移位明显，右图箭示右侧髋臼内固定在位，髋关节复位良好

佳，也有学者认为简单髋臼骨折 2 周内手术治疗预后最佳；复杂髋臼骨折在伤后 5 天内手术会获得最好的预后。

2. 手术入路

(1) 髂腹股沟入路：髂腹股沟入路因为显露广泛，可用于几乎所有的前柱骨折、前壁骨折和大部分复杂髋臼骨折（如双柱骨折）。髂腹股沟入路有三个窗口。

第一窗，又称外侧窗，位于髂腰肌外侧，可暴露髂窝内侧面和骶髂关节前面。

第二窗，又称中间窗，位于肌间隙内侧，可通过分离髂耻筋膜暴露骨盆缘和四方区。

第三窗，又称内侧窗，位于股动静脉内侧，可暴露耻骨上支和耻骨后间隙。

通过三个窗口可以清楚地显露髂窝、四

边体及耻骨上下支，但操作较其他前入路复杂，需解剖出腹股沟管、血管腔隙、肌腔隙等重要结构。同时髂腹股沟入路异位骨化发生率较低，三个显露窗口均对关节囊没有干扰，很好地保护了股骨头血供，且简单类型和复杂类型髋臼骨折解剖复位率均较高，但周围血管神经较多，易对其造成损伤。而且髂腹股沟入路需解剖腹股沟管，可能会导致腹股沟疝的发生。

(2) 改良 Stoppa 入路：Stoppa 最早将该入路用于疝的修补术，改良后用于骨盆和髋臼骨折的治疗。该入路优点在于可简捷、清楚显露耻骨支后方、四边体一直到坐骨结节和骶髂关节等结构，近年来被越来越多的学者采用。

改良 Stoppa 入路，主要适用于前柱骨折、前壁骨折、前柱伴后半横断骨折，还可处理某些 T 形骨折、双柱骨折和横断骨折，尤其对于四边体骨折的处理更有优势。

与髂腹股沟入路相比，改良 Stoppa 入路无须显露腹股沟管、股神经和髂外血管。但对于高位前柱骨折，使用单一改良 Stoppa 入路难以对髂骨区骨折完成良好的复位和固定，此时常规加用髂窝入路可得到良好的复位和固定。

改 Stoppa 入路较难处理骨折线位于坐骨棘下的后柱骨折、后壁骨折和横断骨折，如果患者有腹部和盆腔手术史，则该入路有造成膀胱破裂和盆腔感染的风险，应慎用。

(3) 腹直肌旁入路：腹直肌旁入路最早由 Keel 等提出，可通过显露五个窗口完成骨折的复位和固定。通过剥离髂腰肌显露第一窗口，并且向内分离可见第二窗口位于髂腰肌和髂外血管之间，向外侧牵拉髂腰肌可显露到耻骨上支起始部，向内牵拉髂外血管可完成对骶髂关节的显露。第三个窗口位于髂外血管与精索或子宫圆韧带之间，可显露髂耻隆起、耻骨的上支和骨盆缘。精索内侧可显露第四个窗口耻骨联合。在真骨盆缘深处可显露第五窗口，完成四边体和坐骨棘的显露。该入路不干扰腹股沟管，因此无发生腹股沟疝的风险。

(4) Kocher-Langenbeck入路（K-L入路）：K-L入路作为髋臼骨折主要的后入路，适用于髋臼后壁骨折、后柱骨折和大多数横断骨折、横断伴后壁骨折和T形骨折。该入路在显露坐骨结节和髋臼后关节面的同时可通过坐骨大切迹触及四边体表面和真骨盆缘，显露髂骨近端时注意保护臀上神经血管束。

在深层切断梨状肌和外旋肌群时，应保护好旋股内侧动脉升支，以免造成股骨头坏死。若需扩大显露，可做股骨大转子截骨，虽然截骨后有发生骨折不愈合的风险，但通过股骨大转子截骨可使显露更充分，而且降低了臀肌损伤的风险和异位骨化的发生率。该入路由于异位骨化发生率较高，操作时较少的臀肌剥离可降低异位骨化的发生率。在处理横断骨折时最好使患者处于俯卧位，更有利于复位，可减少手术时间，并可减少患者术中接受放射线的时间。

(5) 改良Gibson入路：1950年，Gibson首先描述改良Gibson，其切口与K-L入路相似，近端从髂嵴开始，经过股骨大转子顶点延向大腿外侧中间。改良Gibson入路和K-L入路一样适用于髋臼后壁骨折、后柱骨折和大部分横断骨折、横断伴后壁骨折等。

改良Gibson与K-L入路相比，改良Gibson入路对于髂骨前上区域的显露比较有优势，降低了神经血管损伤的风险。且切口较美观，适用于臀部脂肪组织发达的患者。

(6) 扩大的髂骨入路：1974年，由Letournel提出的扩大的髂骨入路一直饱受争议。Letournel认为扩大的髂骨入路显露广泛，提高了髋臼骨折的解剖复位率。但扩大的髂骨入路并发症较多，异位骨化、感染、臀肌坏死等严重并发症的发生率较高。扩大的髂骨入路一旦应用不慎还导致髋关节丧失二期翻修和置换的机会。

扩大的髂股入路多用于复杂和陈旧性髋臼骨折，因为该入路对于骨折端的显露具有明显优势，尤其对畸形愈合的复杂髋臼骨折和其他入路不能良好显露的双柱骨折。不足之处除了上述并发症外，还有在显露髂耻隆起后方的前柱骨折时需要联合髂腹股沟入路。

(7) 腹直肌外侧入路：本入路是近几年被提出并报道的。切口较短但显露范围较大，切口长8～10cm。需要依次切开腹肌四层腱膜。显露到腹膜外之后向后方推开腹膜、膀胱，剥离腹直肌止点，从而显露从耻骨联合到耻骨上支的范围。此处可清晰显露死亡冠，向上、向内剥离可显露四边体、髂骨翼和骶髂关节。

与改良Stoppa入路相比较，本入路处理髋臼骨折有显露更快、路径更短等优点，从腹直肌外侧进入并显露髋臼，避免了对腹直肌的干扰，因此对体重指数较大的患者具有更明显的优势。

(8) 高位髂腹股沟入路：高位髂腹股沟入路有四个操作窗口，第一窗位于腹直肌和精索或圆韧带之间，可显露死亡冠、闭孔、耻骨上下支、耻骨联合、膀胱等；第二窗位于髂骨与髂腰肌之间，可显露完整髂骨的内表面；第三窗位于髂腰肌和髂血管之间，向内牵开髂血管可显露髋臼前壁、髂耻弓上方及内侧、闭孔神经血管束、四方区上中部；进一步向内牵开闭孔神经血管束，可显露四方区下部及坐骨棘内侧；此窗向后甚至可显露骶髂关节，需要注意的是，臀上动脉偶有供应髂腰肌的侧支，因此在邻近骶髂关节处勿刻意显露臀上动脉，以免引起大出血；第四窗位于髂血管和精索或圆韧带之间，向外牵开髂血管可显露髂耻弓内侧、闭孔神经血管束、四方区全部、耻骨上支，此窗口深面可协助显露四方区中下部。通过以上四个窗口可方便显露同侧骨盆的内侧面，直视下清楚显露四边体和死亡冠，对于复位该部位骨折具有较大优势。

本入路最大的优点在于无须解剖腹股沟管，可以直视四边体和死亡冠等结构，且本入路较易放置钢板，复位和固定后柱比较方便，从而降低了手术难度，减少了手术时间。而且手术切口创伤更小、更美观。Mardian 等研究认为高位髂腹股沟入路较其他髋臼骨折前方入路可获得更好的解剖复位率，尤其对于臼顶部骨折和四边体骨折的复位。

(9) 前后联合入路：前后联合入路最常用的为上述的前方入路联合后方 K-L 入路治疗髋臼骨折。联合入路对一些严重的涉及髋臼双柱的骨折，尤其对于陈旧性骨折有明显优势。本入路最主要的优点在于对骨折的广泛显露，可在直视下复位固定复杂的前后柱髋臼骨折，但联合入路也有局限性，除了手术时间较长和出血较多以外，术后感染、异位骨化等并发症发生率明显增高，且对术者手术技术的要求较高，这些因素都是限制其广泛应用的重要原因。

3. 手术技巧

(1) 髂腹股沟入路手术技巧：以髂腹股沟入路为代表的前方入路显露方式为从髂骨翼边缘向髋臼方形区的自外向内显露，其处理骨折复位顺序为自外向内，先处理髂骨翼骨折，然后再处理前壁骨折、前柱骨折，最后再处理后柱骨折及方形区骨折。

髂腹股沟入路主要通过三个窗进行骨折显露：外侧窗显露髂骨翼，直视下对髂骨翼骨折进行复位和固定，操作相对容易；中间窗显露髋臼前壁、前柱，同时可通过手指触摸复位后柱骨折及方形区骨折，由于其从外向内侧显露，所以内固定钢板多放置于真骨盆缘上方来固定前壁骨折、前柱骨折，采用梳状螺钉固定方形区骨折，采用后柱拉力螺钉固定后柱骨折；内侧窗显露耻骨支及耻骨

联合，主要用于此区域的骨折复位及固定。由于髂腹股沟入路需要牵开髂腰肌进行显露，术中对肌肉松弛要求较高，同时牵拉显露髂外血管时易损伤血管内膜，所以术中应避免锐性牵拉或长时间牵拉，以免损伤血管内膜导致血栓形成。

(2) 改良 Stoppa 入路手术技巧：改良 Stoppa 入路是由内向外侧，对前柱、方形区显露较充分。其复位顺序多为先复位前柱，恢复髋臼的轮廓，再复位后柱及方形区；固定前柱的钢板一般放置在真骨盆缘的内侧，后柱一般选择髂坐钢板固定，方形区表面也可放置阻挡钢板进行固定。

(3) 腹直肌外侧入路手术技巧：腹直肌外侧入路的显露方式与以上两种入路不同，其正下方对应髋臼的中心区，显露方式是先显露髋臼正上方的前壁、前柱，再向两侧显露髂骨翼、后柱及方形区，均为直视下显露。

复位顺序多为先复位坐骨大孔上方的关键骨块；再复位前柱、前壁，恢复髋臼及骨盆环的轮廓，固定钢板可放在真骨盆缘上方，也可放在真骨盆缘的内侧；然后复位后柱及方形区，后柱可选择后柱钢板或螺钉固定。由于腹直肌外侧入路能兼顾真骨盆缘的内、外侧，螺钉置入方向可自内向外，也可自上向下置入，所以对复杂髋臼骨折可选择髋臼一体化翼形钢板固定整个髋臼。对于髂骨翼骨折，通过对前、后柱及方形区复位固定完成，如果髂骨翼复位良好，则可不进行固定；如果复位不良，则可通过外侧窗显露、复位和固定骨折。

(4) 髋臼后部骨折的手术技巧：需要从后方入路手术治疗的髋臼后部骨折主要有后壁骨折、后柱骨折、后柱＋后壁骨折、横断＋后壁骨折及 T 形＋后壁骨折。除股骨头骨折合并后壁骨折需行二腹肌截骨入路外，其他骨折类型手术入路均可选择 K-L 入路。对于简单的后壁骨折，通过 K-L 入路显露髋臼后

壁后，将后壁骨块翻向远端，清理关节腔；有臼顶压缩时，则通过骨刀撬起复位并植骨，以股骨头为模板进行同心圆复位后，充分植骨，克氏针临时固定，再将后壁骨块复位，沿髋臼后缘放置后壁解剖钢板固定；如果后壁骨块太小，可使用弹簧钢板固定。

对于复杂的后部骨折，复位原则是先复位柱，再复位壁。横断＋后壁骨折中的前柱移位可通过坐骨大孔通过手指的触摸辅助伸入复位钳进行钳夹复位，前柱顺行通道螺钉固定；其后柱可在直视下复位后，选择后柱钢板固定或逆行后柱通道螺钉固定；前、后柱均复位固定后，牵拉股骨头，从髋臼窝检查前、后柱骨折的复位情况；最后再复位后壁骨折，采用重建钢板或后壁解剖钢板固定（图 12-3）。

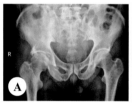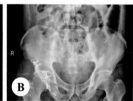

▲ 图 12-3　海鸥形锁定钢板治疗髋臼后壁骨折术前、术后 X 线片

A. 箭示右侧髋臼后壁骨折，断端有移位；B. 箭示右侧髋臼骨折内固定在位，复位良好

【并发症】

1. 早期并发症

（1）内固定失败：内固定失败多属于医源性损伤，多与术者的经验、解剖常识及术中体位有关。

（2）脂肪液化与感染：髋臼骨折合并软组织损伤极为常见，局部软组织损伤如皮肤擦伤、挫裂伤对髋臼骨折的感染有一定影响；其他引起伤口感染的易感因素为皮肤坏死和血肿形成等。造成髋臼骨折的钝性暴力可导致皮下脂肪与深筋膜分离，可在局部形成明显的凹陷，并在深筋膜与皮下组织间积存渗液、血肿和液化坏死的脂肪。当这种损伤位

于大转子之上时称 Morel-Lavallee 损伤，可使肌层软组织缺血或失去血供，是一种严重的损伤。研究表明，髋臼切口周围的 Morel-Lavallee 损伤可造成髋臼骨折术后感染。

（3）坐骨神经损伤：髋臼骨折患者坐骨神经损伤的发生率为 16%～34%。髋臼后壁、后柱骨折合并髋关节后脱位时易导致坐骨神经损伤。医源性坐骨神经损伤约占髋臼骨折脱位合并坐骨神经伤的 5%～15%。

（4）下肢深静脉血栓形成：下肢深静脉血栓形成是髋臼骨折及术后严重的并发症。下肢深静脉血栓形成主要见于小腿肌间静脉，也可向上累及至股静脉。主要原因是创伤或手术直接导致血管壁及血管内膜的损伤，脂肪、胶原等成分进入血液启动凝血过程。骨折术后，患者长时间卧床导致静脉血流缓慢，机体处于高凝状态易导致血栓形成。创伤及手术使血小板集聚，黏附性增加，凝血因子激活导致血栓形成。通过查体发现患肢肌肉疼痛并结合 D- 二聚体化验（D- 二聚体＞0.5mg/L 为阳性，阴性排除血栓，阳性者需进一步超声检查）、双下肢血管彩超检查发现血栓可确诊。术前如发现肌间静脉血栓，应先积极进行溶栓治疗之后再进行手术治疗；如怀疑血栓发生在静脉主干，则行下腔静脉造影，确诊血栓形成后，则行下腔静脉滤器置入。如术后形成下肢静脉血栓，应给予低分子肝素皮下注射，或利伐沙班口服治疗。为预防下肢静脉血栓形成，术前、术后均应进行踝泵练习，包括踝关节背伸、跖屈、股四头肌与小腿三头肌主动收缩以及下肢气压泵辅助治疗。术后常规应用利伐沙班或低分子肝素进行预防性抗凝治疗。Broggi 等对 68 923 例患者进行研究发现，在海拔较高地区（平均海拔高度＞1200m）进行骨盆环和髋臼骨折的手术固定，术后 90 天发生 DVT 的概率比低海拔地区（平均海拔高度＜30m）增加（OR=1.24，$P=0.029$）。

2. 远期并发症

(1) 异位骨化：髋臼骨折术后异位骨化的发生概率为 25.6%。依照 Brooker 分级将异位骨化分为四度。

Ⅰ度，在髋关节周围软组织内存在骨岛。

Ⅱ度，骨盆侧和股骨侧异位骨化间距＞1cm。

Ⅲ度，骨盆侧和股骨侧异位骨化间距＜1cm。

Ⅳ度，骨盆侧和股骨侧异位骨化间距消失，髋关节完全强直。

(2) 创伤性骨关节炎：创伤性骨关节炎是髋臼骨折的远期并发症，发生率为 15.0%～67.0%。有研究表明，对有移位的骨折行手术治疗后骨关节炎的发生率为 19.8%。Olson 等曾将 5 具尸体的骨盆标本中 8 个髋关节的髋臼后壁造成实验性骨折，之后直视下进行解剖复位，以钢板固定后模仿单腿站立状态载重，发现微小移位造成的髋臼与股骨头不匹配即可使两者之间的接触面积、压强等指标产生明显变化，这种应力数值的变化直接导致骨关节炎的发生。

(3) 创伤后股骨头坏死：髋臼骨折后股骨头缺血坏死（图 12-4）是一个灾难性的结局，创伤后股骨头坏死的发生率为 15.0%～20.0%。股骨头缺血性坏死的发生机制尚不清楚，可能与髋关节脱位时血管损伤后形成的血栓和瘢痕有关。

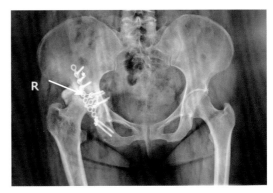

▲ 图 12-4 右侧髋臼术后股骨头缺血性坏死
箭示右侧股骨头塌陷、髋关节退行性骨关节炎改变

【讨论】

合理选择髋臼骨折的手术入路有助于骨折的复位，术者应全面分析骨折类型并选择恰当的手术入路。在进行骨折复位时，需熟练掌握髋臼的解剖，复位需追求完美并进行有序复位。在选择髋臼骨折的固定方式时需灵活，不拘泥于单一类型的内固定方式。

（李　韬　翁德东　李泽清）

参考文献

[1] Märdian S, Schaser KD, Hinz P, et al. Fixation of acetabular fractures via the ilioinguinal versus pararectus approach: a direct comparison[J]. Bone Joint J, 2015,97-B(9):1271-1278.

[2] Wang C, Liu H, Lin X, et al. A single lateral rectus abdominis approach for the surgical treatment of complicated acetabular fractures: a clinical evaluation study of 59 patients[J]. Med Sci Monit, 2018,24:7285-7294.

[3] Guo YB, He YX, Cui CY, et al. GCH1 plays a role in the high-altitude adaptation of Tibetans[J]. Zoological Research, 2017,38(3):155-162.

[4] McLean K, Popovic S. Morel-Lavallée Lesion: AIRP best cases in radiologic-pathologic correlation[J]. Radiographics, 2017,37(1):190-196.

[5] Broggi MS, Yoon CJ, Allen J, et al. Higher altitude leads to increased risk of venous thromboembolism after acetabular and pelvic ring injury[J]. J Clin Orthop Trauma, 2021,19:192-195.

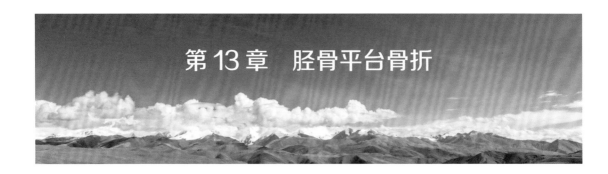

第 13 章　胫骨平台骨折

胫骨平台骨折（fracture of tibial plateau）是膝关节创伤中常见的骨折之一，约占全部骨折的 1%，胫骨平台是膝关节负荷结构，其骨折多为关节内骨折波及负重关节面，还可合并半月板及关节韧带的损伤，最常见于车祸和高处坠落伤，系轴向应力、侧方应力或两者混合作用所致。胫骨平台骨折类型的多样性及临床表现的复杂性与膝关节受伤时所处位置（伸直、屈曲、外翻、内翻）等因素相关。

【解剖与分型】

1. 胫骨平台解剖　胫骨平台是膝关节的重要负荷结构。

(1) 胫骨上端：松质骨，易塌陷。

(2) 前后交叉韧带、侧副韧带、半月板、肌群共同维持膝关节内、外、前、后侧稳定，易发生损伤。

(3) 腘动脉、胫神经、腓总神经通过，容易损伤。

(4) 小腿骨间膜、肌间隔、筋膜厚实，肌肉肿胀易受约束，易发生骨筋膜室综合征。

2. 胫骨平台骨折分型

(1) AO/OTA 分型（图 13-1）。

A——关节外骨折。

A1：关节外骨折、撕脱性骨折。

A2：关节外骨折、干骺端简单骨折。

A3：关节外骨折、干骺端粉碎性骨折。

B——部分关节内骨折。

B1：部分关节内骨折、简单劈裂骨折。

B2：部分关节内骨折、简单压缩性骨折。

B3：部分关节内骨折、劈裂压缩性骨折。

C——完全关节内骨折。

C1：完全关节内骨折、关节简单骨折、干骺端简单骨折。

C2：完全关节内骨折、关节简单骨折、干骺端粉碎性骨折。

C3：完全关节内骨折、粉碎性骨折。

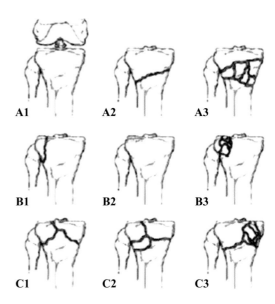

▲ 图 13-1　胫骨平台骨折 AO/OTA 分型

引自周汇霖，张英泽，郑占乐.胫骨平台骨折分型的研究进展 [J]. 河北医科大学学报，2019,40(9):1099-1103.

（2）Schatzker 分型（图 13-2）。

Ⅰ 型——劈裂骨折。

Ⅱ 型——劈裂塌陷骨折。

Ⅲ 型——中央塌陷骨折。

Ⅳ 型——内侧平台劈裂骨折，此型骨折可以是单纯的楔形劈裂或是粉碎性和压缩性骨折，常累及胫骨棘。

Ⅴ 型——双髁骨折，两侧胫骨平台劈裂，特征是干骺端与骨干仍保持连续性。

Ⅵ 型——伴有干骺端与骨干分离的平台骨折，除单髁、双髁及关节面骨折外，还存在胫骨近端横形或斜形骨折。

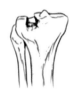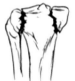

Ⅰ 型劈裂　　Ⅱ 型劈裂塌陷　　Ⅲ 型中央塌陷

Ⅳ 型内侧平台劈裂　　Ⅴ 型双髁骨折　　Ⅵ 型伴有干骺端与骨干分离

▲ 图 13-2　胫骨平台骨折 Schatzker 分型
引自谢雪涛, 罗从风. 关节内骨折手术治疗的一般指导原则 [J]. 国际骨科学杂志, 2016,37(4):205-209.

（3）四柱分型（2014 年）：四柱分型理论由上海杨浦医院的张世民教授在 2014 年提出，该理论是在胫骨平台骨折的三柱分型理论基础上发展而来，更重视胫骨平台后柱骨折。将胫骨平台骨折分为前内侧（anteromedial，AM）、前外侧（anterolateral，AL）、后内侧（posteromedial，PM）、后外侧（posterolateral，PL）四柱，以及髁间嵴、胫骨结节，发生胫骨平台骨折时，可能有单柱或多柱被破坏（图 13-3）。

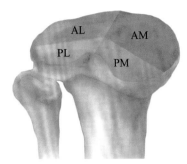

▲ 图 13-3　胫骨平台骨折四柱分型（AM、AL、PM、PL）
AM. 前内侧；AL. 前外侧；PM. 后内侧；PL. 后外侧
引自周汇霖, 张英泽, 郑占乐. 胫骨平台骨折分型的研究进展 [J]. 河北医科大学学报, 2019,40(9):1099-1103.

四柱九区的划分：根据关节软骨覆盖范围和韧带附着，胫骨近端和腓骨近端被分为 4 个柱（column）：内侧柱、中间柱、外侧柱和腓骨柱，随后细分为 9 个区块（segment）（图 13-4）。

【损伤机制】

胫骨平台骨折主要因间接或直接暴力引起，其发生的直接原因大部分是股骨踝撞击胫骨平台所致，主要表现为膝关节的内翻或外翻暴力且可能伴随轴向加载力。因暴力所致的胫骨平台骨折类型主要分为五类。

1. 外翻性损伤，外髁骨折　其损伤机制为最多由外翻应力所致的外髁骨折，系站立时受暴力打击或间接外力所致，如自高处坠落着地时，膝为外翻位或外力沿股骨外髁撞击胫骨外髁所致。

2. 骨折脱位型损伤　其损伤机制为通过外翻、剪切、旋转及轴向暴力的复合暴力，其中内旋暴力是导致膝关节发生半脱位的关键因素。

3. 伸直型损伤，双髁骨折　其损伤机制为膝关节处于伸直位时受到轴向暴力所致，暴力较大时还可导致胫骨干骺端的断裂或粉碎性骨折。

4. 屈曲型损伤，后髁骨折　其损伤机制为

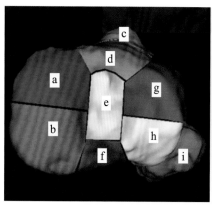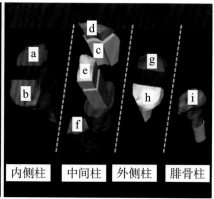

◀ 图 13-4　胫骨平台骨折四柱九区分型

引自姚翔，徐勇，袁即山，等.胫骨平台骨折的四柱九区分型体系 [J]. 中华创伤骨科杂志，2020,22(8):665-675.

内侧柱　中间柱　外侧柱　腓骨柱

膝关节屈曲的状态下，轴向内翻或外翻暴力作用于胫骨平台的后侧，因外踝关节骨折相对薄弱导致后外侧关节面压缩骨折，而内侧因为软骨下骨折较为坚韧，则表现为内侧冠状位的劈裂骨折。

5. 过伸型损伤，前侧胫骨平台压缩骨折　其损伤机制应为膝关节过伸位受到轴向暴力，骨折特点为胫骨髁前侧明显压缩，后侧完整。

【术前评估】

1. 临时固定与转运　对于高原地区的就医条件和复杂环境来说，部分患者因全身症状较差或损伤较为严重，通常从事故发生地转运至医院时因转运时间长及距离远等因素可能会加重患者原有疾病及并发症的出现，对于此类情况的患者要做到全方位的评估。首先要考虑低压、低氧、寒冷、干燥、强风、强紫外线、昼夜温差大等复杂因素，其次在转运过程中对胫骨平台骨折采用临时固定对于后期手术治疗非常有益。

2. 急诊评估　临床实际中，胫骨平台骨折的诊断不是评估的起点，而是作为急诊诊断结论的一部分，而急诊室的评估，必须从患者的全身状况开始，可分为：早期损伤评估，骨折及相关韧带损伤的评估，这些因素中早期损伤评估至关重要。

对于开放性的胫骨平台骨折，一是早期彻底清创，在清创时要去除污染的骨及软组织，同时根据局部皮肤情况后期行植皮或行皮瓣转移，同时对骨折行解剖复位后可以用外固定架行Ⅰ期固定，否则后期处理会非常困难。二是早期应用抗生素，抗生素应用越早越好。

3. 择期手术全身状况的评估　患者全身状况是治疗的基础，术前细致的检查能够及时辨认出威胁患者手术安全的潜在疾病。术前的全身状况评估，在诊疗流程中，与骨科和麻醉科医生要密切沟通，这些与手术全程的平稳和术后的顺利康复密不可分。

【术前计划】

1. 术前影像学检查　患者入院后完善 X线、三维 CT 检查。从 CT 中截取患肢的横截面、冠状面及矢状面的影像学资料，术前建立三维模型（图 13-5 至图 13-7）。

2009 年，罗从风等提出基于 CT 的胫骨平台骨折三柱分型。根据 CT 平扫图像，将胫骨平台分为外侧柱、内侧柱及后柱，从而更好地指导骨科医生选择恰当的手术入路。

然而，基于 CT 的胫骨平台骨折分型无法直观地体现骨折关节面的粉碎塌陷程度，并不能很好地指导术前手术设计。随着 3D 打印数字医学技术的出现，精准化、个体化治疗成为目前创伤骨科的趋势。可使患者对于自己骨折的严重程度有更好的认识，了解手术方案及预期治疗效果，消除患者恐惧，提高患者依从性，增加对医生的信任（图 13-8）。

2. 整体治疗理念　对于胫骨平台骨折来说整体治疗理念是创伤治疗中的一种整体观念，不仅包含骨折软组织的规划和修复，还包含了局部皮肤软组织、全身状况的处理以及术后的康复。

通过"整体治疗理念"来规划和治疗是当前胫骨平台骨折治疗的发展方向，所有的

骨折必定伴有软组织的损伤，"整体治疗理念"通过损伤机制将骨折（三维形态）与软组织损伤联系起来，改变了传统创伤骨科单偏于骨折的思维模式，同时从治疗效果上也改变了仅注重影像学的传统评估方式，而更强调功能评判。整体治疗理念指导下的具体技术仍有很大的发展和改进空间，骨折和软组织修复的各种技术正待结合，最终达成更好的疗效。

【手术入路】

手术入路的选择关乎术中操作及术后疗效，因此至关重要。传统胫骨平台手术入路包括胫骨前外侧手术入路、膝前正中手术入路、膝内侧或前内侧手术入路及联合入路。

1. 膝前正中切口和内外侧双侧切口　用于治疗复杂胫骨平台骨折，均取得了很好的治疗效果，两者各有优缺点。双侧切口有利于骨折复位，放置内固定，但其风险为切口间皮瓣坏死、伤口感染。而膝前正中切口可减少伤口感染风险，能较好地显露胫骨关节面、

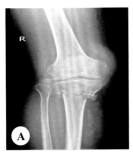
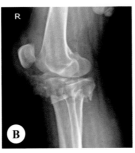

▲ 图 13-5　复杂性胫骨平台骨折术前 X 线
A. 冠状位；B. 矢状位

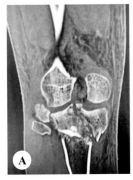
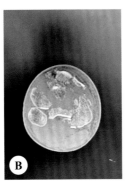
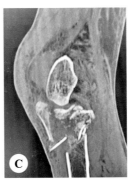

◀ 图 13-6　复杂性胫骨平台骨折术前 CT
A. 冠状位；B. 水平位；C. 矢状位。三个位置可见患者胫骨平台呈粉碎性骨折且伴有移位

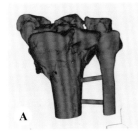
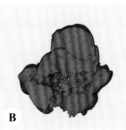
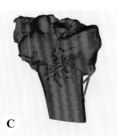

◀ 图 13-7　复杂性胫骨平台骨折术前三维 CT
A. 冠状位；B. 水平位；C. 矢状位

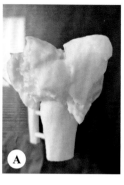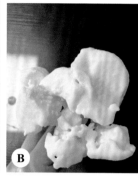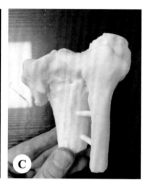

◀ 图 13-8　复杂性胫骨平台骨折术前 3D 打印
A. 冠状位；B. 水平位；C. 矢状位

交叉韧带和半月板，有利于骨折复位及韧带修补。但采用此切口对皮下软组织剥离较多，术后可能出现皮下组织液化、坏死。

2. 前外侧切口　治疗胫骨平台骨折的标准入路。但此切口无法显露内侧及后内侧平台骨折，对后外侧平台骨折的显露亦欠佳。

3. 改良入路　近年来，针对胫骨后外侧骨折，提出了各种改良入路。储旭东等采用经腓骨小头上方入路治疗胫骨平台后外侧髁骨折取得了良好的治疗效果。Johnson EE 等采用扩大 Tscherne-Johnson 入路，通过对 Gerdy 结节行截骨外翻，获得对外后侧平台的显露，亦取得了良好的治疗效果。Frosch 等报道采用改良的外侧或后外侧入路治疗 AO B3 型、C1 型、C3 型胫骨平台骨折，该术式不切除腓骨头，可避免不必要的皮肤软组织及韧带肌肉损伤，尤其可保护腓总神经，中期临床效果确切。He 等报道采用后路倒 L 形入路自后侧直接暴露胫骨平台双髁，直视下使用支撑钢板固定，即可显露胫骨平台后外侧骨块，亦可显露后内侧骨块，手术时间及术中失血量较前明显减少。

对复杂胫骨平台骨折手术入路的选择一直存在争议，由于该类骨折为关节内骨折，关节面能否复位及下肢力线的维持是影响疗效的一个重要因素。由于胫骨上段特殊的解剖学特性，广泛的软组织切开容易增加术后伤口感染的机会，皮肤张力过大造成伤口裂开、皮缘坏死，影响骨折愈合，最严重的后果是继发骨髓炎，甚至造成截肢等。

【术中技巧】

1. 高能量胫骨平台骨折　患者通常适用于锁定钢板，尤其是严重粉碎性骨折或骨质疏松患者（图 13-9 和图 13-10）。

2. 胫骨平台双髁骨折　传统治疗方法是充分暴露、双钢板固定及大块植骨，这常会导致切口开裂、感染、关节面再塌陷、骨不愈合及内外翻畸形等严重并发症。为了将软组织损伤程度降到最低，往往使用股骨牵开器、克氏针推顶技术及点式复位钳等对主要骨折块进行复位。

3. 干骺端粉碎性骨折　外侧锁定钢板可稳定固定。若使用非锁定钢板固定胫骨平台及髁骨折，则必须在内侧附加一块钢板或用外固定支架来支撑内侧柱。采用外侧单切口可避免双切口或延长切口所致切口开裂、感染等并发症。锁定钢板不能对骨折块间进行加压，因此在锁定钢板外加用拉力螺钉可避免固定失效，并可增加骨折块之间的加压效果。

4. 胫骨平台双髁骨折　固定方法尚存有争议。Lasanianos 等通过实验比较了髓内钉、外侧锁定接骨板、双侧支持接骨板的生物力学后指出双侧支持接骨板可提供最大的失败负荷，对于髁间粉碎性骨折，外侧锁定接骨板效果最差，而双侧接骨板效果最好。应用外侧锁定接骨板具有较高的内侧平台塌陷率。

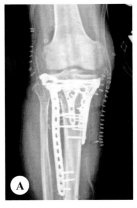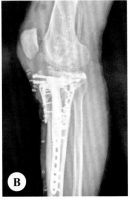

▲ 图 13-9　复杂性胫骨平台骨折术后 X 线片
A. 冠状位；B. 矢状位

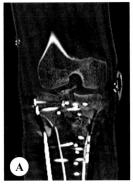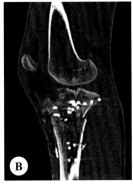

▲ 图 13-10　复杂性胫骨平台骨折术后 CT
A. 冠状位；B. 矢状位

Jiang R、Yoo 等也证实了双侧接骨板可提供更为稳定的生物力学环境，拥有更好的固定强度。但有些学者并不认同，Ehlinger 等通过对 20 例合并胫骨内侧平台骨折的患者采用外侧锁定接骨板结合或不结合螺钉固定，并进行随访，影像学和临床上均获得了满意的效果，认为对于合并内侧平台骨折的患者，单纯外侧锁定接骨板足以提供足够的固定强度。

【术后并发症】

1. 早期并发症　胫骨平台骨折主要的早期并发症为复位不良、筋膜间隙综合征、感染、膝周软组织损伤。

(1) 复位不良：胫骨平台骨折遭受高能量创伤，骨折粉碎明显，难以达到满意复位，或者复位后因固定不稳骨折发生再移位。对于轻度复位不良可以不予处理；严重的复位不良，早期可以再次手术切开复位，晚期无法复位时，可行关节融合术或膝关节表面置换术。

(2) 筋膜间隙综合征：胫骨平台骨折后，筋膜间隙内的出血、肌肉肿胀，使间隙内容物的体积增加，由于骨筋膜的限制，不能向周围扩张，而使间隙内压力增高。使间隙内容物主要是肌肉与神经干发生进行性缺血坏死。筋膜间隙综合征治疗的关键在于早期诊断和处理。切开减压后要避免缺血再灌注损伤的发生。甘露醇可降低组织压力，减少血管阻力和增强血流，增强氧的利用率，促进组织功能的修复。甘露醇与激素合用能清除因压力解除、灌流恢复而产生的大量氧自由基。

(3) 感染：胫骨平台骨折并发的深部感染常由伤口感染引起，开放性骨折以及某些局部皮肤挫伤的闭合性骨折常会发生软组织闭合困难继发感染。如果出现了伤口裂开以及深部感染并发症，彻底清创引流尤为重要，对于关节面的骨折，可能发生膝关节的感染，如果允许，可以进行膝关节灌洗引流；发生深部感染并有脓腔形成，需要敞开引流以及二期关闭伤口；若有窦道形成，在清创后伤口内放置负压引流。对于伤口张力大无法关闭，可以利用显微外科技术，最常用的就是腓肠肌内、外侧头肌皮瓣覆盖。

(4) 膝周软组织合并伤：近年来人们开始关注胫骨平台骨折合并膝周软组织损伤，同手术并发症密切相关的包括腓总神经损伤和腘动静脉损伤。对于外侧平台骨折，特别是伴有腓骨头骨折时，腓总神经位置改变，手术分离或切割时易损伤；内侧平台骨折行内固定时，钻头易损伤腓总神经；外侧手术切口瘢痕，局部血肿等形成卡压损伤。后侧平台塌陷骨折复位，撬拨骨折时，器械或骨折块会损伤腘动静脉；不正确的内固定、钻孔、克氏针等损伤腘动静脉。

2. 晚期并发症

(1) 骨折不愈合：由于胫骨平台多由松质骨组成，周围血供丰富，因此此类并发症在低能量的骨折中很少发生。骨折不愈合多发生在 Schatzker Ⅵ型中位于干骺交界处，骨折不愈合多是由于损伤严重、不稳定的内固定、移植骨的脱落或者坏死、内植物失效、感染或者以上几种因素综合引起。

(2) 创伤性关节炎：关节周围骨折发生创伤性关节炎的概率很大，胫骨平台骨折当骨折造成关节面的严重破坏，术后无法恢复其光滑平整；骨折复位不良，关节面不平整；关节不稳；以及下肢轴线异常等是产生胫骨平台骨折术后创伤性关节炎的常见原因。

(3) 膝关节僵硬：膝关节僵硬是胫骨平台骨折的一个常见并发症，产生的原因可能是由于创伤波及伸膝装置，手术内固定的干扰，外固定时间太久，股四头肌粘连及继发性萎缩与挛缩，造成静脉、淋巴回流障碍，组织水肿，浆液性渗出增多，致股四头肌与周围粘连。早期稳定的内固定，合理地处理软组织问题以及早期活动可以减少膝关节僵硬的发生。

（侯纪发　李奇骏　卢仲琳）

参考文献

[1] Elghazy MA, Hagemeijer NC, Waryasz GR, et al. Tibial stress fracture following ankle arthrodesis[J]. Foot Ankle Int, 2020,41(5):556-561.

[2] Le Baron M，Cermolacce M, Flecher X, et al. Tibial plateau fracture management：ARIF versus ORIF-clinical and radiological comparison[J]. Orthop Traumatol Surg Res, 2019,105(1):101-106.

[3] McGonagle L，Cordier T，Link BC, et al. Tibia plateau fracture mapping and its influence on fracture fixation[J]. J Orthop Traumatol, 2019,20(1):12.

[4] Rudran B, Little C, Wiik A, et al. Tibial Plateau Fracture: Anatomy, diagnosis and management[J]. Br J Hosp Med(Lond), 2020,81(10):1-9.

[5] Xie X, Zhan Y, Wang Y, et al. Comparative analysis of mechanism associated 3-Dimensional tibial plateau fracture patterns[J]. J Bone Joint Surg Am, 2020,102(5):410-418.

第 14 章 骨筋膜室综合征

高原低氧、低温、干燥等因素使得高原的创伤不同于平原。在高原，人们居住分散，交通不便，使得患者受伤后的就诊时间相差较大，常常大于 1h，尤其是在错过创伤救治的"黄金 1h"后出现很多严重的并发症，如失血性休克、急性呼吸窘迫综合征、骨筋膜室综合征等。其中急性骨筋膜室综合征（acute compartment syndrome，ACS）是高原创伤骨科的严重并发症之一。ACS 是指由骨、骨间膜、肌间隔、深筋膜等组成的所有密闭的解剖空间即筋膜室内任何原因造成的组织间隙压力超过灌注压导致筋膜室内肌肉和神经因急性缺血所致的一系列症候群。延误诊断及治疗可能会导致患肢功能障碍甚至会导致截肢，尤其在高原不能及时就医的情况下必须早诊断早治疗。但是将 ACS 与它的"孪生兄弟"慢性劳力室隔综合征（chronic exertional compartment syndrome，CECS）相鉴别也是非常重要的，CECS 也是由封闭的肌肉间室内压力增加引起的，但与急性损伤无关。相反，CECS 通常是在一段时间的活动或锻炼后发生，并且偶尔出现神经症状和体征，并在剧烈活动停止后不久消退。

【流行病学】

随着高能量损伤及多发伤的增多使得 ACS 的发病率呈上升趋势。国外统计数据显示，在西方，ACS 年发病率约为 3.1/100 000，男女比约为 10∶1，而我国的 ACS 发病率尚未见报道。Park 等统计了 414 个急性胫骨骨折。ACS 在胫骨骨干骨折中最为常见，发生率为 8%，而在近端和远端干骺端骨折中，比例则不到 2%。并且在胫骨干骨折中，年龄较小是唯一与 ACS 发病率独立相关的危险因素，即年龄小于 29 岁的患者在发生胫骨干骨折后发生 ACS 的概率较高。就骨折类型而言，Woll TS 在 31 例胫骨节段性骨折患者中发现该类型患者患有 ACS 的风险高达 48%、Stark E 在研究 67 例胫骨平台骨折和骨折脱位的患者后发现 Schatzker Ⅵ型平台骨折和内侧平台骨折脱位患者患有 ACS 的风险高达 18% 和 53%。并且在出现经典临床症状的患者中出现 ACS 的风险为：①一种临床表现，即疼痛 25%，感觉异常 26%，被动牵拉痛 25%，麻痹 19%；②两种临床表现，疼痛和被动牵拉痛 68%；③三种临床表现，疼痛、被动牵拉痛、麻痹 93%；④全部四种临床表现 98%。

CECS 通常发生在经常运动的人员中，包括专业及非专业运动员中，通常因为腿部疼痛就诊，并且这些患者通常涉及长时间跑步（尤其是在坚硬的表面上）。根据 Pedowitz RA 的统计，约有 15% 的专业跑步者中发生过 CECS，男性中稍微更常见。

表 14-1 为 von Keudell AG 统计出的在 ACS 中不同损伤因素的致病率。

表 14-1　ACS 中不同损伤因素的致病率	
损伤因素	比例（%）
胫骨骨干骨折	36%
桡骨远端骨折	10%
前臂骨干骨折	8%
股骨干骨折	3%
胫骨平台骨折	3%
软组织损伤	23%
挤压综合征	8%
其他	9%

ACS. 骨筋膜室综合征

【解剖】

1. 小腿骨筋膜室　小腿肌肉包含前侧、外侧和后侧三组。前侧包括胫骨前肌、蹞长伸肌、趾长伸肌；外侧包括腓骨长短肌；后侧为小腿三头肌（腓肠肌、比目鱼肌）、胫骨后肌、趾长屈肌、蹞长屈肌（图 14-1 和图 14-2）。

(1) 前骨筋膜室边界。

- 前界：小腿深筋膜。
- 后界：骨间膜。
- 内侧界：胫骨。

- 外侧界：小腿前肌间隔。
- 内容物：胫骨前肌、蹞长伸肌、趾长伸肌、第三腓骨肌、胫前动静脉、腓深神经。

(2) 外侧骨筋膜室边界。

- 前界：小腿前肌间隔。
- 后界：小腿后肌间隔。
- 内侧界：腓骨。
- 外侧界：小腿深筋膜。
- 内容物：腓骨长肌、腓骨短肌、腓浅神经。

(3) 后浅骨筋膜室边界。

- 前界：小腿横肌间隔。
- 后界：小腿深筋膜。
- 内侧界：小腿深筋膜。
- 外侧界：小腿后肌间隔与深筋膜。
- 内容物：小腿三头肌（腓肠肌、比目鱼肌）。

(4) 后深骨筋膜室边界不规则，主要包括前后两界。

- 前界：胫腓骨、骨间膜。
- 后界：小腿横肌间隔。
- 内容物：胫骨后肌、蹞长屈肌、趾长屈肌、腘肌、胫后动静脉、胫神经、腓动静脉。

2. 前臂骨筋膜室

(1) 掌侧骨筋膜室：掌室背侧以尺、桡骨

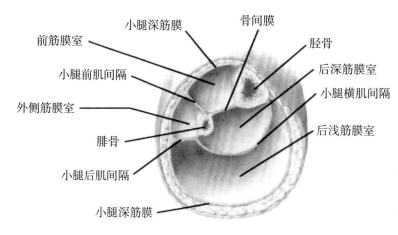

◀ 图 14-1　小腿骨筋膜室横断面解剖

引自汤普森 . 奈特简明骨科学彩色图谱（第 2 版）[M]. 赵建宁，王瑞，译 . 北京 : 北京大学医学出版社，2014: 315.

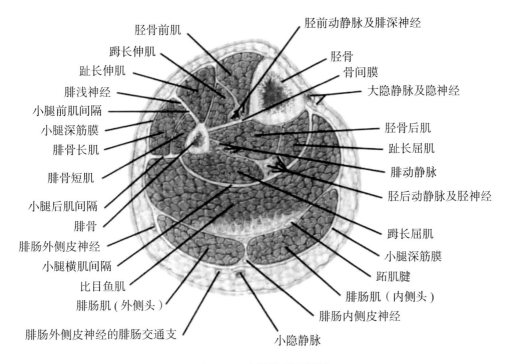

胫骨前肌
蹬长伸肌
趾长伸肌
腓浅神经
小腿前肌间隔
小腿深筋膜
腓骨长肌
腓骨短肌
小腿后肌间隔
腓骨
腓肠外侧皮神经
小腿横肌间隔
比目鱼肌
腓肠肌（外侧头）
腓肠外侧皮神经的腓肠交通支

胫前动静脉及腓深神经
胫骨
骨间膜
大隐静脉及隐神经
胫骨后肌
趾长屈肌
腓动静脉
胫后动静脉及胫神经
蹬长屈肌
小腿深筋膜
跖肌腱
腓肠肌（内侧头）
腓肠内侧皮神经
小隐静脉

▲ 图 14-2　小腿横断面解剖

引自汤普森. 奈特简明骨科学彩色图谱（第 2 版）[M]. 赵建宁，王瑞，译. 北京：北京大学医学出版社，2014: 315.

和骨间膜为界，桡侧为肌间隔膜，尺侧和掌侧为前臂筋膜。它可分为掌侧深层骨筋膜室和掌侧浅层骨筋膜室，由横筋膜隔开（图 14-3）。

- 浅层：掌侧浅层骨筋膜室包括尺侧腕屈肌、掌长屈肌、桡侧腕屈肌、指浅屈肌和旋前圆肌。
- 深层：由于其僵硬的边界，掌侧深层骨筋膜室受骨筋膜室综合征的影响最严重。它包括拇长屈肌、指深屈肌和旋前方肌。
- 内容物：旋前圆肌、桡侧腕屈肌、指浅屈肌、尺侧腕屈肌、拇长屈肌、指深屈肌、旋前方肌、正中神经、尺神经、骨间前神经、尺神经深支、桡神经深支、尺侧血管。

(2) 背侧骨筋膜室：尺侧腕伸肌、小指伸肌、指伸肌、旋后肌、骨间后神经。

(3) 外侧骨筋膜室（流动束）：肱桡肌、桡侧腕长伸肌、桡侧腕短伸肌、尺神经浅支。

3. 手部骨筋膜室　手被分成 12 个间隔，包括 4 个背侧骨间间隔和 3 个掌侧骨间间隔，大鱼际和小鱼际间间隔，内收肌间隔以及腕管和 Guyon 管（腕尺管：位于小鱼际肌区的近端，豌豆骨和钩骨钩之间的一个狭窄的间隙）（图 14-4）。

【病因与发病机制】

1. 病因　ACS 是由骨、骨间膜、肌间隔、深筋膜等组成的骨筋膜室内组织间隙压力超过灌注压导致的，即当骨筋膜室内容物变多或者容积变小时极易导致 ACS。导致骨筋膜室内容物增加的病因如下。

(1) 创伤：在创伤所致的 ACS 中约有 70% 与骨折相关，其中胫腓骨骨折、尺桡骨骨折是引起成人 ACS 的最常见原因。文献报道开放性骨折与闭合性骨折发生 ACS 的概率并无差别。此外，软组织损伤、挤压伤亦是导致

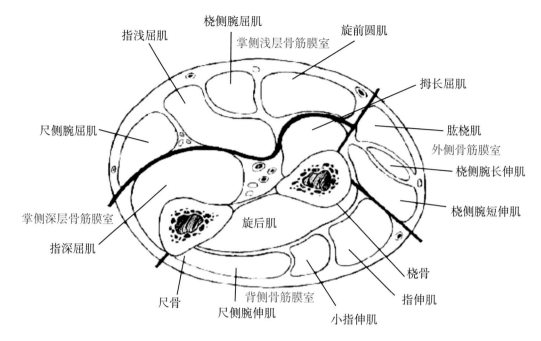

▲ 图 14-3 前臂横断面解剖

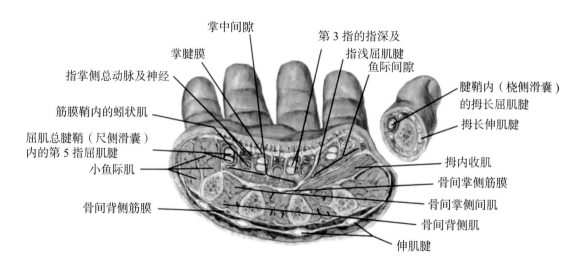

▲ 图 14-4 手掌横断面解剖

引自汤普森 . 奈特简明骨科学彩色图谱（第 2 版）[M]. 赵建宁，王瑞，译 . 北京 : 北京大学医学出版社 , 2014: 197.

ACS 的重要危险因素。

(2) 出血和血肿：血友病患者受伤后出血、长期接受抗凝治疗患者伴有肢体软组织损伤等情况下，可发生骨筋膜室内出血，形成血肿，造成短时间内骨筋膜室内压力急剧升高；此

外，上肢肱动脉损伤、下肢动脉损伤亦可引起 ACS。

(3) 感染、烧伤、蛇咬伤等因素：可引起骨筋膜室内毛细血管通透性增强，组织间液渗出增多，组织水肿加重，进而使骨筋膜室

内容物增加。

(4) 其他危险因素：包括肢体输液不当，各种血管介入手术，动脉内注射药物或硬化剂。

导致骨筋膜室内容积减少的病因有：①局部严重压迫，肢体被重物或自身重量长时间压迫、术中截石位摆放时间过长、石膏外固定不恰当等可造成骨筋膜室受压，内容积减少；②包扎过紧，夹板、石膏、绷带及敷料包扎过紧。

2. 发病机制

(1) 直接损伤：损伤引起小动脉扩张、小静脉塌陷和血管通透性增加，导致血液外渗和组织间液压力增加。随着组织间液压力增加使得组织的灌注压降低。一旦降低到某一水平，便会导致组织低氧。骨筋膜室内低氧，氧化应激增加和低血糖引起腺苷三磷酸（adenosine triphosphate，ATP）酶通道关闭，进而导致组织水肿。严重的急性炎症反应使 ACS 早期的微循环功能障碍导致毛细血管灌注减少，细胞损伤增加。细胞膜功能丧失引起氯离子内流，导致细胞水肿进而坏死。组织水肿导致组织缺氧的过程为正反馈，随着组织间液压力增高，微循环功能进一步障碍，组织进一步缺氧，最终导致肌肉组织坏死（图 14-5）。

(2) 再灌注损伤：组织缺血一段时间后再灌注时会产生氧自由基、脂质过氧化和钙内流，导致线粒体氧化磷酸化障碍，最后使细胞膜破坏。细胞膜破坏后释放的大量钾离子和氢离子可能会导致肾功能衰竭、心律失常，甚至会发生多器官损伤导致死亡。在组织缺血时，由于氧和营养物质的减少会使血流再灌注时引起炎症和氧化损伤。再灌注损伤不仅仅发生在 ACS 期间，还会在外科手术后恢复正常血流时进一步加强。这可能是由于再灌注后生成清除其他物质所需的能量时所产生的前体物质，这些前体物质可能会造成损伤，该过程中产生的氧自由基和钙内流会引起线粒体氧化磷酸化障碍（图 14-6）。

【临床表现】

1. 剧烈疼痛　创伤后肢体出现进行性加重的静息痛是筋膜室内神经、肌肉受压缺血的早期表现。疼痛程度通常与损伤程度不相符，骨折的肢体制动后疼痛仍不能缓解。如患者为儿童，不能清晰主诉疼痛症状，出现以下 "3A"征：烦躁（agitation）、焦虑（anxiety）、镇痛药物（analgesia）需求持续增加，应高度怀疑 ACS。

在一项对 33 例儿童 ACS 的回顾性分析中发现，90% 患儿仅有 1 个 "P"（pain）表现，其中有 70% 出现另一个 "P" 的表现，如脉搏变细或肢体变白等，仅 40% 患儿出现 3 个"P" 的表现，故在临床实际工作中，综合分析尤其重要，绝不可因临床无典型表现而延误诊断。

2. 感觉异常（paresthesia）　感觉异常是患肢神经缺血的早期表现，其中触觉异常往往最早出现，压力觉次之，本体感觉异常最迟出现。

3. 被动牵拉痛（pain）　被动牵拉指（趾）时出现疼痛加剧，一旦出现这种表现即应断定为已发生早期明显肌肉缺血。

4. 压力增高（pressure）　患肢肿胀，触诊时软组织张力大，乃至出现张力性水疱；过分疼痛且定位不明确，常出现于肢体的远端，往往重于损伤程度本身，有损伤与疼痛分离的现象。

5. 皮肤苍白（pallor）　在 ACS 早期，筋膜室内压力虽然增高，但不足以压迫动脉血管，此时皮肤潮红；当筋膜室压力大于动脉压力后，动脉血流灌注减少，皮肤苍白、发绀。

6. 麻痹（paralysis）　此症状可由出血、紧束、疼痛等综合因素引起，亦可与继发于创伤、神经损伤、软组织挫伤的疼痛抑制相关。须注意的是，单纯的肌肉麻痹可能是 ACS 的 "晚期症状"。受累间隔内肌肉出现麻痹症状意味着肌肉、神经等组织已发生了不可逆转的损伤，预后较差。

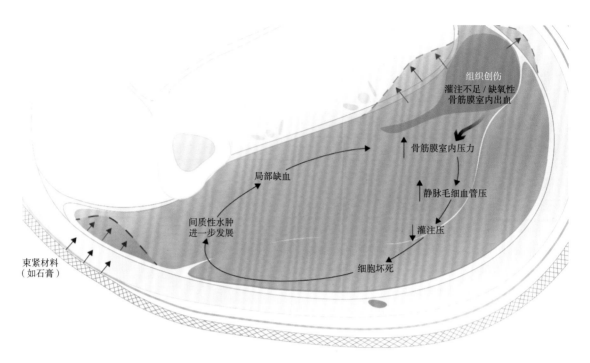

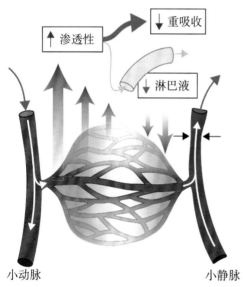

▲ 图 14-5　急性骨筋膜室综合征的直接损伤
引自 von Keudell AG, Weaver MJ, Appleton PT, et al. Diagnosis and treatment of acute extremity compartment syndrome [J]. Lancet, 2015, 386(10000): 1299-1310.

7. 无脉（pulselessness）　当筋膜室压力大于动脉压力后，动脉受压，在初期可触及比健侧弱的远端动脉搏动，当动脉受压关闭后则触不到远端动脉搏动。

【辅助检查】

骨筋膜室综合征发展迅速且后果严重。

研究表明，神经组织缺血、肌肉缺血 30min 即出现功能障碍，2～4h 后出现功能改变，大于 8h 则功能不可逆性改变，12～24h 则出现永久性功能障碍。

目前诊断骨筋膜室综合征在很大程度上依赖于病史、体格检查以及医生的经验，各种筋膜室测压设备不能作为排除骨筋膜室综

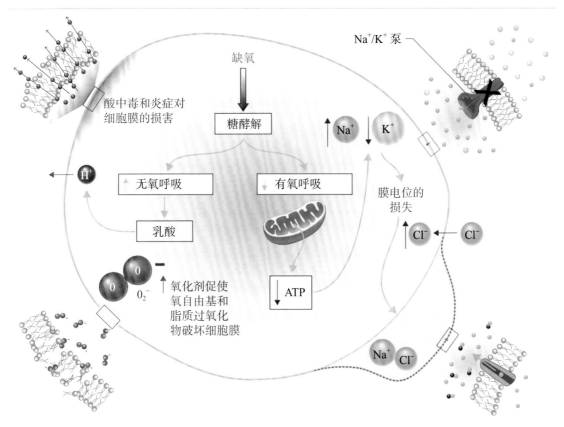

▲ 图 14-6　急性骨筋膜室综合征的再灌注损伤

引自 von Keudell AG, Weaver MJ, Appleton PT, et al. Diagnosis and treatment of acute extremity compartment syndrome [J]. Lancet, 2015,386(10000):1299-1310.

合征的唯一诊断工具。

1. 监测筋膜室内压力　Whiteside 于 1975 年最早使用简单的测压方法测量筋膜室内压力（intracompartmental pressure，ICP）取得较好效果。

(1) 方法：将 18 号针头直接插入所需测量的筋膜室内，针头末端连接水银血压计，从而直接测量筋膜室内压力。此法简单方便，至今仍在临床广泛使用。

(2) 缺点：主要是针头易被筋膜室内软组织堵塞从而影响测量的准确性。因此，随后出现了各种改良的测量方法。如 Rorabeck 使用带侧孔的导管置入筋膜室内代替直接针头穿刺测量压力；Awbrey 使用带侧孔的针头穿刺进行筋膜室内压力测定，可以同时测量多个筋膜室内压力；Mode 等对三种方法进行比较，发现后两种测量方法有效地避免了室内软组织的堵塞，从而提高了测量的准确性，两者之间测量结果差异无统计学意义；Rorabeck 法可避免测压部位的反复穿刺，并且可进行动态压力测定，患者无明显不适；Willy 又将传感器连接于测压主机上，从而可以直接显示筋膜室内压力。

诊断 ACS 的临界值推荐采用压差 ΔP（ΔP= 舒张压 - 筋膜室内压力），当 ΔP 值≤ 30mmHg（1mmHg=0.133kPa）时，即可确诊 ACS，Heckman 研究发现筋膜室内压力最高点往往位于骨折或损伤平面的 5cm 范围内，超过此范围，筋膜室内压力可降低 20mmHg 左右。因此，宜在损伤平面的 5cm 范围内寻找压力的最高值，并且尽可能测量所有的筋膜室。多数情况损伤肢体时并非所有筋膜室同时受累，例如小腿骨折患者，前侧和后侧深筋膜室最易受累；而对于小腿挤压伤患者，往往所有筋膜室皆受累及。同时，测量受伤区域附近所有的筋膜室内压力，以获得最准确数值。

2. 血清学指标检测 血清乳酸盐、血清肌钙蛋白和肌红蛋白尿等有助于诊断创伤性ACS。肌酸激酶、肌红蛋白、脂肪酸结合蛋白升高是肌肉组织缺血的早期标志。肌红蛋白和脂肪酸结合蛋白在肌肉缺血30min后显著上升，损伤后24h回落到基线；肌酸激酶在肌肉缺血后2h达到高峰，且伤后48h仍较正常值高。镇静和机械通气患者下肢术后血清肌酸激酶大于2000U/L提示发生ACS的可能。对患者股静脉进行取栓术，术中取样的乳酸浓度可能有助于诊断非创伤性ACS患者（如股动脉栓塞引发的下肢缺血）。

3. ASC无创检测

(1) 近红外分光镜：是一种可以持续且无创地运用光的穿透和吸收作用测量氧饱和度、组织氧合和脱氧血红蛋白来测定肌肉氧含量。因为血红蛋白和肌红蛋白是体内可出现氧化还原改变的组织，因此对其测量具有临床价值。但是如果患者本身有休克、贫血、低氧血症等导致氧合血红蛋白减少的病因，这项技术便难以将ASC与导致低氧合血红蛋白的疾病区分开来。

(2) 脉搏血氧饱和度监测。

(3) 肌电图。

(4) MRI：血氧水平依赖磁共振成像(blood oxygen level dependent magnetic resonance imaging，BOLD MRI)，BOLD MRI信号主要反映血管内脱氧血红蛋白与氧合血红蛋白的比例。研究发现干预肢体血管后，小腿肌肉组织的(blood oxygen level dependent，BOLD)时间信号曲线与经皮氧分压或激光

多普勒血流仪等监测的皮肤血氧状态呈明显正相关，但只能观察皮肤及浅层组织的情况。BOLD MRI却可以探测深部肌肉组织，且可以与高分辨率解剖像叠加，从而实现精确空间定位。

BOLD MRI有望成为显示肌肉组织灌注情况的无创检查方法。

(5) 超声：超声检查已广泛应用于肌肉疾病的诊断，国外已有较多学者将超声应用于ACS，如Gershuni运用超声测量小腿前室厚度来评估骨筋膜室压力，Kullmer曾报道超声观察ACS肌纹理的改变，Turnipseed报道了慢性骨筋膜室综合征术前及术后胫前动静脉的变化情况等。

【治疗】

1. 早期干预 对于怀疑早期ACS的患者，应积极根据病因解除外部因素带来的压迫，改善微循环，延缓病情的发展，如拆除患肢石膏或夹板，改用支具托；对于下肢骨折的患者，可使用骨牵引术恢复肢体长度并稳定骨折，可以降低骨筋膜室内容积。同时，抬高患肢至心脏水平，但不建议抬高高度超过患者心脏水平，避免加重肢体缺血。根据病情需要可予持续吸氧，药物消肿（如湿敷硫酸镁或静脉滴注甘露醇），并监测肾功能及血电解质等。

2. 骨筋膜室切开减压术 对于已确诊的ACS患者，应立即行骨筋膜室彻底切开减压术，建议在伤后6～8h彻底减压，最迟不能超过12h。需要及时彻底地对骨筋膜室进行切开减压，切口最好能够覆盖整个骨筋膜室的长度，切口也要注意满足后期内固定手术治疗的需求。

(1) 下肢单切口：首先从胫骨和腓骨颈之间的外侧皮肤开始切开，并向远端延伸。切口的具体长度应取决于患肢的肿胀程度，一般来说需要切开小腿的2/3长度，暴露前骨

筋膜室的筋膜，用手指钝性地向近端和远端延伸，并可以沿着外侧骨筋膜室向内看到后肌间隔膜，切开后向内延伸可以释放后浅骨筋膜室，从前骨筋膜室沿着胫骨外侧后方切开，穿过骨间膜便可以释放后深骨筋膜室（图 14-7）。

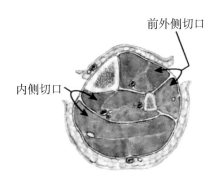

▲ 图 14-8　下肢双切口
引自汤普森.奈特简明骨科学彩色图谱（第 2 版）[M].赵建宁,王瑞,译.北京:北京大学医学出版社,2014:294.

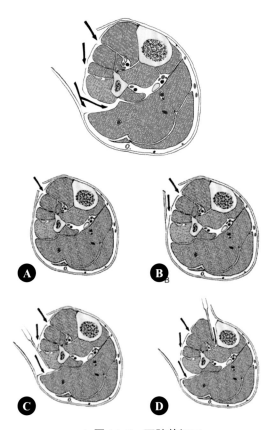

▲ 图 14-7　下肢单切口
引自 Ebraheim NA, Siddiqui S, Raberding C. A Single-Incision Fasciotomy for Compartment Syndrome of the Lower Leg[J]. J Orthop Trauma, 2016, 30(7):e252-5.

（2）下肢双切口：首先从胫骨后内缘后方 2cm 处做一内侧切口，到达深筋膜后，打开后深骨筋膜室，注意保护大隐静脉及隐神经，再向后侧延伸，打开浅骨筋膜室；再从腓骨干前方约 2cm 做一外侧切口，向前侧延伸，切开筋膜后释放前骨筋膜室，再向后侧延伸，切开筋膜释放外侧骨筋膜室，注意保护腓浅神经（图 14-8）。

（3）前臂切口（掌侧）：掌侧切口始于大鱼际和小鱼际之间的腕骨水平（图 14-9A），之后沿手腕横纹（图 14-9B）到尺侧（图 14-9C），再蜿蜒穿过前臂掌侧到桡侧，最后回到尺侧并止于尺骨上髁（图 14-9D）。在此入路中，必须松解腕管。也可根据实际情况选择是否行尺神经松解。大鱼际间室和小鱼际间室必须通过不同的切口进行减压。浅间隔和深间隔必须通过宽阔的筋膜来减压。必须密切观察再灌注情况。如果软组织不能充分再生，必须对每一块肌肉进行表膜切开术。在晚期手术的情况下，必须切除坏死肌肉，以防止感染和痉挛。如果损伤位于肘部近端，则可沿上臂内侧扩大切口（图 14-9E）。

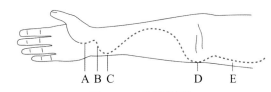

▲ 图 14-9　前臂掌侧切口
引自 Burkhart KJ, Mueller LP, Prommersberger KJ, et al. Acute Compartment Syndrome of the Upper Extremity [J]. Eur J Trauma Emerg Surg, 2007, 33(6): 584-8.

（4）前臂切口（背侧）：通过掌侧减压后，背侧一般可以获得减压，若怀疑背侧压力高，可切开桡侧腕短伸肌与指总伸肌之间（图 14-10）。

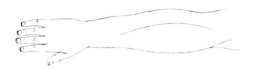

▲ 图 14-10　前臂背侧切口

引自汤普森 . 奈特简明骨科学彩色图谱（第 2 版）[M]. 赵建宁，王瑞，译 . 北京：北京大学医学出版社，2014:169.

（5）手部切口：在第二和第四掌骨上的两个背侧切口处对手部的骨筋膜室进行减压。此入路也可到达拇内收肌室，必须进行减压。必须从掌侧切开大鱼际室和小鱼际室。必须注意正中神经的运动分支。手指可以通过外侧中轴切口处进行减压，这些切口处应该放在更靠后的位置，以防止屈曲痉挛（图 14-11 和图 14-12）。

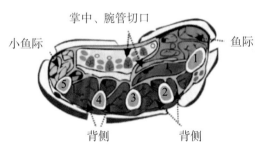

▲ 图 14-11　手部切口

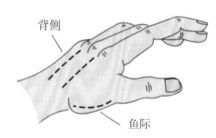

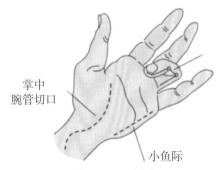

▲ 图 14-12　手部切口

（6）儿童：儿童 ACS 的早期干预方式和必要时尽早行预防性筋膜切开与成人相似，但儿童诊断和治疗时间窗口较成人长，切开减压时机可酌情延长。对于已经出现肌肉和神经损伤的迟诊儿童，无论是否已经处于病程晚期，仍建议行筋膜切开减压，因为并无可靠的证据证明诊断的早晚与预后呈线性相关，其次儿童的神经、肌肉等修复能力强，永久性的神经损伤少见，综合考虑认为手术利大于弊。

3. 骨折固定和创面修复　在行骨筋膜室切开减压术时，需同时治疗骨折、脱位、血管损伤等原发病因。对于合并长骨骨折的患者，因为其开放性减压术伤口内行早期内固定有导致钢板污染和深部感染的风险，故建议采用外固定支架、克氏针等进行骨折端临时固定。骨折稳定后联合负压封闭引流装置（VSD/VAC），可有效覆盖创面并清除筋膜室内渗出液，利于消肿及减少感染风险，刺激创面肉芽组织生长，缩短伤口闭合时间。对于长骨骨折合并 ACS 的患者，在行筋膜切开减压术后，可以选择外固定支架或内固定对骨折进行稳定固定。减压术后的创面建议在术后 1～2 周（即肢体肿胀消退后）进行延期手术缝合为佳，如能直接缝合切口最为理想，如若不能则不宜勉强，否则易引起 ACS 复发，建议采用全厚皮游离植皮、肌皮瓣转移、皮肤牵等技术闭合切口。

【并发症】

1. 小腿骨筋膜室　见表 14-2。

表 14-2　下肢各骨筋膜室受累表现		
骨筋膜室	受累的神经及血管	并发症
前骨筋膜室	腓深神经、胫前动静脉	足背麻木、足下垂
外侧骨筋膜室	腓浅神经	足背麻木、外翻无力

（续表）

表 14-2　下肢各骨筋膜室受累表现		
骨筋膜室	受累的神经及血管	并发症
后浅骨筋膜室	腓肠神经	足踝 / 足外侧麻木、腿后部痉挛
后深骨筋膜室	胫神经、胫后动静脉、腓总动脉和腓静脉	足底麻木、腿后部痉挛

2. 前臂骨筋膜室　早期可出现休克、脓毒血症，急性肾衰竭。必要时需要截肢抢救生命。骨筋膜室综合征未进行治疗或治疗不当，晚期出现手臂神经、肌肉组织缺血坏死由纤维组织代替出现的挛缩又称 Volkman 挛缩（缺血性肌挛缩），表现为爪形手畸形，前臂缺血性肌挛缩按肢体功能障碍程度可分为轻、中、重三度。

(1) 轻度：屈曲挛缩仅累及手指，感觉只有轻微的变化或无异常。

(2) 中度：屈曲挛缩累及手腕，肌肉力量减弱，但尚能屈曲，正中神经功能不完全丧失，手掌、大拇指、示指、中指处感觉减弱。

(3) 重度：严重垂腕、屈指畸形，肌肉力量差，正中神经功能完全丧失，手掌、拇指、示指、中指处感觉丧失。

【预防】

在外伤发生后，急救时需减少患肢活动，避免粗暴地整复患肢，减少患肢周围软组织的损伤。若有开放伤口，需注意止血带的使用时间。在初期可使用冰敷治疗，减少组织渗出，减轻肿胀。使用各种类型的外固定装置时均应注意观察，及时调整外固定的松紧，避免患肢肿胀后使外固定过紧。一旦出现骨筋膜室综合征的前兆，必须立即松解所有外固定装置，并且使用脱水药。密切观察患肢状态，定期化验及观测各项指标，预防急性肾衰竭。

【讨论】

在高海拔地区四肢骨折的患者更需要特别关注，也许患者在人迹罕至处受伤，送往医院时已经数小时，此时骨筋膜室综合征或许已经发生、进展。需要迅速并且灵活判断患肢情况，不应照本宣科。

当发现有骨筋膜室受压的症状后需及时切开减压，尤其是运送时间长加之环境寒冷，有些症状可能会变得隐匿，在四肢骨折切开复位内固定时，应该对可能受压的骨筋膜室进行切开，避免术后较隐匿的骨筋膜室综合征的发生，从而最大限度地避免骨筋膜室综合征导致的不良后果。

（李宝鑫　胡一博　王玮琛）

参考文献

[1] Buerba RA, Fretes NF, Devana SK, et al. Chronic exertional compartment syndrome: current management strategies[J]. Open Access J Sports Med, 2019,23(10):71–79.

[2] Woll TS, Duwelius PJ. The segmental tibial fracture[J]. Clin Orthop Rel Res, 1992,281:204–207.

[3] 中华医学会骨科学分会外固定与肢体重建学组，中国医师协会创伤外科医师分会创伤感染专业委员会，中国医师协会骨科医师分会创伤专家工作委员会. 中国急性骨筋膜室综合征早期诊断与治疗指南(2020 版)[J]. 中华创伤骨科杂志，2020,22(8):645–654.

[4] Guo J, Yin Y, Jin L, et al. Acute compartment syndrome: Cause, diagnosis, and new viewpoint[J]. Medicine (Baltimore), 2019,98(27):e16260.

[5] Ebraheim NA, Siddiqui S, Raberding C. A Single-Incision Fasciotomy for Compartment Syndrome of the Lower Leg [J]. J Orthop Trauma, 2016,30(7):e252–255.

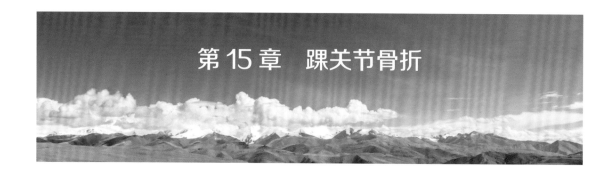

第 15 章 踝关节骨折

踝关节是人类最容易损伤的关节，美国每年有足踝损伤 500 万～1000 万例，好发于 21—30 岁青年人。足踝损伤占骨科急诊的 5%～12%。2009 年美国急诊最常见的下肢损伤为踝扭伤，占骨科急诊的 36%，平均每个患者医疗费用约 2000 美元，全部医疗费用超过 100 亿。

在踝关节周围损伤中，扭伤占 85%，骨折占 15%，其中韧带损伤至少 5 倍于踝关节骨折。美国的踝关节周围骨折发生率为 187/（10 万·年）。踝关节骨折是最常见的负重关节骨折，约占全身所有骨折的 9%。踝关节骨折的平均年龄为 46 岁，女性发生率略高于男性，占比 53%；最常见骨折原因为跌倒（37.5%）、内翻性损伤（31.5%）、运动相关损伤（10.2%）。

美国每年估计发生 585 000 例踝关节骨折，其中 25% 采用了手术干预。非手术治疗一个踝关节扭伤的医疗费用为 500～4000 美元，手术治疗费为 11 000～25 000 美元。多数踝关节骨折为单独损伤，5% 患者伴有其他部位损伤，通常为同侧肢体损伤。近期研究发现多发伤患者，当其渡过了危及生命的创伤，对其功能影响最大的仍然是足踝关节骨折。

踝周围骨折手术目的不是为了手术而手术，也不是为了让患者早期负重，而是预防远期创伤性关节炎的发生。

踝关节骨折不仅手术决策复杂，效果有

时不尽如人意，踝关节骨折复位不良患者很快出现关节退变（图 15-1）。踝关节骨折治疗方案取决于治疗团队对骨折病理解剖、软组织情况、手术原则的解读与综合考量。

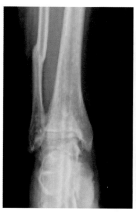
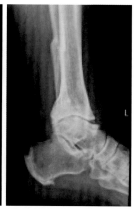

▲ 图 15-1　左踝关节骨折
非手术治疗，腓骨高度、旋转未恢复，距骨外移，2 年后出现创伤性关节炎

1768 年，Pott 最早强调踝关节骨折解剖复位；1894 年，Lane 首先推荐采用手术的方法进行踝解剖复位，但仅限于非手术治疗失败患者，而这些患者即使施行了手术，其踝关节功能恢复也不尽如人意。当时，手术关注的焦点是内踝，认为内踝复位是恢复下肢负重的主要支柱。直到 1958 年，AO 内固定组织开始踝关节骨折治疗的研究，Lane、Danis 等的观念逐渐被理解并推广。20 世纪 70 年代，蓬勃发展的生物力学、解剖学和临

床学研究证实了内踝、外踝解剖复位的重要性，骨折治疗效果满意度迅速提升。1998年，Carr 和 Trafton 强调，骨折复位质量远远重于开放或闭合复位的方法；同时指出，闭合复位虽然能够恢复胫距关节对线，但闭合复位很难达到外踝解剖复位，主要原因在于外踝的旋转和短缩。

【解剖】

深谙踝关节的解剖和力学特点是踝关节骨折治疗成功的关键。踝关节由胫骨远端（pilon）、腓骨远端和距骨构成，胫、腓骨远端及下胫腓联合构成稳定的踝穴"malleolor fork"（图 15-2）容纳前宽后窄的距骨，关节结构类似"铰链"或"榫眼"。

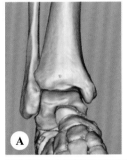
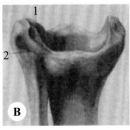
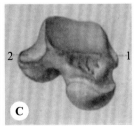

◀ 图 15-2 踝关节骨性解剖
A. 踝穴和距骨穹窿自身即构成相对稳定的静力榫眼结构；B. 胫腓骨远端；C. 距骨

踝关节主要承重区位于胫距关节，胫骨远端关节面凹陷匹配距骨穹窿，其前、后踝向远端延伸，进一步包容距骨。距骨前部比后部宽约25%，Inman 报道其差值平均为（2.4±1.3）mm。胫骨远端关节面向内外侧延伸形成内、外侧间沟。

1. 内踝 内踝可分为前丘和后丘两个突起，其间为丘间沟。内踝外侧面和距骨构成

关节。前丘比后丘平均低约5mm，内踝高度平均比外踝高10mm。前丘为内侧三角韧带浅层附着，韧带远端附着于距骨、舟骨、跟骨，浅层韧带对踝内侧稳定性作用不抵深层。三角韧带深层附着于后丘和丘间沟，起到稳定内踝的主要作用。Harper 等研究证实只有深层损伤后踝关节出现内侧失稳。胫骨远端外侧切迹和腓骨远端形成下胫腓联合，切迹前方较大结节为 Chaput 结节或称为 Tillaux-Chaput 结节，后方较小结节为 Volkmann 结节。

2. 外踝 三角形的外踝远端形成茎突（styloid），其后方转子窝（digital fossa）构成距腓后韧带起点。外踝韧带构成踝外侧稳定结构，包括距腓前韧带、跟腓韧带、距腓后韧带。距腓前韧带起自外踝远端前缘，止于距骨外侧突前方体部（并非距骨颈），主要稳定距骨前向移位（前抽屉实验检测韧带）；距腓前韧带比较脆弱、临床容易导致损伤。跟腓韧带起自腓骨尖近端，止于跟骨，和距腓前韧带形成105°夹角，主要防止踝内翻，踝扭伤经常损伤距腓前韧带和跟腓韧带。距腓后韧带起自转子窝，止于距骨后突外侧，主要防止距骨后移。

3. 后踝 胫骨远端后方向下突起形成后踝，骨性结构限制距骨后移，同时为下胫腓联合后韧带附着点。三踝关节骨折时经常出现后踝关节骨折，当后踝关节骨折累及踝关节50%时，胫距承载压力减少35%，易导致踝关节退变；后踝关节骨折累及关节面25%以上时，建议切开复位内固定。较小的后踝关节骨折，可以通过臣服现象（vassal phenomenon）提供自行复位，以内踝为例说明（图 15-3）。

4. 下胫腓联合 维持下胫腓联合稳定的结构主要由四部分组成：胫腓前韧带、骨间韧带＋骨间膜、胫腓后韧带。

胫腓前韧带（anterior inferior tibiofibular ligament，ATFL）：斜形走向，从胫骨 Chaput 结节至腓骨 Wagstaffe 结节，踝关节骨折时两个韧带附着结节均可出现撕脱骨折。

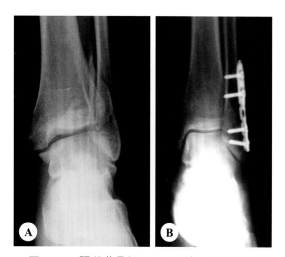

▲ 图 15-3　踝关节骨折 **Vassal** 现象，外踝关节骨折复位后，内踝小骨折自动跟随复位

引自 Mandi DM, Nickles WA, Mandracchia VJ, et al. Ankle fractures [J]. Clin Podiatr Med Surg, 2006, 23 (2): 375-422.

胫腓后韧带（posterior inferior tibiofibular ligament，PTFL）：分为浅层、深层，起自 Volkmann 结节、斜形向下至转子窝外缘及转子窝上方结节（图 15-4）。深层韧带（横韧带）在后踝和腓骨缘形成纤维软骨结构，进一步加深踝穴包容距骨外侧穹窿。

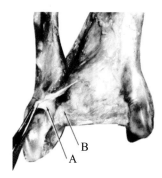

▲ 图 15-4　胫腓后韧带
A. 浅层；B. 深层

骨间韧带（interosseous ligament）：起自腓骨远端前下的三角区，韧带纤维短小坚韧，止于对应的胫骨切迹外侧（图 15-5）。骨间韧带向近端延续为骨间膜，贯穿整个胫腓骨。Ogilvie-Harris 等对不同下胫腓联合结构对外

踝稳定进行了研究，发现 ATFL 提供 35% 稳定，横韧带提供 33%，骨间韧带提供 22%，PTFL 9%。

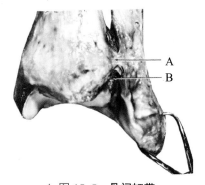

▲ 图 15-5　骨间韧带
A. 骨间韧带；B. 胫腓滑膜隐窝（平均高度 10mm）

踝扭伤时胫腓联合损伤发生率为 1%～11%，踝关节骨折时 ATFL 最容易损伤。踝关节损伤时，胫腓联合损伤会导致外踝外移，继之距骨外移，距骨丧失与胫骨远端关节面匹配，常见于外旋性踝损伤；如果伴有内侧三角韧带损伤，下胫腓联合损伤高度常为踝穴上方 3～4.5cm（图 15-6）。

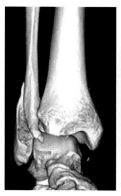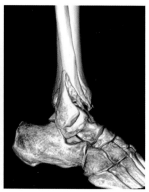

▲ 图 15-6　旋后外旋性踝关节骨折（**Lauge-Hansen 4 度**）

外踝关节骨折高度常为踝穴上方 3～4.5cm，本例伴有内侧三角韧带断裂

【生物力学】

正常踝关节主要负责矢状位的屈伸活动，冠状位的内外翻、水平面的内收 / 外展同样

存在，但不是其主要功能。踝背伸 10°、跖屈 25° 即可满足一般行走功能。

1. 踝关节屈伸旋转轴　关于踝关节旋转轴存在两种学术观点，Inman 等经验性认为其轴起自内踝并大致平行于胫距关节面（图 15-7B），常认为 3° 外翻。实际上踝运动轴比关节面倾斜的多，为内踝尖斜向后下至外踝尖（图 15-7A，等长韧带运动学可以便于理解），通常为 8° 内翻（胫距角，talocrural angle，8°~15°）。胫骨远端关节面和胫骨纵轴一般 3° 外翻成角（93.3°±3.2°）。

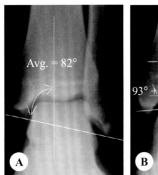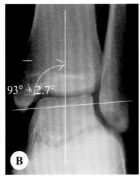

▲ 图 15-7　踝关节屈伸旋转轴

A. 真实运动轴（内翻 8°）；B. 经验运动轴（外翻 3°）

踝关节活动时，关节面仍保持匹配，根据踝负重不同体位，接触面积介于 1.5~9.4cm²。踝关节损伤后踝穴不匹配显得更为重要，Ramsey 和 Hamilton 指出轻度的距骨外移（1mm）踝关节面接触面积减少 42%。其他学者发现较大的后踝关节骨折也可以导致距骨外移（talar shift）。

距骨滑车关节面位于内外踝之间，前窄后宽，其关节面部分相当于 1/3 圆弧（弧度半径平均 20mm）。距骨内踝接触面较小，外踝接触面宽大且坡度较大。Inman 等把距骨滑车视为截锥（frustum），但截锥的两个截面相互平行而距骨滑车两个面相切成角（图 15-8），由此导致踝穴位（mortise）X 线并不是假设的两个平行面投影。

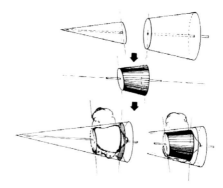

▲ 图 15-8　距骨滑车"截锥"示意图

距骨滑车内侧面小于外侧面，"截锥"两个底面相切成角

引自 Inman, V.T., The Joints of the Ankle[J]. Williams D2 Wilkins Baltimore, 1977,127(2):183.

斜形的踝运动轴导致背伸时前足外侧移位（外旋），跖屈时内侧移位（内旋，图 15-9）。

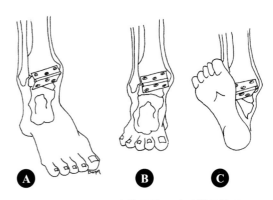

▲ 图 15-9　踝关节屈伸运动时前足位置

A. 跖屈位；B. 中立位；C. 背伸位

2. 步态分析　步态可分为站立相（stance phase）和摆动相（swing phase），站立相占步态周期的 62%，摆动相占 38%。站立相又分为：双足支撑期（double limp support），0%~12%；随后为单足支撑期（single limp support），12%~50%；再次双足支撑期，50%~62%，之后进入摆动相（图 15-10）。

站立相开始，足跟着地，踝位于跖屈位，此时足需要跖屈 18°，使得足旋前（pronation）最大（内侧柱姆趾触地启动推进），然后足放平，踝处于中立位。

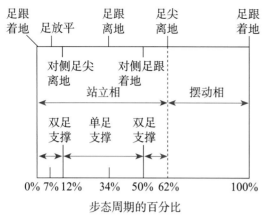

站立相分为足跟着地至足放平（7%），足放平至足跟离地（34%），足跟离地至足尖离地（62%），随后开始摆动相

踝倾斜的运动轴决定了小腿相对运动，同时由于小腿相对跟骨偏内，步态周期中小腿会内外旋转；换言之，足决定了小腿的伴随旋转动作。小腿前方肌肉收缩，小腿内旋，允许距下关节代偿性旋前。足跟离地，踝继续跖屈，足长屈肌主动控制胫骨在距骨上前移，小腿开始外旋同时距下关节旋后，稳定中足 Charcot 关节。推动时，踝从最大跖屈至 10° 跖屈，小腿后方肌肉持续收缩，小腿外旋，距下关节持续旋后准备足尖离地。

3. 损伤病理 在理解踝关节损伤之前，需要明确两点：①踝关节运动不可以局限于踝，Brockett 等描述了踝的生物力学结构特点：对于踝关节运动学的理解不可局限于距骨 - 胫骨 - 腓骨组成的简单踝关节，需要认知足踝运动负荷体的概念，足踝不分家，足的位置可影响踝穴内距骨位置。②损伤暴力不可局限于单一方向，踝损伤瞬间暴力作用很难界定为单一模式。比如外展和外旋暴力，距骨轻微的角度变换就使得两种模式瞬间变化。

足的位置、作用力的方向、损伤速度是任何踝关节骨折发生的主要决定因素，作为足踝运动核心的距骨起到最主要的作用。距骨运动主要包括外旋、内收、外展和轴向压缩，踝关节骨折时这些运动多数是联合发生。足内翻，踝外侧结构紧张易于损伤，反之足外翻，内侧结构紧张易于损伤。距骨自身的顶推撞击以及距骨周围韧带的牵拉最终导致踝关节骨折（间接暴力）。

低速度损伤，踝周围韧带有充裕的时间蠕变，最终韧带逃逸导致骨质撕脱骨折；高速损伤导致韧带迅速断裂，骨质逃逸。如同小孩玩的腻子游戏 "silly putty"，缓慢牵拉可以延长腻子，同理韧带延长并持续牵拉骨质，当暴力大于骨质 Young 弹性模量后，骨按照垂直韧带牵拉的方向发生骨折。快速牵拉腻子时其断裂，如同跟腱体部断裂机制一样。

【骨折分型】

任何骨折分型系统都要便于记忆和临床交流、一致性良好，同时能够指导治疗和预后。踝关节骨折分型目前主要包括 Lauge-Hansen 分型、Danis–Weber 分型、Orthopaedic Trauma Association（AO–OTA）分型。上述分型都有各自的缺陷，比如 Lauge-Hansen 分型临床常用，但其一致性存在争论，而且对直接暴力损伤未予分型；但是上述分型系统可以帮助我们理解骨折机制、复位手法以及指导手术操作。

1. Lauge-Hansen 分型 Lauge-Hansen 分型是基于临床观察、力学实验和影像学研究而制订的。根据足的位置（旋后或旋前）、作用力方向（外旋、内收、外展），作者最初制订了 4 种分型，即旋后内收，旋前外展、旋后外旋、旋前外旋，随后又增加了第 5 型：旋前背伸型。Lauge-Hansen 发现踝关节骨折根据损伤机制可以按照一定顺序发生，最初 Lauge-Hansen 应用 eversion（外翻）表示 external rotation（外旋），容易引起歧义（原文献阅读时需要注意）。

Hamilton 报道旋后外旋型损伤占踝关节骨折 40%～75%，旋后内收型占 10%～20%，旋前外展占 5%～21%，旋前外旋占 7%～19%；Mandi 等认为旋后外旋骨折占 70%～75%；Christey 等回顾分析了 336 例踝关节骨折，发现旋后外旋损伤多见于中年女性，常为家中跌倒；男性旋前和旋后外旋骨折发生率相当，常见于运动损伤。

(1) 旋后内收（supination-adduction）：Lauge-Hansen 试验时足部旋后位固定，作用力应用于膝关节，模拟踝关节内收运动（图 15-11）。

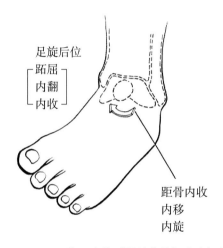

▲ 图 15-11　旋后内收型踝关节骨折发生机制
足旋后位：跖屈、内翻、内收；作用力：距骨内收、内移、内旋

Ⅰ期：踝关节内收出现外侧结构损伤，外侧韧带断裂或外踝胫腓联合平面下低位骨折。一般Ⅰ期骨折为横行撕脱。

Ⅱ期，作用力在Ⅰ期基础上继续，距骨内上方顶推内踝，导致近乎垂直的内踝关节骨折，常伴有胫骨远端关节面压缩骨折（图 15-12 和图 15-13）。

非典型旋后外旋型损伤，踝外侧结构损伤后内踝并未承受压应力，而是牵张应力，导致内侧三角韧带损伤或内踝横行撕脱骨折（图 15-14）。

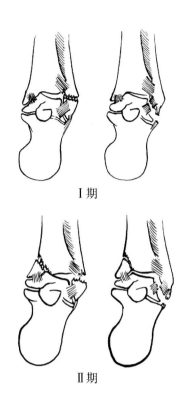

Ⅰ期

Ⅱ期

▲ 图 15-12　旋后内收型踝关节骨折分期
Ⅰ期.外踝关节骨折或外侧韧带断裂；Ⅱ期.内踝顶推骨折

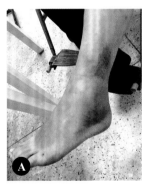
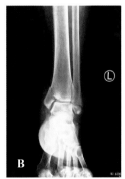
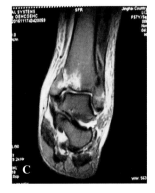

▲ 图 15-13　典型旋后内收型踝关节骨折（Ⅱ期）
A. 术前大体相，外踝肿胀青紫，内踝压痛；B 和 C. X 线和 MRI 提示外踝横行骨折、内踝垂直骨折

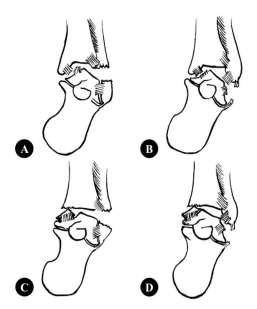

▲ 图 15-14 非典型旋后内收型踝关节骨折
A. 外踝关节骨折、内侧三角韧带断裂；B. 外侧韧带、内侧三角韧带断裂；C. 外踝关节骨折、内踝横行撕脱骨折；D. 外侧韧带断裂、内踝横行撕脱骨折

(2) 旋后外旋（supination-external rotation）：Lauge-Hansen 试验时足部旋后位固定，胫骨同样固定，作用力应用于足部，使得距骨外旋（图 15-15）。腓骨低位螺旋骨折是其标志，腓骨骨折发生机制通常为人跌倒时扑向健侧，足部固定，胫骨内旋，距骨外旋撞击腓骨下端所致。

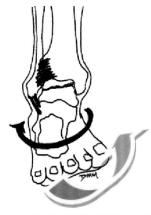

▲ 图 15-15 旋后外旋型踝关节骨折发生机制
足旋后位：跖屈、内收、内翻；作用力：距骨内收、外旋、外移

Ⅰ期：胫骨内旋，距骨外旋，出现胫腓前联合损伤（韧带断裂或 Chaput 骨折）。

Ⅱ期：距骨穹窿外缘顶推外踝下方关节面，骨间韧带或骨间膜维持腓骨近端稳定，导致外踝低位自前下向后上的长螺旋骨折，骨折线蜿蜒向上，近端骨折线一般比前方骨折线长 3cm，远端骨折单位尖端一般位于腓骨尖上方 6～7cm；距骨 - 腓骨远端形成远骨折单位。

Ⅲ期：距骨沿其纵轴外旋，外移、外翻，胫腓后联合紧张牵拉后踝，同时外踝背侧、距骨均顶推后踝，导致后踝撕脱骨折。

Ⅳ期：距骨外翻、后外侧、近端半脱位，导致内侧三角韧带断裂或内踝撕脱骨折。

内踝关节骨折线方向：①前方观，骨折线始于内踝基底关节面部，朝向背上；②内侧观，骨折线自前上朝向后下，轻度弧向背侧（图 15-16 和图 15-17）。

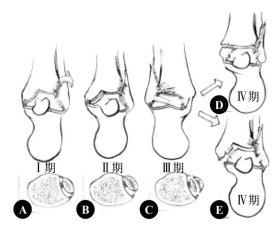

▲ 图 15-16 旋后外旋型踝关节骨折分期
A. Ⅰ期，胫腓前联合损伤或 Chaput 骨折；B. Ⅱ期，外踝低位螺旋骨折；C. Ⅲ期，胫腓后联合损伤或后踝关节骨折；D 和 E. Ⅳ期，内侧三角韧带断裂或内踝撕脱骨折

临床需要注意：有些旋后外旋型骨折伴下胫腓联合之骨间韧带损伤，术前 CT 扫描可见近端腓骨脱离胫腓联合切迹，术中需要采用螺钉固定下胫腓联合。Cedell 等对 406 例旋

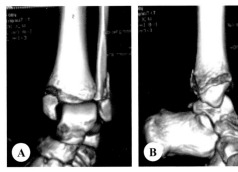

▲ 图 15-17　旋后外旋型内踝关节骨折线走行
A. 前方观，骨折线始于内踝基底关节面部，朝向背上；B. 内侧观，骨折线自前上朝向后下，轻度弧向背侧

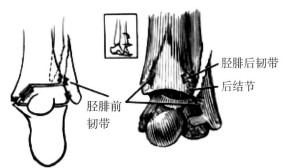

后外旋骨折统计中发现数例骨间韧带损伤病例；Colton 等报道了 7 例患者，但其真实发生率目前还不得而知。

1947 年，Bosworth 介绍了一种旋后外旋骨折，近端腓骨移位至胫腓联合切迹后方，手法复位困难，目前国外文献报道约 30 例（图 15-18）。

（3）旋前外展（pronation-abduction）：Lauge-Hansen 实验时足部旋前位固定，足外侧垫高，作用力应用于膝部，使得踝关节外翻（图 15-19）。

Ⅰ期：踝关节外翻依次出现内侧结构损伤，内侧韧带断裂或内踝撕脱骨折，此期骨折一般为横行撕脱。

Ⅱ期：Ⅰ期骨折后，作用力继续，距骨外上方试图进入下胫腓联合间隙，导致下胫腓联合前 / 后韧带、部分骨间韧带损伤。

Ⅲ期：距骨外翻，外侧突顶推外踝下端，外踝近端骨间韧带或骨间膜约束近端，导致外踝承受弯曲应力下骨折，骨折线一般位于关节线近端 0.5～1cm、横行或短螺旋、常伴有外侧三角形骨折块（图 15-20）。

根据腓骨骨折位置，旋前外展骨折又分为三种亚型（图 15-21）。

① 1 型：关节线平面骨折，骨间韧带完整，外踝弯曲导致横行骨折。

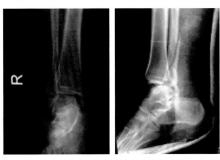

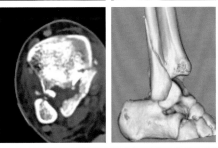

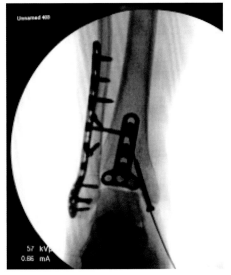

▲ 图 15-18　Bosworth 骨折（旋后外旋）
术前 X 线提示腓骨螺旋骨折，骨折线起自关节线之上，内踝关节骨折块小；CT 提示下胫腓联合完全分离；手术采用胫腓联合螺钉固定，内踝空心钉联合克氏针固定

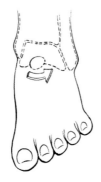

▲ 图 15-19 旋前外展型踝关节骨折发生机制

足旋前位：背伸、外展、外翻；作用力：距骨外展、外旋、外移

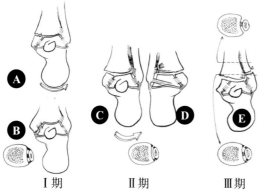

Ⅰ期　　　　Ⅱ期　　　　Ⅲ期

▲ 图 15-20 旋前外展型踝关节骨折分期

A 和 B. Ⅰ期，内侧三角韧带断裂或内踝撕脱骨折；C 和 D. Ⅱ期，下联合前、后联合韧带损伤；E. Ⅲ期，外踝弯曲应力骨折（横断，粉碎）

② 2 型：关节线上方 6cm 以上骨折，骨间韧带断裂，下胫腓联合失稳，腓骨高位横行骨折。

③ 3 型：关节线上方 6cm 以上骨折，骨间韧带断裂（全部或部分），下胫腓联合稳定或失稳（需要术前应力位 X 线或术中牵拉腓骨判断），腓骨横行骨折。

此外，临床需要注意一种旋前外展 + 外旋骨折（图 15-22），临床通常混淆为旋后外旋骨折，其发生机制为旋前外展Ⅱ期损伤时，胫腓前联合韧带、部分骨间韧带断裂，但坚韧的胫腓后韧带并没有断裂，距骨外翻力量迅速转换为外旋暴力，此类似于旋前外旋骨折机制，导致腓骨不同高度骨折。

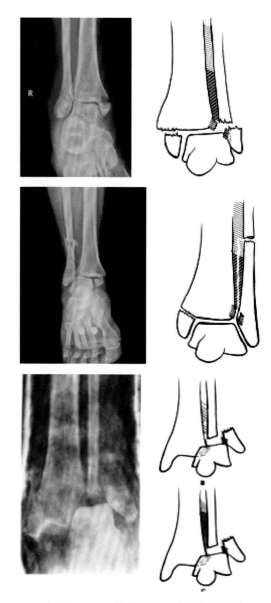

▲ 图 15-21 旋前外展型腓骨骨折分型

1 型：关节线平面骨折，骨间韧带完整；2 型：关节线上方 6cm 以上骨折，骨间韧带断裂；3 型：关节线上方 6cm 以上骨折，骨间韧带断裂（全部或部分）

注意：其和旋后外旋骨折的主要区别在于骨折线起于关节线之上（图 15-23 和图 15-24）。

(4) 旋前外旋（pronation-external rotation）：Lauge-Hansen 试验时足部旋前位固定，足外侧垫高，外旋作用力应用于足部（图 15-24）。

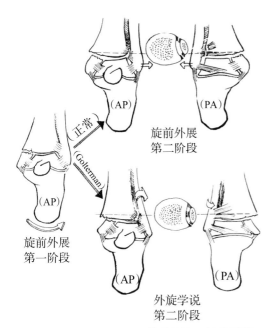

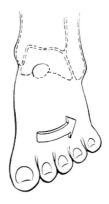

▲ 图 15-22　**Golterman 旋前外展 + 外旋学说**
坚强的后胫腓联合韧带逃逸，把旋前外展应力转换为旋前外旋应力，出现不同腓骨高度的骨折线

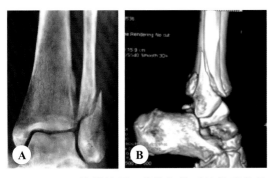

▲ 图 15-23　**旋前外展 + 外旋与旋后外旋腓骨骨折比较**
A. 旋前外展 + 外旋关节线以上腓骨短螺旋骨折，伴有骨间韧带部分断裂；B. 旋后外旋骨折，关节线平面腓骨骨折，骨间韧带完整

Ⅰ期：外旋作用力应用于足部，依次出现内侧结构损伤，内侧韧带断裂或内踝撕脱骨折，一般为横行撕脱。

Ⅱ期：外旋作用力继续，距骨外上方试图进入下胫腓联合间隙，导致下胫腓联合前韧带和骨间韧带损伤。

Ⅲ期：距骨外翻，外侧突顶推外踝下端，

▲ 图 15-24　**旋前外旋型踝关节骨折发生机制**
足旋前位：背伸、外展、外翻；作用力：距骨外展、外旋、外移

外踝近端骨间膜约束近端，以腓骨为旋转轴出现外踝尖近端 8~9cm 螺旋骨折，外踝后方移位并和近端向前成角。

Ⅳ期：距骨撞击后踝联合胫腓后联合韧带牵拉导致后联合韧带断裂或后踝撕脱骨折（Volkmann 骨折）（图 15-25）。

旋前外旋损伤早期损伤（Ⅰ期、Ⅱ期）：旋前外展机制相似（内侧、胫腓联合损伤），因此临床难以确切区分。

晚期损伤（Ⅲ期、Ⅳ期）：容易和高位旋后外旋以及高位旋前外展损伤混淆。腓骨骨折类型为其鉴别要点，即高位旋前外展损伤腓骨骨折常为横行骨折且伴有蝶形骨块（弯曲应力为主）；高位旋后外旋腓骨骨折线为自前向后发生，而旋前外旋骨折为自后向前发生（图 15-26）。

特殊类型的高位旋前外旋骨折包括 Dupuytren 骨折（常累及腓骨干）、Maisonneuve 骨折（常累及腓骨颈），此类损伤 X 线检查可单纯出现内踝或后踝或腓骨骨折，临床容易误诊，体格检查至为重要；小腿全长相可除外高位腓骨损伤。此类骨折伴有下胫腓联合失稳（骨间韧带或全部骨间膜损伤），临床需要胫腓联合螺钉固定以避免踝关节失稳。

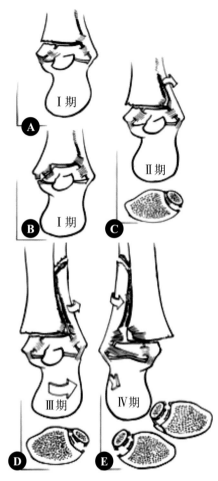

▲ 图 15-25　旋前外旋型踝关节骨折分期
A 和 B. Ⅰ期，内侧三角韧带断裂或内踝撕脱骨折；
C. Ⅱ期，胫腓前联合、骨间韧带损伤或 Chaput 骨折；D. Ⅲ期，外踝高位螺旋骨折；E. Ⅳ期，胫腓后联合损伤或后踝关节骨折

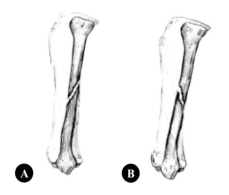

▲ 图 15-26　高位旋后外旋和旋前外旋鉴别
A. 高位旋后外旋腓骨骨折线为自前向后发生；B. 旋前外旋骨折为自后向前发生

（5）旋前背屈（pronation-Dorsiflexion）：高坠伤可导致不同类型的踝关节损伤（图 15-27），距骨背屈可导致前踝顶推骨折、距骨跖屈可导致后踝顶推骨折、距骨中立位导致轴向压缩。

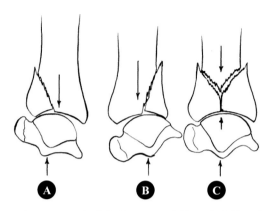

▲ 图 15-27　高坠伤的不同距骨位置导致踝关节骨折
A. 距骨背屈可导致前踝顶推骨折；B. 距骨跖屈可导致后踝顶推骨折；C. 距骨中立位导致轴向压缩

1953 年，Lauge-Hansen 增加了第五型踝损伤机制（旋前背屈），常见于高坠伤。此型损伤那个 Hansen 尸体生物力学研究不能完全复制骨折分期，而是根据 X 线和一例尸体解剖提出的，推测其发生过程分为四期，如下所示。

Ⅰ期：旋前背伸，前方宽大的距骨试图挤入踝穴，后方关节囊撕裂，内踝被推挤发生骨折，骨折前方开口并向后延伸，一般不累及后方胫骨后方皮质。

Ⅱ期：Ⅰ期骨折作用力继续，距骨失去内侧和后方的约束，继续背屈顶推胫骨关节面前方，导致其骨折并前外侧移位。

Ⅲ期：暴力继续导致高位腓骨骨折。

Ⅳ期：距骨撞击胫骨远端后方完整关节面部分，导致其沿着Ⅱ期骨折近端部位向后横行骨折（图 15-28）。

2. Danis-Weber 分型　Danis-Weber 分型是根据腓骨骨折高度予以分型。

A 型：骨折位于胫腓联合远端。

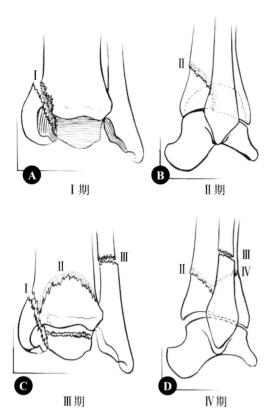

▲ 图 15-28　旋前背屈型踝关节骨折分期

A. Ⅰ 期，内踝关节骨折；B. Ⅱ 期，胫骨远端前方骨折；C. Ⅲ 期，外踝高位骨折；D. Ⅳ 期，胫骨远端后方横行骨折

B 型：经胫腓联合周围骨折。

C 型：胫腓联合以上骨折（图 15-29）。

C 型骨折一般需要手术干预，A 型骨折常非手术治疗，但此分型系统一致性较差，同时对踝内侧损伤缺乏描述。

3. AO 分型　基于 Danis-Weber 分型，AO 分型进一步细化了腓骨骨折粉碎程度、内 / 后踝损伤情况（图 15-30），AO 分型临床应用可靠，但对骨折治疗预后相关性仍需临床验证。

A 型：胫腓联合下型。

A1：单纯外踝关节骨折。

A2：外踝、内踝关节骨折。

A3：外踝、内踝、后踝关节骨折。

B 型：经胫腓联合型。

B1：单纯外踝关节骨折。

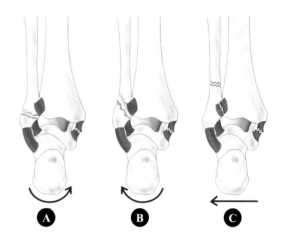

▲ 图 15-29　**Danis-Weber 踝关节骨折分型**

A. 腓骨骨折位于胫腓联合远端；B. 腓骨骨折位于胫腓联合周围；C. 腓骨骨折位于胫腓联合近端

B2：合并内踝关节骨折或内侧三角韧带断裂。

B3：外踝、内踝、后踝关节骨折。

C 型：胫腓联合上型。

C1：腓骨简单骨折。

C2：腓骨粉碎性骨折。

C3：高位腓骨骨折。

【病史】

根据受伤机制，初步判断患者损伤部位、有无伴发伤；对于单纯踝损伤，患者或目击者通常能够描述踝损伤机制，包括受伤时足的位置（背屈或跖屈，旋前或旋后等）、暴力方向（外旋或内旋），患者甚至可以描述韧带或骨折断裂响，由此临床可推断损伤机制及骨折类型。外伤至就诊时间，尤其是开放性骨折可以初步判断污染情况（图 15-31）。

既往史：糖尿病、吸烟、周围血管病变、营养不良、其他系统疾病或先前踝损伤病史可能会影响随后的临床诊治及预后。

【体格检查】

系统的体格检查对于踝损伤非常重要，对于严重的骨折脱位或开放性骨折诊断和早

◀ 图 15-30　踝关节骨折 AO 分型

胫腓联合下型	A1 单纯外踝关节骨折	A2 外踝、内踝关节骨折	A3 外踝、内踝、后踝关节骨折
经胫腓联合型	B1 单纯外踝关节骨折	B2 合并内踝关节骨折或内侧三角韧带断裂	B3 外踝、内踝、后踝关节骨折
胫腓联合上型	C1 腓骨简单骨折	C2 腓骨粉碎性骨折	C3 高位腓骨骨折

期干预比较简单，细致、全面的体格检查可以检出最初未曾发现的或更为隐匿的损伤（图 14-32）。

仔细的体格检查始于皮肤，任何伤口的存在都要考虑开放性骨折的可能，急诊室早期伤口探查非常重要，因为一旦伤口覆盖且病例未曾描述开放伤口情况，会导致随后的临床治疗陷入困境（图 15-33）。

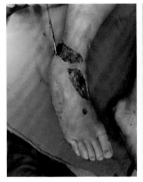
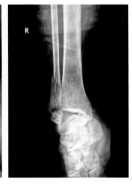

▲ 图 15-31　车祸外伤导致右踝开放性骨折
剧烈内收暴力导致外侧皮肤裂伤、腓骨短肌自肌腹撕脱、外踝（直接暴力）及内踝关节骨折，入院后给予清创、外踝穿针、石膏托外固定，后期行骨折固定及软组织重建

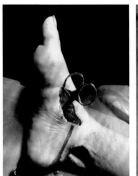
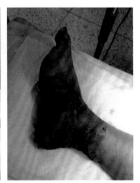

▲ 图 15-32　右踝损伤，足内侧、后侧开放性创口术中探查发现足跟脱套伤，但术前、术中均忽视了前足检查，术后前足脱套伤体现、广泛血肿形成，容易导致皮肤坏死

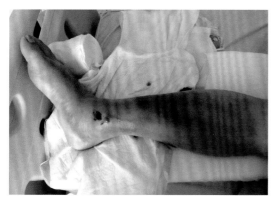

▲ 图 15–33 右踝损伤，内踝 5mm 开放性创口，考虑单纯裂伤，未予探查

术中探查发现开放性骨折，小腿大面积脱套，大量脓液溢出、广泛组织坏死，手术陷入困境

足部血管检查非常重要，包括脉搏和毛细血管充盈时间，静脉充血、灰白、青紫都需要关注。没有良好血供的肢体，即使骨折固定再好，预后也不会满意。如果脉搏不能触及，需要超声检查予以明确。经过踝关节支配足部的血管包括胫前、胫后和腓动脉，单支损伤很少导致足踝截肢。苍白提示继发于踝脱位导致的动脉阻塞或早期的筋膜室综合征。临床需要注意的是，踝损伤也可能导致筋膜室综合征，而其疼痛可能是唯一的主诉。

足部神经系统检查和跨踝的肌肉功能检查需要进行，足部神经支配相对恒定，足外侧（腓肠神经）、内侧（隐神经）、足背（腓浅神经）、足底（内、外侧跖神经）、第一趾蹼间隙（腓深神经），其感觉状态需要仔细检查。感觉和运动功能障碍可以是骨筋膜室综合征的早期表现，筋膜室压力检测可以辅助确定。

由于多数踝关节骨折属于内翻型损伤，外侧骨韧带复合体、三角韧带、内外踝、胫腓联合、第五跖骨基底都需要仔细检查，任何部位的损伤如不能除外骨折，都需要进行影像学检查。

踝局部皮肤挫伤和张力疱（blisters）需要关注，手术切口尽量避开。张力疱包括水疱和血疱，两者均代表表皮和真皮间的分离，清亮的张力水疱表示散在真皮细胞残留，创伤较小。Giordano 和 Koval 治疗了 53 例伴有张力疱的足踝关节骨折患者，19 例早期手术内固定（张力疱未破裂）；结果发现术后 2 例经血疱切口的患者出现伤口感染；同时不同的张力疱治疗方法（挑破、抽吸、保留水疱）最终结果无差异，其经验为保留水疱完整，对水疱完整且肿胀不明显的患者可以早期手术。Varela 等认为伤后 24h 内手术的患者张力疱形成概率增加，对于损伤能量较大的患者尽量延期手术，张力疱破裂后不久病原体开始克隆。总之，张力疱需要临床关注，但其不是手术的绝对禁忌。

【影像学检查】

足踝损伤是骨科急诊常见病种，足踝周围韧带损伤占所有运动伤的 14%～21%，而文献报道急性足踝损伤中仅有 13%～18% 出现骨折。

1. X 线　为避免足踝损伤骨折漏诊，临床通常需行 X 线检查。X 线检查不仅给患者带来辐射、增加就诊等待时间、降低急诊工作效率，同时也显著增加了医疗费用。为降低足踝损伤不必要的 X 线检查，Eggli 等制订了 Bernese 踝准则、Stiell 等制订了快速诊断规则（ottawa ankle rules，OAR），其中 OAR 是目前临床最常用足踝损伤骨折鉴别方法。

Meena 等研究发现，71 例 OAR 阳性患者 43 例骨折，69 例阴性患者无骨折；OAR 灵敏度、特异度、阳性预测率、阴性预测率分别为 100%、78.7%、100%、71.6%，可减少 51% 不必要的 X 线检查。Das 等研究 405 例患者后发现，251 例 OAR 阳性患者 61 例骨折，154 例阴性患者 1 例骨折；OAR 灵敏度、特异度、阳性预测率、阴性预测率分别为 98.39%、44.61%、24.30%、99.35%，减少 38.02% 的 X 线检查。Bachmann 等系统分析发现，OAR 敏感度平均 96.4%，特异度平均

26.3%，减少 30%～40% 的 X 线检查，基于 Bachmann 等报道许多国家推荐采用 OAR 对足踝损伤进行鉴别。

踝常规 X 线包括正位、侧位和踝穴位，如果怀疑腓骨近端骨折（Maisonneuve 骨折）需要拍摄小腿全长 X 线。由于踝穴相对水平面外旋 13°～18°（图 15–34），因此内旋 15°～20° 踝穴位（mortise view）可清晰显示内外踝间隙；同时下胫腓联合主切线也平行于 X 线投射方向，因此踝穴为成为判断踝关节骨折移位、失稳以及术中、术后评价的重要影像。

研究证实踝关节内骨折移位大于 2mm、胫腓联合间隙增宽、后踝关节骨折累及关节面 25%、内侧间隙增宽都是预后不良的指标。X 线阅片常见术语（图 15–35）如下。

(1) 内踝间隙（medial clear space，MCS）：内踝和距骨之间透亮区，关节软骨填充，此间隙主要由内侧三角韧带约束，其次是下胫腓联合，通常认为 MCS 正常值为 4mm。单纯下胫腓联合损伤 MCS 可增加 2～3mm。内踝间隙和胫 – 距穹窿间隙相等，大于 4mm 意味着距骨外移。

文献中关于 MCS 范围存在争论，Joshua 等对 49 例踝穴位 X 线测量后指出 MCS 垂直距离平均为（2.7±0.8）mm，倾斜距离平均为（3.2±0.7）mm，胫 – 距穹窿间隙（3.3±0.6）mm。通常认为 MCS 相对胫 – 距穹窿间隙大于 1mm 即提示异常。

(2) 胫腓联合间隙（tibiofibular clear space，TFCS）：胫骨远端软骨下骨线近端 10mm 部位胫腓联合腓骨内侧缘至胫骨腓侧切迹之间的透亮区，正位和踝穴位 X 线此间隙均小于 5mm。

(3) 胫腓联合重叠区（tibiofibular overlap，TFO）：胫骨远端软骨下骨线近端 10mm 部位胫腓联合重叠区。正位 X 线小于 10mm，踝穴位 X 线小于 1mm 即提示异常。

Shah 等研究 392 例患者后指出，正位 TFO 平均 8.3mm、TFCS 平均 4.6mm；踝穴位 TFO 平均 3.5mm、TFCS 平均 4.3mm。

(4) 胫距角（talocrural angle，TCA）：内外踝尖连线和胫骨远端软骨下骨线成角，正常值为 8°～15°。和健侧比较一般不会差 2°～5°，大于此范围即为异常。

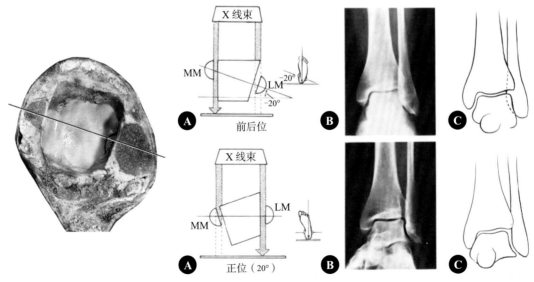

▲ 图 15–34　踝穴位 X 线原理图

踝穴解剖存在 13°～18° 外旋，正位 X 线难以清晰反应踝穴和胫腓联合间隙；内旋 15°～20° 踝穴位可清晰显示

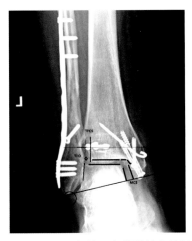

▲ 图 15-35　复位不良的踝关节骨折

MCS 大于 4mm，提示距骨外移；Shenton 线内踝、外踝部位均不连续；TFCS 和 TFO 正常范围，腓骨内侧软骨下尖（spike）上移，硬币征阳性。此例患者距骨外移由腓骨短缩或外旋所致，MCS 增宽是由于内踝关节骨折复位不良

MCS. 内踝间隙；TFCS. 胫腓联合间隙；TFO. 胫腓联合重叠区

　　(5) 距骨倾斜（talar tilt）：距骨穹窿面和胫骨远端软骨下骨线成角大于 5°，间隙差异大于 2mm 提示异常。

　　(6) 胫腓线（tibiofibular line）：又称为踝 Shenton 线，胫骨远端软骨下骨线和腓骨内缘连线连续不中断。

　　(7) 腓骨短缩（fibular shorten）：Shenton 线、腓骨内侧软骨下尖（spike）朝向胫骨远端软骨下骨、十分钱硬币征（dime sign）。硬币征（图 15-36）是指距骨外侧关节面最远点和腓骨远端腓骨长短肌腱走行窝呈一条弧线。

　　(8) 应力位 X 线：对于慢性踝关节损伤失稳患者，临床常需应力 X 线检查，包括距骨倾斜应力位（内翻/外翻、内旋/外旋、前后抽屉），但临床通常应用的为内翻应力（检查踝外侧韧带）、前抽屉实验（距腓前韧带）。通常认为前抽屉绝对移位大于 10mm 或相比对侧相对移位大于 5mm 为阳性；距骨倾斜绝对值大于 10° 或相对对侧大于 5° 即为阳性；外旋应力 MCS 增宽 3～4mm 提示内侧三角韧带损伤。

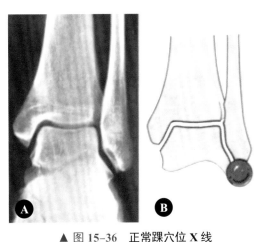

▲ 图 15-36　正常踝穴位 X 线

关节间隙等宽，Shenton 线完整；腓骨内侧软骨下尖（spike）朝向胫骨远端软骨下骨；距骨外侧关节面最远点和腓骨远端腓骨长短肌腱走行窝呈一条弧线

　　2. CT 扫描　CT 扫描可以观察关节破坏、骨折粉碎程度、骨折线方向、骨软骨损伤以及胫腓联合对位关系。目前学者推荐对踝关节骨折常规 CT 并三维重建，对于随后的手术操作（包括骨折复位、内固定安置等）具有重要指导意义（图 15-37）。

　　3. 超声、MRI、骨扫描　超声检查对于踝韧带损伤、骨折的诊断近年来得到广泛应用。Tollefson 等采用床旁超声对 OAR 阳性患者（50 足/踝）骨折检出情况研究后发现其灵敏度、特异度、阳性/阴性预测值均提高至 100%。超声动态检查韧带损伤情况甚至优于 MRI。

　　MRI 主要用于踝周围韧带等软组织损伤以及软骨损伤的评价。骨扫描主要用于疲劳骨折或其他隐匿骨折、感染、肿瘤样改变的诊断。

【特殊类型踝关节骨折】

　　1. Pott 骨折　1756 年 Percival Pott 在其小腿骨折康复期间写了几本专著，其中《Some Few General Remarks on Fractures and Dislocations》描述了一种严重踝关节骨折，其特点为腓骨

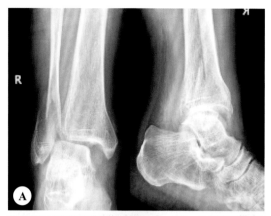

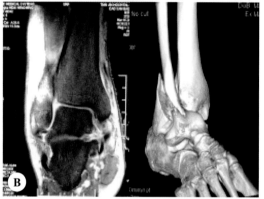

▲ 图 15-37　右踝旋后外旋骨折（Ⅳ期）

A. 术前 X 线提示低位外踝螺旋骨折、后踝撕脱、内侧胫距间隙增宽；B. MRI 提示内侧三角韧带断裂，CT 三维重建提示外踝关节骨折线方向及骨折块大小

尖近端 2～3 英寸横行骨折、内侧三角韧带断裂、距骨外侧脱位。Pott 认为损伤机制为外展暴力，但未对胫腓联合韧带损伤情况描述，似乎其本意表示该韧带完整，腓骨远端以其为轴旋转（图 15-38）。Ashhurst 等后来证实 Pott 描述的骨折并不存在，目前这个命名已经被废弃。尽管如此，Pott 对踝关节骨折处理的贡献在于骨折复位后的屈膝位固定来减轻小腿三头肌痉挛，而不是当时风靡的 Hippocratic 伸膝法。

2. Dupuytren 骨折　1939 年 Baron Dupuytren 第一个强调区分腓骨直接 / 间接暴力和足部强力运动导致的踝关节骨折。在其随后的骨折分型中，Dupuytren 假设踝关节骨折由足内收 - 外展所致（图 15-39），具体是否认识到内外

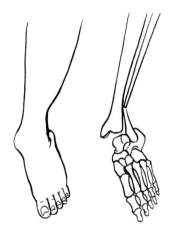

▲ 图 15-38　**Pott 骨折**

外展暴力导致内侧三角韧带断裂、腓骨横行骨折，但其认为胫腓联合未受损，此命名已淘汰

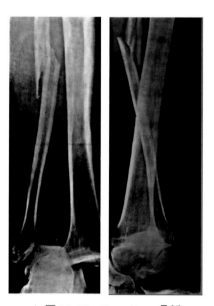

▲ 图 15-39　**Dupuytren 骨折**

外展暴力导致内侧三角韧带断裂、腓骨干骨折、距骨外侧半脱位

旋暴力不得而知。同时 Dupuytren 认为 Pott 骨折属于典型的外展暴力导致的腓骨骨折，有些学者称之为 Pott-Dupuytren 骨折。

与 Pott 一样，Dupuytren 对胫腓联合损伤认识不足，但在其 200 例踝损伤中，1 例距骨近端、外侧移位病例观察到胫腓联合韧带损伤。因此，有学者认为 Dupuytren 第一个认识到下胫腓联合失稳。总之，Dupuytren

总结的病例可分为"不存在的"Pott 骨折和下胫腓联合失稳踝关节骨折，后者被其学生 Maisonneuve 继承并推广。

3. Maisonneuve 骨折　Maisonneuve 继承了老师 Dupuytren 理念并率先提出外旋暴力导致踝关节骨折；两本书夹尺，尺好比距骨，距骨外旋可导致腓骨螺旋骨折（图 15-40）。Maisonneuve 认为外旋暴力，如果下胫腓联合完整可导致腓骨远端典型斜形骨折（Pott-Dupuytren 骨折）；如果胫腓联合断裂，可导致腓骨近端骨折。尽管腓骨远端骨折常见，但仅高位腓骨骨折命名为 Maisonneuve 骨折。临床对于单纯内踝或内侧三角韧带损伤患者一定要拍摄小腿全长相，避免漏诊，同时单纯高位腓骨骨折一定要注意踝关节损伤情况。

4. Cotton 骨折　1915 年，Frederic J. Cotton 认为发现了一个新的踝关节骨折分型，其特点为后踝关节骨折同时伴有内外踝关节骨折、距骨后脱位（图 15-41）。1932 年 Henderson 称之为三踝关节骨折。事实上，1812 年 Cooper 即描述了这种骨折；但是 Cotton 在那个时代强调了此型骨折诊断和治疗均有别于 Pott 骨折。

5. Bosworth 骨折　1947 年 Bosworth 报道了 5 例伴有外踝关节骨折的踝损伤，由于近端腓骨卡在胫骨后结节后方导致闭合复位不能（图 15-42）。3 例施行了切开复位内固定，2 例诊断较晚最终行关节融合术。术中发现骨间膜紧张并固定腓骨近端于胫骨后方，需要很大力量予以复位。

Bosworth 认为外旋暴力导致腓骨脱位然后发生骨折，目前认为 Bosworth 骨折属于不典型旋后外旋骨折。至今，文献报道大约 30 例，其中 3 例腓骨未出现骨折，因此推断 Bosworth 骨折发生机制正确。

6. Wagstaffe（LeFort）骨折　1875 年 Wagstaffe 报道了 2 例腓骨远端垂直骨折患者，1 例患者愈合后出现腓骨前方痛性结节，1 例死亡

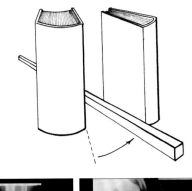

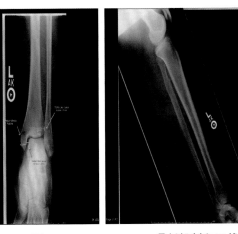

▲ 图 15-40　**Maisonneuve 骨折机制和 X 线**
距骨外旋导致腓骨高位骨折，同时伴有下胫腓联合损伤、内踝关节骨折或韧带断裂

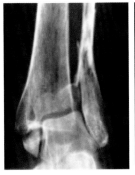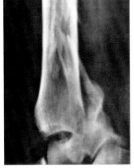

▲ 图 15-41　**Cotton 三踝关节骨折**

尸检发现腓骨远端骨折并伴有垂直骨块。但 Wagstaffe 并未对骨折机制进行深究。

1886 年 LeFort 报道了 3 例单纯外踝前方骨折，骨折块包括距腓前韧带和胫腓前联合韧带附着点部位，因此认为是由于足旋后内收导致的距腓前韧带牵拉导致撕脱骨折。但

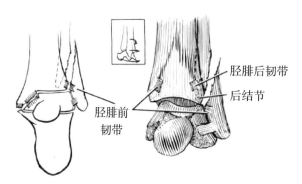

▲ 图 15-42 **Bosworth 骨折**

胫腓后韧带
后结节
胫腓前韧带

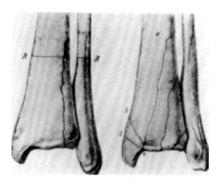

▲ 图 15-44 **Tillaux 骨折**

Bonnin 认为距腓前韧带牵拉不会出现此类骨折。Pankovich 把 Wagstaffe 骨折分为三类：Ⅰ类，撕脱骨折，无明显移位；Ⅱ类，撕脱骨折伴外踝关节骨折；Ⅲ类，撕脱骨折伴 Tillaux 骨折、外踝关节骨折（图 15-43）。

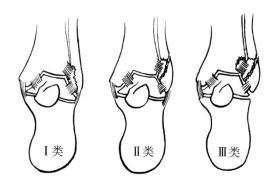

Ⅰ类　　　Ⅱ类　　　Ⅲ类

▲ 图 15-43 **Wagstaffe 骨折分型**

7. Volkmann-Tillaux 骨折　1875 年 R. von Volkmann 首先描述了胫骨前外侧骨折，骨折块可较小或较大（图 15-44）。然而，目前我们谈"Volkmann 骨折"通常指的是后踝撕脱骨折（距腓后韧带牵拉）。1890 年 Tillaux 试图否定 Maisonneuve 骨折机制时发现，外展暴力导致了胫骨前方、后方结节的撕脱骨折。

目前对胫骨切迹周围骨折通常命名如下（图 15-45）：前方结节骨折（Tillaux 骨折）、后方结节骨折（Volkmann 骨折）、腓骨前方结节骨折（Wagstaffe 骨折）。

8. 三平面骨折（triplane fracture）　三平

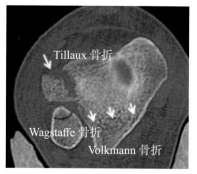

Tillaux 骨折
Wagstaffe 骨折
Volkmann 骨折

▲ 图 15-45 **胫骨切迹周围骨折**

面骨折是指发生于胫骨远端三个平面的骨折，横断面为骺板损伤、矢状位为骨骺损伤、冠状位为胫骨远端干骺端损伤（图 15-46）。Cooperman 等报道了 15 例三平面骨折治疗经验，患者平均年龄 13 岁零 5 个月。好发年龄提示胫骨远端内侧半骨骺闭合，正位 X 线提示骨折起自胫骨远端骨骺垂线并沿骨骺水平向腓骨侧，侧位 X 线提示骨折线自近端骨骺朝向胫骨远端后方干骺端。

如果手法复位三平面骨折失败，需要切开复位，尽管此骨折损伤骨骺，但由于其接近愈合，骨骺损伤对此类患者并不是非常重要。

9. "劈木机"损伤（logsplitter injury）　任何暴力导致的下胫腓联合分离同时伴有距骨上方脱位至胫腓联合间隙，无论是否伴有腓骨骨折均称之为"劈木机"损伤（图 15-47）。Bible 等认为此损伤通常是由踝承受旋转或弯曲应力同时施加轴向负荷。高能量损伤时，距骨楔入下胫腓联合，导致其进一步增宽同

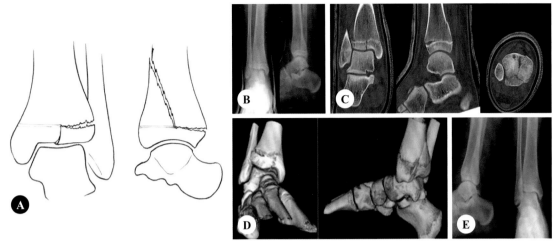

▲ 图 15-46 **12 岁，男性，左踝三平面骨折**
A. 示意图；B. 正侧位 X 线；C. CT 重建；D. CT 三维重建；E. 闭合复位 4 个月后骨折愈合

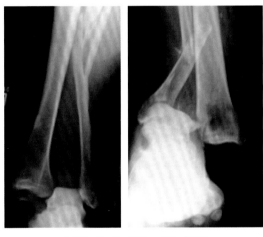

▲ 图 15-47 **"劈木机"损伤**
下胫腓联合分离，伴有距骨外上方移位，同时伴有胫骨远端关节面骨折

时伴有胫骨远端关节面骨折和严重的软组织损伤。Bible 报道了 23 例劈木机损伤，其中 11 例（48%）累及胫骨远端，其中 5 例（22%）Chaput 骨折、5 例（22%）后踝关节骨折、6 例（26%）伴有关节面压缩。

【临床治疗】

踝关节周围解剖结构并不复杂，即使手术治疗其入路也相对简单，实际上踝关节骨折治疗的复杂在于其理念。骨折复位、腓骨

高度恢复、内踝间隙、胫腓联合恢复等均为毫米级。如前所述，即使轻度的踝关节失稳，其后果也是毁灭性的、早发的关节炎。

踝关节骨折治疗包括手法复位、石膏或支具固定、内固定、外固定、关节镜监视下骨折复位固定等。踝关节骨折治疗目的在于恢复踝的解剖、力线结构，外踝高度和旋转的恢复尤其要放在首位。

1. 治疗前评估 无论采用什么治疗方法，以下几项必须认真评估。

(1) 血供。

(2) 脱位或明显畸形的复位。

(3) 开放伤以及软组织损伤的护理。

(4) 骨性结构精确复位。

(5) 损伤软组织修复，包括肌腱、神经、血管等。

(6) 康复。

(7) 快速诊治潜在并发症。

急诊接诊踝关节骨折患者后，即刻需要明确血供状况，包括脉搏和末梢血供，如果动脉搏动触不到，需要超声明确。如果存在血管危相，可能是由于踝脱位或畸形所致的血管牵拉，急诊需要复位解除软组织压迫并恢复动脉血供。神经阻滞或血肿内麻醉均可

采用，以减轻患者疼痛并利于复位。

开放创口要重视，即使小创口也可能伴有广泛的软组织损伤，急诊探查不能忽视。仔细清创、大量生理盐水冲洗、稀聚维酮碘溶液浸泡伤口、经验性抗生素应用均可降低开放性骨折感染率。简单外固定或内固定可以部分纠正骨折畸形，便于后期手术。

2. 手术治疗与非手术治疗 许多文献对比了踝关节骨折非手术治疗和手术治疗的结果，结论各不相同。主要是因为骨折分类、损伤严重程度、骨折复位情况、既有的关节病情况、敏感的可复制的疗效评价方法很难做到统一。

随着骨科治疗逐渐倾向于手术以及 AO 理念的推广，90% 的患者效果良好。但近期瑞典的一篇研究指出，仅有 1/3 的 Weber B 型骨折彻底康复，44% 患者术后工作时踝关节不适，61% 患者运动时踝关节障碍，因此踝关节骨折的手术效果并不是想象的那样理想。

Wei 等对双踝或三踝关节骨折非手术治疗随访 20 年后其 FAS 评分高达 98 分；另有研究指出手术治疗术后出现踝关节退变的概率相当于或高于非手术治疗，且关节病和初始创伤、骨折复位无关。但众所周知，手术复位不会导致关节病发生，这些非手术治疗良好的文献难以评价；而且手术组的患者如果复位不良会显著降低其整体评分。

手术或者手法复位达到的解剖复位程度不是评价踝关节骨折预后唯一的影响因素，其他因素包括患者软组织损伤情况、软骨损伤、肌腱和韧带损伤、年龄、精神状态等都很重要。因此，其治疗不是唯一，评价也不是唯一。

Lindsjo 等报道了 321 例手术治疗的踝关节骨折患者，手术均采用 AO 原则。306 例（95%）患者随访 2～6 年，结果发现非深部感染率为 1.8%，优良率 82%、一般 8%、差10%，14% 患者出现创伤性关节炎，尤其常见于中年女性；关节炎程度和患者预后直接相关。

影响术后效果的主要因素包括骨折类型、复位情况、性别。精确复位、坚强固定、早期小腿支具保护下地负重练习是踝关节骨折良好康复的重要因素。

其他研究证实，年龄、开放性骨折、外踝关节骨折、内外踝关节骨折复位程度、下胫腓联合复位程度都对骨折预后有影响。

其他已经证实的具有显著相关性的指标：①下胫腓联合复位程度与晚期关节炎；②胫腓联合初始复位与晚期失稳；③胫腓联合晚期失稳与最终预后程度；④外踝复位程度与胫腓联合解剖恢复。

Chissell 等认为胫腓联合增宽 1.5mm 预后较差。Pettrone 等报道，年龄、骨折复位程度、胫腓联合复位程度、内侧三角韧带解剖重建可对 81% 的患者进行预后评价。

3. 手术时机 Mandi 对踝关节骨折的手术时机进行了详细描述。组织损伤修复需要经历炎症期（inflammatory）、增生期（proliferative）和重塑期（reparative）。除了骨折伴有肢体血供障碍、开放性骨折、不稳定脱位、软组织坏死风险，Mandi 推荐对踝关节骨折延期手术便于软组织从最初的创伤中修复。

闭合骨折的软组织损伤也不容小觑，没有良好软组织保护的骨折治疗风险很高。尽管 Fogel 等表示超过 1 周的踝关节骨折复位困难，Breederveld 等认为延期和早期踝关节骨折手术结果无明显差异，延期只是增加了住院时间。Mandi 推荐肢体抬高、后方支具保护、Jones 加压包扎肢体固定至少 1 周，软组织肿胀消退后方可手术。2003 年 Tull 和 Borrelli 指出钝性软组织挫伤包括微循环障碍和炎性反应导致的局部组织缺氧和酸中毒；Schaser 等指出创伤诱导的微循环障碍和白细胞聚集会严重阻碍早期骨折修复。早期手术会进一步加重骨折周围炎症反应，阻碍骨折愈合，炎症反应一般持续 32h，伤后 5 天炎症反应基本消失。因此笔者同样推荐对踝关节骨折延期手术（伤后最少 3 天，肿胀消退、皮肤皱纹出现），延期手术不仅可避免加重炎症反应期的软组织创伤，同时直接进入骨折愈合的增殖期并促进骨折愈合。

4. 闭合与切开复位 Carr 和 Trafton 指出踝关节骨折复位才是关键，无论采用手法复位或者切开复位。随着新型内固定金属材料的进步和 AO 骨折治疗理念推广，90% 的旋后外旋骨折患者可以获得良好手术效果。

复位的基本理念在于采用最安全、最可靠的方法恢复踝的解剖和力学结构。腓骨骨折移位、短缩、后踝关节骨折面累及 30% 以上均会导致直接或间接的关节软骨破坏。Gumann 等推荐对所有旋后外旋、旋前外展、旋前外旋骨折均采用切开复位内固定；螺旋或者斜形骨折自身不稳定，手法复位通常失败；无移位的不全骨折可以采用非手术治疗。

伴有血管危象或软组织压迫的骨折需要即刻复位；闭合复位通常采用顺骨折机制方法打开骨折，然后牵引逆骨折机制复位。手法复位能够做到恢复胫距对线，但是外踝关节骨折由于旋转和短缩很难复位，手法复位不良需要切开复位。

5. 闭合复位手法及护理 多数踝关节骨折可以采用闭合复位治疗，成功与否主要取决于骨折稳定性。冠状位踝可视为一个解剖环，类似于骨盆骨折，环单处断裂稳定，两处断裂即为不稳定（图 15–48）。内踝和三角韧带组成内侧结构，外踝和外侧韧带组成外侧结构，下胫腓联合为顶部结构。

下胫腓联合损伤可导致距骨外移、旋转，MCS 间隙增宽。单纯拉伤无骨折可以采用短腿石膏非手术治疗，足固定于中立位，4 周后开始部分负重练习。密切随访，一旦发现间隙增宽，需要手术清理、修复、固定胫腓联合。

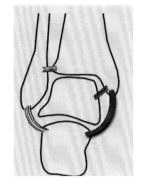

▲ 图 15–48 踝环形稳定结构

单纯内踝关节骨折无明显移位可以采用非手术治疗，但要注意骨折移位、胫骨后肌肌腱刺激、骨折不愈合风险。临床需要注意内踝关节骨折和后 Pilon 骨折鉴别，CT 可辅助诊断。石膏固定 4 周后在行走靴保护下逐渐开始下地活动。

单纯外踝关节骨折可以采用非手术治疗，如果伴有内侧结构损伤需要手术。内固定的兴起使得移位的外踝关节骨折倾向于手术治疗，但对于某些年老、体弱患者最好采用保守方法。足部内旋、外侧压迫外踝可以维持复位，小腿石膏固定 4～6 周，每周检查骨折位置情况，6 周后更换髌腱行走石膏，8 周左右骨折即可愈合。如果发现外踝关节骨折移位，简单的切开复位固定即可完成手术。

外踝尖撕脱骨折可按照严重踝扭伤处理，石膏或支具固定 4 周后开始功能康复。Weber A1 型、旋后外旋 Ⅱ 度外踝关节骨折均可非手术治疗。下面四项属于外踝关节骨折手术指征。

(1) 骨折外侧或后侧移位＞2mm，胫距角与患侧相比＞5°。

(2) 明显的内踝肿胀或压痛。

(3) 距骨外移（MCS＞4mm）。

(4) 应力位 X 线阳性。

6. 手术方法 踝关节骨折手术遵循 AO 原则，注意软组织保护、骨折解剖复位、坚强固定、早期功能康复。

(1)腓骨骨折：在踝关节骨折中腓骨骨折
居于核心地位，腓骨解剖力线和高度恢复是
避免术后并发症的关键。即使内侧三角韧带
完整，外踝复位不良也会导致踝穴增宽、距
骨外移。旋后外旋和旋前外展踝关节骨折通
常伴有腓骨骨折移位 1~2mm，可导致腓骨短
缩和距骨外移。

Ramsey 等研究发现，距骨外移 1mm 胫
距关节面接触面积减少 42%，距骨外移 3mm
接触面积减少 60%。Thordarson 等生物力学研
究表明，腓骨短缩、外移、外旋三个因素中，
腓骨短缩对距骨穹窿中部、后外侧区域的接
触压力影响最大。Curtis 指出即使内侧三角韧
带完整，外踝复位不良也会造成踝关节接触
压力巨变。

外踝关节骨折诊治临床一定要明确其损
伤类型，旋后外旋Ⅱ期非手术治疗效果良好，
一旦伴有内侧韧带或内踝关节骨折，Ⅳ期累
及踝稳定环全部，不稳定，需要手术治疗。

外踝切开复位通常采用止血带下操作，
侧位，患肢内旋，确定骨折部位后行纵向切
口（针刺确定腓骨可避免切口偏移过多），远
端切口弧向前方便于显露前胫腓联合。

① 撕脱骨折：可以采用缝合、锚钉、螺
钉固定，较大撕脱骨块可采用单枚螺钉或张
力带固定。

② 螺旋骨折：复位后复位钳临时固定，
采用加压螺钉固定远近端（主要固定），预弯
钢板并安置于腓骨外侧，起到支持钢板作用
（图 15-49）。钢板远端可安置 2~3 枚螺钉，
近端安置 3 枚螺钉；螺钉可选自攻皮质骨螺
钉。尽管后侧入路后方抗滑钢板可以避免腓
骨外侧钢板推顶；但后侧切口对探查胫腓联
合、观察距骨外侧沟不便，临床应用较少。

③ 旋前外展导致的弯曲骨折：常伴有蝶
形骨块，解剖复位后可选择 1/3 管状钢板支持
固定，加压会导致腓骨短缩，因此一般不选
择加压固定。

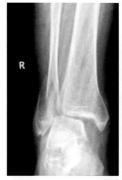
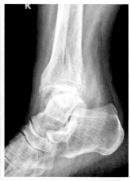
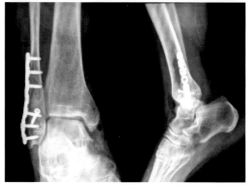

▲ 图 15-49　右旋后外旋骨折Ⅳ期
外踝采用加压钉联合支持钢板固定，内踝采用可吸
收锚钉修复三角韧带

④ 旋前外旋导致的腓骨高位骨折：常
为短螺旋骨折，骨折复位后采用克氏针临时
固定，然后采用外侧钢板固定；多数患者腓
骨解剖复位后踝关节脱位自动恢复正常解剖
对线。腓骨高度恢复困难时可采用骨折撑开
器辅助牵开，手法牵引很难恢复其高度。最
后需要修复胫腓前联合韧带，Wagstaffe 或
Chaput 骨折可采用螺钉固定。

(2)内踝关节骨折：内侧三角韧带位置距
骨前外侧稳定，抵抗其外旋，尤其是跖屈位。
因此即使外踝关节骨折复位固定后内踝自动
复位，仍需内踝固定保持距骨稳定，以避免
内踝关节骨折不愈合、踝关节失稳等并发症。

小的撕脱骨折或韧带撕脱可采用带线锚
钉修复。如果术中发现外踝复位良好，而内
踝复位困难，需要探查距骨内侧沟，清理填
充韧带残端。韧带或骨折修复时注意牵开胫
骨后肌腱，一方面保护肌腱，另一方面避免

肌腱卡入骨折线 "Coonrad-Bugg trapping"。

内踝关节骨折固定方法取决于骨折线方向，Muller 等把内踝关节骨折分为 4 型（图 15-50）：①内踝尖撕脱骨折；②踝穴平面撕脱骨折；③内踝斜形骨折；④内踝垂直骨折。单 / 双空心螺钉、张力带或者克氏针固定均可。

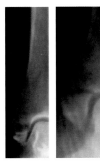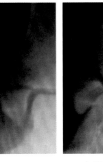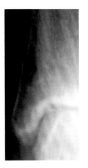

▲ 图 15-50　**Muller 内踝关节骨折分型**

(3) 后踝关节骨折：单纯后踝关节骨折少见，发生率为 1%；常伴随于其他踝关节骨折（7%～14%）。后踝关节骨折常见于旋后外旋、旋前外旋型踝损伤，少见于旋前外展和旋后内收型。

Bonin 等把后踝关节骨折分为三类：①关节外型（类似于前结节 Tillaux 撕脱骨折）；②关节内型（累及胫骨后外侧关节面）；③胫骨后内侧缘型（累及胫骨远端较大关节面）。CT 扫描可清晰显示后踝关节骨折情况。

Hartford 等研究证实，后踝关节骨折累及关节面 33% 时，胫距关节接触面显著减少，骨折块越大对踝稳定和关节面压力影响越大。DeVries 等发现小于 25% 的骨折无须固定，目前通常认为后踝关节骨折累及 25%～35% 关节面需要内固定。而且后踝固定并不复杂，大块骨折可采用螺钉固定、小块骨折需要采用抗滑钢板或线性钢板固定。经腓骨长短肌外侧入路，推离开姆长屈肌胫骨后方附着，很容易显露后踝关节骨折并复位，螺钉安置时避免进入踝关节。

(4) 下胫腓联合：下胫腓联合对于维持踝穴稳定起到重要作用，单纯胫腓前联合韧带损伤不会导致踝失稳。术中腓骨牵拉 Cotton 实验如果腓骨外移 3～4mm 提示胫腓联合失稳，需要修复固定。

有学者认为，所有的 Weber C 型骨折都需要下胫腓联合螺钉固定。但有研究发现仅踝穴近端 3.5～4.0cm 以上的骨间膜损伤会导致胫腓联合失稳。Chissel 和 Jones 推荐踝穴上方 3.5cm 的外踝关节骨折同时伴有内侧三角韧带损伤时需胫腓联合固定。Boden 等认为只有腓骨骨折高于踝穴 4.5cm 时需要固定胫腓联合。

Burns 等研究发现胫腓联合失稳伴有内侧三角韧带损伤时，胫腓联合间隙增宽 0.73mm，踝穴接触面积减少 39%，踝关节接触压力峰值增加 42%，腓骨骨折稳定与否对实验结果无显著影响。Burns 研究证实了内侧三角韧带在维持距骨正常生物力学位置的重要性。

胫腓联合螺钉安置通常采用 1 枚或 2 枚螺钉固定，方向后外至前内（踝穴相对水平面外旋 13°～18°）平行于踝穴，植入高度为踝穴上方 1.5～3cm（防止进入下胫腓联合）。经外侧腓骨钢板钉孔固定可以增加其固定力量。螺钉可采用全螺纹 3 皮质或 4 皮质固定，可吸收螺钉、Tightrope 系统（Arthrex）亦可采用。固定时保持踝最大程度背伸，因为术后踝背伸时腓骨需要外移 2mm，如果踝中立位固定下胫腓联合容易导致术后背伸障碍。Olerud 等认为踝跖屈每增加 1°，背伸减少 0.18°。

外踝关节骨折时，良好的复位和固定是成功修复下胫腓联合的基础。外踝及外侧韧带复合体是保持距骨正常解剖位置、防止其外移的最主要结构。安置下胫腓联合螺钉后一定要限制负重，防止螺钉断裂。Scranton 等证实负重时腓骨外移 2.4mm。取出下胫腓联合螺钉前一定要确定腓骨骨折愈合情况，术后 6 周腓骨一般均可愈合，取出后需要部分负重一段时间。

也有学者认为 6 周固定不足以让胫腓联合

牢固愈合，需要再增加 4～6 周的保护下负重，然后取出螺钉；但是本方法螺钉断裂率高达 10%。Mandi 等推荐采用 3.5mm 直径皮质骨螺钉 4 皮质固定 8 周然后取出。Tightrope 系统允许患者早期负重并且无二次取出之虞。

(5) 距骨回家技术：失稳旋前型踝关节骨折通常伴有内踝骨 - 韧带损伤、下胫腓联合分离、外踝和后踝关节骨折。传统手术常以内、外、后踝局部骨折复位固定为中心，忽视胫距关节整体复位，术后外踝高度、胫距力线恢复不良、下胫腓联合复位不良等发生率较高。针对旋前型踝关节骨折精准复位困难的问题，2019 年孙振辉提出了"解剖路径骨 - 韧带修复技术"，明显提高了踝关节骨折复位质量和临床效果。在随后的临床实践中，进一步采用距骨回家技术改进了外踝高度、力线和下联合精准复位方法。

① 手术入路。

- 内踝内侧或前内侧弧形切口：显露内踝骨 - 韧带损伤和距骨内侧穿窿，清理关节内骨 - 软骨碎屑。三角韧带断裂患者于距骨旋转中心预先安置锚钉，尾线穿丘间沟至内踝前丘骨隧道备用。

- 外踝远端切口：于外踝远端作弧形切口，显露下胫腓联合、距腓前韧带和距骨外侧穿窿，清理下胫腓联合间隙。

- 后踝切口：伴有后踝压缩骨折或骨块≥1/3 胫骨关节面患者行后踝切口，单纯后踝撕脱骨折不予显露。屈膝盘腿"4"字体位，于跟腱内侧作 5cm 纵向切口，经足拇长屈肌和胫后神经血管束间隙掀起足踇长屈肌腹，清晰显露后踝关节骨折。

- 外踝关节骨折局部切口：透视定位后以骨折线为中心作 3cm 切口，显露并清理骨折间隙。

② 骨折复位。

- 距骨回家：外旋外踝显露胫骨远端腓侧切迹和距骨外侧穿窿，经脱位下联合采

用骨膜起子压迫距骨外侧突使之配准胫骨远端腓侧切迹。保持踝背伸 0°，经跟骨克氏针垂直固定胫距关节。踝穴位 X 线透视确定沈通线、胫距力线恢复满意后，复位内踝关节骨折并采用克氏针临时固定。

- 外踝高度恢复：于外踝远端经髓腔插入克氏针（#2.0）或弹性针，经外踝关节骨折线导入近端髓腔，于外踝关节骨折远、近端打入克氏针并撑开恢复外踝高度。

- 外踝旋转畸形矫正：拔除跟骨克氏针，保持踝背伸 0°，布巾钳牵拉内旋外踝紧贴距骨外侧关节面恢复外踝旋转力线。

- 下联合复位：拇指按压 Tillaux 结节 - Wagstaffe 结节复合体，2 枚克氏针（#2.0）经外踝固定下联合。X 线透视踝正侧位、踝穴位满意后行骨折内固定。

③ 骨折固定与韧带修复。

- 内踝骨韧带损伤：内踝关节骨折采用 2 枚空心钉固定；三角韧带断裂采用单锚钉修复，尾线远端缝合于胫舟韧带。

- 外踝关节骨折和下联合固定：外踝关节骨折线位于踝穴上方 10cm 以内时，经外踝远端切口插入钢板经皮锁定固定，下胫腓联合采用经钢板单螺钉 3 皮质固定。外踝关节骨折线位于踝穴上方 10cm 以上时外踝关节骨折采用髓内克氏针固定、下联合采用 2 枚皮质螺钉 6 皮质固定。

- 后踝关节骨折：骨折切开复位患者采用空心钉或钢板固定。

- 距腓前韧带：经外踝远端切口探查距腓前韧带，韧带松弛（Ⅰ～Ⅱ度）行下伸肌支持带 Brostrom 紧缩缝合；韧带断裂（Ⅲ度）采用锚钉修复。

伤口缝合前再次透视确定踝关节骨折复位固定情况。复位固定满意后经内踝前内、外踝远端切口修复踝关节前关节囊。伤口缝合完毕后局部注射止痛药，不安置引流、不

进行踝关节石膏或支具固定；厚敷料覆盖并采用弹力绷带包扎切口。

④术后处理：术后常规抗凝、抗感染治疗。患者麻醉苏醒后即开始下肢活动练习，术后 1~2 天疼痛缓解后部分负重下地活动，并逐渐加大负重力量至完全负重，术后 2 周伤口拆线后完全负重。术后 3 个月取出下胫腓联合螺钉，嘱患者开始蹲起、跳跃等活动练习。

距骨回家技术复位旋前型踝关节骨折的临床优势。

失稳旋前型踝关节骨折常伴有胫距关节脱位和下联合失稳，采用距骨回家技术具有以下优势。

- 即刻实现踝关节骨折主要骨折线复位：旋前型踝关节骨折中的内踝、外踝、后踝关节骨折和脱位胫距关节本质是整体踝关节骨折的局部表现，其中胫距关节是最主要骨折线。距骨回家技术即刻实现最主要骨折线复位，内踝、后踝关节骨折在距骨周围软组织牵拉下均能轻松复位（臣服现象）。

- 解除脱位距骨对外踝关节骨折复位的阻挡：旋前型踝关节骨折外踝关节骨折线常高于下胫腓联合阶段（Weber C），单纯在外踝关节骨折线视窗内复位容易受到脱位距骨的阻挡，导致其高度、力线和旋转恢复困难。

- 提供了外踝旋转力线恢复基础：下胫腓联合为三维动态关节，其旋转力线恢复困难；同时对于粉碎、压缩型外踝关节骨折单纯依靠外踝关节骨折线无法实现精准旋转复位。良好复位的距骨，其外侧关节面配准腓骨远端关节面可为外踝旋转精准复位提供可靠标志。

(6) 术后处理：踝关节骨折术后需要短腿石膏托或支具固定 4~6 周，限制负重活动。定期复查 X 线，确定患者下地行走时间。患者术后即刻开始踝关节屈伸活动，限制内外翻活动。患者可进行康复理疗，促进肌肉力量及踝关节活动度恢复。X 线明确骨折愈合之后患者可恢复受伤前的日常活动及工作。

【并发症】

踝关节骨折术后并发症并不少见，发生率介于 1%~40%。Nelson 等研究指出开放性骨折、糖尿病、周围血管病是预示踝关节骨折术后并发症的因素。

踝关节骨折并发症可分为术前、术后早期和晚期并发症，其中最常见的并发症为术后伤口问题。Hirvensalo 等分析了 273 例 2002—2007 年医疗保险赔付的踝关节骨折患者，其中 35% 为手术技术失误，23% 为诊断失误，治疗问题占 15%，深部感染占 13%。踝关节骨折平均住院时间为 7 天，深部感染患者延迟至 1 个月。

术前一定要告知患者术后康复过程及可能的并发症，包括持续疼痛、骨折不愈合、内固定导致的疼痛或松动、断裂、二次手术内固定取出，术后感染、骨髓炎、截肢等风险。对伴糖尿病患者尤应重视，其自身进展的 Charcot 关节炎极有可能导致截肢。

1. 伤口并发症 伤口并发症是踝关节骨折术后最常见并发症，包括边缘坏死、裂开、浅表和深部感染。主要原因包括损伤特点、患者因素以及手术相关因素。浅表感染发生率为 1.4%~5.5%，糖尿病患者感染率可高达 19%。术后感染会延长患者住院时间并增加医疗费用超过 3 倍；浅表感染还可能恶化为深部感染，导致永久性功能丧失、截肢或者死亡。

2. 创伤性关节炎 创伤性关节炎是踝关节骨折术后常见并发症，术前一定要向患者详细讲述，损伤越重关节退变概率越高。Beris 等指出单踝关节骨折术后关节炎发生率为 3.7%（1/27）、双踝关节骨折 20.7%、三踝关节骨折 29%（17/50）。此外，后踝关节骨折块大小和关节退变相关，骨折块小于 25% 关节面，关节炎发生率为 26.2%；大于 25% 关节炎发生率为 35%。

3.骨折不愈合和畸形愈合 踝关节骨折后不愈合发生率较低，为 0.9%～1.9%。常见于内踝关节骨折，主要是由于软组织嵌入或固定不良。非手术治疗外踝关节骨折不愈合率为 2%。

骨折不愈合原因包括骨折复位不良或固定不可靠，导致骨折端异常活动、骨膜剥离导致血供障碍等手术因素，其他因素包括感染、糖尿病、酗酒、营养不良等。踝关节骨折后 6 个月局部仍有持续疼痛，应该考虑不愈合，需要手术干预。

多种原因可导致踝关节骨折复位或骨折位置维持不良，包括骨折粉碎、骨质不佳、手术技术问题等。Soohoo 等对 57 183 例踝关节骨折随访，发现术后 3 个月内翻修率为 0.8%。骨折畸形愈合导致踝穴匹配不良，引起术后疼痛、功能障碍以及软骨退变，并最终导致关节炎。

腓骨短缩和旋转不良是踝关节骨折畸形愈合最常见的问题，也是翻修时最难重建的。畸形愈合 X 线通常表现为内外侧间隙不对称、距骨倾斜或位移、距骨前 / 后脱位、腓骨短缩等。腓骨短缩需要在踝穴位 X 线判别，包括 coin 征、spike 征、胫距角改变等。CT 三维重建可显示外踝旋转不良。

4.糖尿病与踝关节骨折 随着糖尿病人群的增加，创伤科医生需要重视其诊断和处理。糖尿病患者术后感染、内固定失败的概率较高，主要由于糖尿病相关的周围神经病变、骨质量差等。Bevilacqua 等认为不要依赖传统的骨折加压内固定方法达到糖尿病踝关节骨折稳定，需要调整手术技术并加用其他方法增进骨折稳定，软组织套损伤越小越好。经皮固定或经皮联合有限切开锁定钢板固定可减少软组织损伤。

AO 原则同样适用于糖尿病患者，但是要分开考虑，尤其是对伴有骨质疏松的糖尿病患者。骨折断端适宜的加压、长钢板桥形固定、增加下胫腓联合固定钉数目或采用 ZipTight 融合缆索系统都是糖尿病踝关节骨折治疗的经验。

对于骨质量特别差、依从性差或不能限制负重、合并神经系统疾病等患者，需要内外联合固定，甚至可以采用经跟骨跟距胫穿针固定直至骨折愈合。

（孙振辉）

参考文献

[1] Tollefson B, Nichols J, Fromang S, et al. Validation of the Sonographic Ottawa Foot and Ankle Rules (SOFAR) Study in a Large Urban Trauma Center [J]. J Miss State Med Assoc, 2016,57(2):35–38.

[2] Luckino FA, Ⅲ, Hardy MA. Use of a flexible implant and bioabsorbable anchor for deltoid rupture repair in bimalleolar equivalent Weber B ankle fractures [J]. J Foot Ankle Surg, 2015,54(3):513–516.

[3] Futamura K,Baba T,Mogami A, et al. Malreduction of syndesmosis injury associated with malleolar ankle fracture can be avoided using Weber's three indexes in the mortise view [J]. Injury, 2017,48(4):954–959.

[4] Johnson JP, Vopat BG, Blankenhorn B. Use of a Pin Distractor as an Aid for Fixation of Pronation-External Rotation Fibular Fractures [J]. Orthopedics, 2017,40(1):e192–e194.

[5] Sun Z,Chen Y,Zhang H, et al. Application of anatomical approach osteoligaments repair technique in treatment of pronation ankle fractures[J]. Zhongguo Xiu Fu Chong Jian Wai Ke Za Zhi, 2019,33(11):1351–1357.

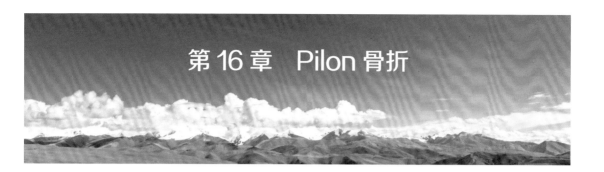

第 16 章　Pilon 骨折

Pilon 骨折是一种累及胫骨远端关节面的复杂型胫骨远端骨折，通常为交通事故、高处坠落等高能量、高暴力损伤所致，占胫骨骨折的 3%～10%，占下肢骨折的 1%，其中开放性骨折占 1%～30%；常造成关节面塌陷、骨折破碎分离、软组织严重损伤、临床处理较为棘手，术后并发症较多。高原地区的寒冷和缺氧导致骨折断端组织缺血、缺氧、骨痂生长缓慢，不利于骨折的愈合。

【流行病学】

由于 Pilon 骨折特有的发病原因（主要由外伤引起），在发病率方面未见高海拔与低海拔地区之间差异的相关报道，但最近刘磊等分析中国东部和西部地区 2864 例成人 Pilon 骨折的流行病学特征的报道，东、西部地区成人 Pilon 骨折高发年龄段为 41—50 岁，高发骨折类型为 Ruedi-Allgower I 型，男性多于女性，男女之比为 2.65∶1；Ruedi-Allgower I 型、II 型和 III 型分别占比 39.32%（1126/2864）、31.32%（897/2864）和 29.36%（841/2864），以 Rued-Allgower I 型骨折最高发。中国东部地区男性患者 Pilon 骨折构成比高于西部地区。有文献指出不同地区的地形地势、经济水平和生活方式等不同，骨折流行病学特征亦不同。研究对比分析中国东、西部地区 63 所医院骨折资料发现，东部地区成人 Pilon 骨折发病率高的主要致伤原因为道路交通意外伤，东、西部地区成人 Pilon 骨折构成比差异可能与两个地区交通业和建筑业发展程度差异有关：中国经济社会发展存在地域差异，东部地区交通运输业和建筑业较为发达，道路交通意外伤和建筑意外伤多于西部地区，而青中年男性在交通业和建筑业等高强度社会活动中占主导地位，因此东部地区男性 Pilon 骨折患者构成比较西部地区更高。

【损伤机制】

Pilon 骨折是由轴向负荷引起的，距骨撞击到胫骨关节面，导致胫骨关节面塌陷、干骺端粉碎以及软组织损伤。胫骨远端关节内骨折也可以由旋转或剪切暴力伴随较小的轴向负荷而产生，但这类骨折通常是低能量的，因此对软组织的损伤较小、粉碎较少，不应视为真正的 Pilon 骨折。在撞击时，足的位置与力的方向和幅度不同，可导致不同的骨折类型和粉碎程度。大部分 Pilon 骨折是高能损伤所致，多见于高处坠落伤。

1. 轴向压缩力　为距骨直接撞击胫骨远端平台导致的损伤，因此又称"捣碎骨折"。特点：①胫骨远端关节面压缩和明显的粉碎，导致术中解剖复位困难；②胫骨远端干骺端通常有明显的压缩和偏斜，术中需要恢复解剖轴线；③骨折复位后会遗留明显的间隙，需要植骨；④轴向压缩骨折时，腓骨可保持完整，但经常合并下胫腓韧带剪切损伤。

2. 剪切力　多见于交通事故或滑雪伤。特点：①关节面可有劈裂；②干骺端发生旋转，骨折不稳定；③腓骨多发生横行或短斜行骨折，可有蝶形骨片。

3. 联合外力　既有关节面的压缩，又有干骺端和腓骨骨折。垂直暴力作用时足的位置同损伤的关系：①跖屈位：造成胫骨后方较大骨块和胫骨分离；②中立位：造成整个关节面的骨折，或前方与后方骨折块的 Y 形分离；③背伸位：造成胫骨前缘压缩或者较大骨块分离。

Pilon 骨折与踝关节损伤机制的差别：① Pilon 骨折多为直接暴力伤，是距骨直接撞击胫骨远端平台导致的关节面粉碎性骨折，踝关节损伤多为间接损伤，主要是内外翻应力和旋转应力导致的踝关节稳定结构的损伤；②应力方向的不同，Pilon 骨折多为垂直应力，踝关节骨折多为水平方向的剪切应力；③与踝关节损伤相比，Pilon 骨折造成软骨损伤的范围更大，程度更重；④ Pilon 骨折的远期疗效差，其导致的创伤性骨性关节炎的发生率远大于踝关节损伤。

【解剖区域的应用解剖】

1. 腓骨　①支撑踝关节外侧的柱状结构；②如果腓骨没有骨折，关节面内侧承受较大压力，损伤严重；③如果腓骨骨折，关节面承受外翻压力，外侧损伤严重；④腓骨是 Pilon 骨折复位的标志，应首先予以解剖复位。

2. 胫距关节面　①负重关节；②根据损伤机制不同，可以发生劈裂骨折或粉碎性骨折；③术中应以距骨关节面为模板，解剖复位。

3. 胫骨干骺端　①根据不同的损伤机制，可以发生劈裂骨折或粉碎性骨折；②首先要注意恢复关节面同下肢力线的垂直关系；③骨折复位后遗留的骨缺损应植骨。

【诊断】

通常情况下高能量暴力导致的 Pilon 骨折患者，会同时存在全身复合性损伤，在诊断过程中需要注意对其头、胸、腹和脊柱等受损情况进行全面检查，以免漏诊。

Pilon 骨折典型的临床表现是受累小腿远端不同程度的畸形、肿胀、瘀斑、活动障碍。临床研究报道称，约 1/3 的 Pilon 骨折患者会伴随对侧小腿及足部损伤，约 6% 患者会出现多发伤，约 6% 患者会同时伴发腓神经损伤。通过对患者的踝关节正侧位、外旋 45° 斜位分别进行 X 线片检查，可以对该类骨折的具体情况进行直观、简明的观察；对于胫距关节面粉碎程度相对较为严重的 Pilon 骨折，踝关节位置的骨结构会发生重叠，通常情况下不能对骨折块的实际移位情况进行客观的显示（图 16-1）。

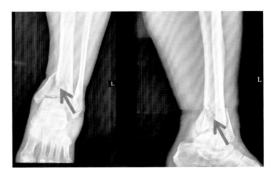

▲ 图 16-1　左侧 Pilon 骨折 X 线正侧位片
箭示胫骨远端骨折，关节面塌陷

目前，随着 CT 三维重建等影像学技术的不断发展和应用，通过 CT 三维重建可以对 Pilon 骨折的类型和胫距关节面粉碎程度进行更加准确地显示，对术前 Pilon 骨折情况的综合性评估和骨折手术方案的制订提供较为可靠的参考。

【分型】

1. Ruedi-Allgower 分型　1969 年，Riedi 和 Allgower 根据关节面及胫骨干骺端骨折的移位及粉碎程度将 Pilon 骨折分为三型。

Ⅰ型：经关节面的胫骨远端骨折，移位较小。

Ⅱ型：明显的关节面骨折移位，粉碎程度较轻。

Ⅲ型：关节面粉碎移位，且粉碎程度较严重。

1986 年，Oradia 等于在此基础上又增加了两种分型。

Ⅳ型：关节面骨折伴有若干个骨折块，同时还有一个较大的干骺端骨缺损。

Ⅴ型：关节面严重移位，且骨折粉碎严重。

2. AO 分型（association for the study of internal fixation，AO） AO 分型是指对骨折及周围软组织损伤的范围和严重程度进行的分类，用来指导骨折的临床治疗方案，并为科学研究提供统一的评价标准和基础。1987 年，德国 Muller 等着手建立了一个长骨骨折分类系统（comprehensive classification of fractures of the long bones，CCFLB），提出了胫骨远端骨折的 AO 分型。

A 型：胫骨远端关节外骨折，骨折未涉及关节面。

B 型：涉及部分关节面的骨折。

C 型：涉及关节面的完全干骺端骨折。

3. Kellam-Waddel 分型 1979 年，Kellam 和 Waddel 根据损伤机制和预后将 Pilon 骨折分为旋转型和轴向压缩型。

A 型：称为旋转型，主要由低能量损伤造成，胫骨前端皮质轻度粉碎，有较大的关节面骨折块，腓骨骨折线为短斜形或横形。

B 型：称为轴向压缩型，多由高能量损伤导致，胫骨前端皮质重度粉碎，有较多的关节面骨折块，干骺端及腓骨粉碎严重，其中旋转型的预后较轴向压缩型为好。

4. 三柱分型 2011 年，Jia 等基于 CT 扫描技术对 Pilon 骨折进行了研究和分型，根据胫腓骨远端的解剖特点将胫腓骨远端分为三个柱。

(1) 三柱骨折，即外侧柱、中柱、内侧柱均有骨折。

(2) 双柱骨折，即外侧柱加中柱或内侧柱加中柱骨折。

(3) 单纯的内侧柱骨折或中柱骨折（可细分为中前柱和中后柱骨折）。

【治疗】

1. 非手术治疗 非手术治疗主要包括闭合复位后石膏固定、跟骨牵引等。由于 Pilon 骨折常伴有局部软组织肿胀、水疱、瘀血（图 16-2），因此该方法亦适用于手术治疗前期的软组织准备。

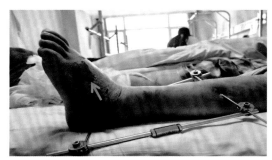

▲ 图 16-2　**Pilon 骨折的软组织损伤**
箭示患肢肿胀明显，皮肤条件不佳，左踝部行一期外固定架固定，待肿胀及皮肤条件好转后再行内固定治疗

2. 手术治疗 手术治疗应在尽可能减少软组织破坏的前提下，最大限度地恢复关节面的完整性，恢复力线并维持关节稳定。Blauth 等提出了 Pilon 骨折治疗的"3P"原则，即保护(preserve)骨与软组织活力，进行(perform) 关节面解剖复位，提供（provide）满足踝关节早期活动的固定。

(1) Ⅰ期切开复位内固定（图 16-3）：AO 分型对于 Pilon 骨折切开复位内固定的原则为：①恢复腓骨长度并固定；②胫骨远端关节面解剖复位；③干骺端骨缺损的植骨；④支撑钢板固定胫骨；⑤早期活动踝关节。上述原则一般仅适用于低能量、软组织损伤较轻的 Pilon 骨折，如果软组织条件良好，应积极行切开复位内固定治疗。内固定的局限性在于切口张力过高，血供破坏较大，易导致切口不愈合及骨不连。有文献报道采用本方法治疗高能量 Pilon 骨折时，术后感染率高达 13%～55%，因此本方法不适用于开放性骨折和严重粉碎性骨折。孙承东等对 27 例 Pilon 骨折采用切开复位内固定术治疗，术后总优良率为 77.8%，故认为此方法可修复胫骨远端关节面并恢复肢体长度，踝关节可以获得早期功能锻炼。

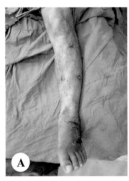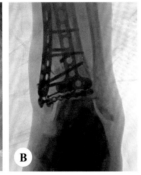

▲ 图 16-3　**Pilon 骨折的切开复位内固定术**
A. Pilon 骨折术中左侧患肢前面观；B. 术中内固定 X 线正位片显示内固定物固定良好，踝关节面恢复

(2) I 期有限内固定结合外固定支架：本方法通过小切口固定主要骨折块，手术操作简便，软组织血供破坏少。刘鸣江等通过对 III 型 Pilon 骨折使用有限内固定联合超踝外固定架治疗，并在术后调节外固定架的万向关节，指导患者进行踝关节功能锻炼，有利于踝关节的早期功能锻炼，可避免关节僵硬的发生。徐旭冬等将 Pilon 骨折患者分为 2 组，分别行切开复位内固定治疗和有限内固定结合外固定支架治疗，结果显示有限内固定结合外固定支架治疗组的优良率为 84.21%，明显高于切开复位内固定治疗组的 66.67%，他们认为有限内固定结合外固定支架方法对于胫骨 Pilon 骨折的局部损伤相对小，更有利于骨折的愈合和功能的恢复。

(3) 延期切开复位内固定：适用于高能量、软组织损伤严重的 Pilon 骨折。熊海水等通过对 I～III 型 Pilon 骨折采用延期切开复位内固定治疗，认为在骨折局部制动的基础上外加持续牵引，可获得初步骨折复位，缓解骨折断端对软组织的压迫损伤，胫骨中下段的血供情况得到改善，有利于减轻局部软组织水肿，为 II 期切开复位提供了较好的软组织条件，切口并发症少，伤肢功能恢复满意，是治疗 I～III 型 Pilon 骨折的理想术式。

(4) 微创治疗：传统的钢板内固定手术主要强调骨折固定的稳定性，骨的生物学因素常被忽视，具有手术切口大、骨折端血供破坏严重等缺点，因此骨折延迟愈合和骨不连等并发症发生率较高。随着骨折治疗原则由机械力学（arbeitsgemeinschaftfur oteosythese，AO）向生物学（biological osteosynthesis，BO）方面的转变，即最大程度保护骨折局部血供，最小限度骚扰骨生理环境，将医源性损伤降到最低限度，充分重视局部软组织及骨的血供，固定可靠而无加压，微创经皮钢板内固定技术（minimally invasive percutaneous plate osteosynthesis，MIPPO）得到了发展。李沁等对 Pilon 骨折患者采用锁定加压钢板（locking compression plate，LCP）结合 MIPPO 治疗进行回顾性分析，认为 LCP 结合 MIPPO 治疗 Pilon 骨折具有创伤小、并发症少的优点，踝关节可获得满意功能。MIPPO 技术不追求骨折解剖复位，避免直接暴露骨折端，维持适当稳定的固定，最大限度地保护骨断端和周围血供，为骨折愈合、软组织修复提供良好的生物学环境，符合骨折生物学固定的原则。VidoviB 等采用 LCP 结合 MIPPO 治疗 Pilon 骨折患者，认为该方法具有操作简单、固定稳固、并发症少、骨折愈合快等特点。但皮肤的激惹是一个常见的并发症，可以通过及时除去钢板来解决，未来需要扩大病例数研究对 MIPPO 技术进行进一步的优化。

（5）治疗前沿：现阶段，Ⅰ期或分期的前正中切口切开复位内固定治疗 Pilon 骨折的研究逐渐提上日程（图 16-4）。其手术过程如下（以左侧 Pilon 骨折为例）。

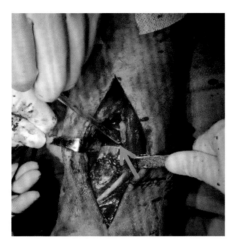

▲ 图 16-4　Pilon 骨折单切口切开复位内固定治疗，箭示 Pilon 骨折术中前方单切口可见骨折断端

患者仰卧位，麻醉生效后，左大腿根部安置气囊止血带，常规聚维酮碘溶液消毒 3 遍，铺无菌巾单。

① Gerdy 结节取骨：确定左膝 Gerdy 结节，在 Gerdy 结节正中位置做 3cm 纵向切口，切开皮肤及皮下，显露 Gerdy 结节，用骨刀将结节门型截骨，翻开骨皮质。胫骨平台内刮勺取松质骨，之后以吸收性明胶海绵填充，用 0 号可吸收缝合线缝合 Gerdy 结节及皮肤，以无菌敷料覆盖。

② 显露：左踝前正中入路，切口长约15cm，切开皮肤、皮下、伸肌腱，保护胫前神经血管束，显露胫骨远端粉碎性骨折处。沿骨折线分离至前踝关节囊，切开关节囊显露脱位的踝关节。可见胫骨远端关节面粉碎性骨折、塌陷严重，部分关节面翻转，胫骨干骺端粉碎严重。翻开 Tillaux 骨块，依次取出粉碎关节面骨块，清理骨折断端，显露外踝关节面。

③ 骨折复位。

复位腓距关节：于外踝做一长约 2cm 小切口，复位腓距关节，克氏针临时固定，通过 C 臂透视确认复位良好。

复位内踝：内踝关节骨折近端及远端打入克氏针，克氏针撑开器辅助撑开，恢复内踝高度，内踝解剖钢板临时固定。

复位 Volkmann 骨块：经外踝使用骨膜剥离子压迫 Volkmann 骨块，前方克氏针提拉复位后踝关节骨折，配准距骨后以克氏针固定，C 臂透视确认复位良好。

复位后内侧骨块：经内踝后内侧小切口，复位后内侧骨块，恢复其高度并参照后踝骨块复位，克氏针临时固定。内踝沟压缩骨块采用骨刀截骨压迫复位，松质骨填充维持复位。

复位中央塌陷和前踝关节骨折：于前正中切口依次复位中央塌陷骨块，松质骨填充于骨折断端，细克氏针固定，后覆盖 Tillaux 骨块。用骨盆钳恢复踝穴宽度及前后径。

④ 骨折固定：竹筏钢板固定胫骨远端粉碎关节面，依次打入螺钉。胫骨内侧重建钢板依次打入螺钉固定，胫骨远端前方安置 L 型钢板固定，依次打入螺钉。外踝克氏针固定。C 臂透视确认骨折断端对位对线关系。

⑤ 冲洗术区，缝合内踝及外踝切口，前正中切口放置缝合线，不打结，切口上放置 VSD 负压吸引，确认无漏气。其余切口无菌敷料包扎，术毕。

【术后并发症及防治】

1. 术后早期并发症的防治

（1）皮肤坏死：软组织条件未达到要求即行切开复位内固定术，致使局部皮肤张力过高，易导致皮肤坏死；若出现局部皮肤坏死，应尽早清除坏死组织，有条件的患者应局部植皮覆盖创面，防止皮肤坏死加重和伤口感染。

（2）切口及深层组织感染：感染与局部软组织和骨的损伤程度、手术时机的选择及手术操作技巧等有关。开放性骨折时彻底清创、保护软组织、缩短手术时间是避免感染的关键。若出现切口感染，可通过加强换药、积极抗感染、必要时扩创等措施进行治疗；若出现深部组织感染，则必须手术去除感染失活组织，同时应联合使用抗生素抗感染治疗，必要时需取出内固定物（图16-5）。

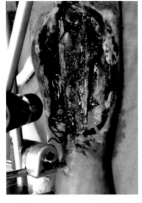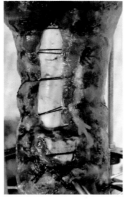

▲ 图 16-5　Pilon 骨折软组织感染，箭示软组织并发感染坏死，骨质外露

2. 晚期并发症的防治

（1）骨折畸形愈合：骨折畸形愈合原因在于骨折复位不佳，固定不可靠或过早地拆除固定，以及不恰当的过早负重。准确复位骨折断端及关节面、充分植骨、选择合适而有效的内固定物、避免过早负重，可降低畸形愈合的发生率。畸形明显、影响踝关节功能者，需行矫正及踝关节融合术。

（2）骨折延迟愈合或不愈合：影响骨折愈合的因素有全身性因素和局部因素。全身性因素包括患者的代谢、营养、健康状况。局部因素主要有软组织损伤程度、骨折部位的血液供应、感染的影响、骨折端软组织嵌入及治疗方法的选择。由于胫骨下段血供差，骨折延迟愈合或不愈合很常见。骨折延迟愈合及不愈合出现后，治疗上通常需要去除骨折端的硬化骨、打通髓腔、对骨折进行良好的复位，选用合适的内固定材料稳定固定并

行自体骨植骨。

据文献报道自体骨髓干细胞移植是一种新的治疗骨不连的方法。王玉龙等通过对胫骨骨折骨不连患者采用自体骨髓干细胞移植治疗，认为经皮自体骨髓干细胞移植技术治疗胫骨骨折骨不连疗效满意，具有临床应用价值。高原地区的寒冷和缺氧造成骨折断端组织缺血、缺氧，骨痂生长缓慢，不利于骨折的愈合。高海拔地区由于人体长期处于高寒缺氧状态，为了适应高寒缺氧状态，红细胞增加，血红蛋白增加，血液黏稠度增加，全身血液呈"浓、黏、聚、稠"的特征，血液高凝状态，且血流速度缓慢，使局部软组织及骨折端的血供更加脆弱，导致骨折延迟愈合或不愈合。

（3）关节僵硬：关节僵硬是一种既影响外观又影响功能的特殊关节畸形。关节僵硬轻者可采用局部按摩、理疗等方法治疗；重者应行关节粘连松解术。

（4）创伤性关节炎：发生主要原因在于骨折未能达到解剖复位，引起关节软骨异常磨损。因此，要求尽量解剖复位骨折、恢复胫骨远端关节面平整性，同时进行牢固的内固定。若出现创伤性关节炎，轻者可以通过口服非甾体抗炎药及理疗缓解症状。症状明显严重影响功能者，可早期行关节清理术、踝关节融合术等。

【小结】

Pilon 骨折通常为交通事故、高处坠落等高能量、高暴力损伤所致，常造成关节面塌陷、骨折粉碎且明显移位、软组织损伤严重、并发症较多，这些特点造成了临床治疗的困难性和特殊性。高能量损伤导致软组织和骨骼严重受损，是影响疗效和发生并发症的重要原因，应在重视局部软组织情况的前提下，根据伤者的受伤机制和骨折类型制订个性化治疗方案。充分的术前准备、恰当的手术时

机、精准的手术技巧和正确的骨折固定方式都与良好的预后有关。早期踝关节功能锻炼，可以有效降低晚期并发症。未来仍需进一步探索 Pilon 骨折治疗的更佳方案。

（薛晓乐　史元功　李钊伟）

参考文献

[1] Bell A, Templeman D, Weinlein JC, et al. Nonunion of the femur and tibla[J]. Orthop Clin N Am, 2016,47(2):365–375.

[2] Cooper C. Epidemiology of osteoporotic fracture:looking to the future[J]. Rheumatology, 2005,44(Suppl4):36–40.

[3] Madadi F, Vahid Farahmandi M, Eajazi A, et al. Epidemiology of adult tibial shaft fractures: a 7–year study in a major referral orthopedic center in Iran[J]. Med Sci Monit, 2010,16(5):217–221.

[4] Bear J, Rollick N, Helfet D, et al. Evolution in Management of Tibial Pilon Fractures[J]. Curr RevMusculoskelet Med, 2018,11(4):537–545.

[5] Bell A, Templeman D, Weinlein JC, et al. Nonunion of the femur and tibla[J]. Orthop Clin N Am, 2016,47(2):365–375.

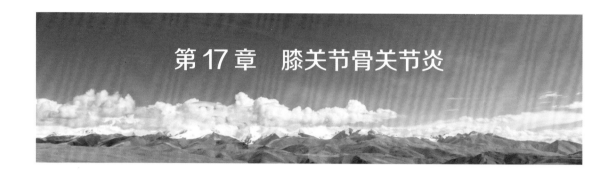

第 17 章　膝关节骨关节炎

骨关节炎（osteoarthritis，OA）是指由多种因素引起关节软骨纤维化、皲裂、溃疡、脱失而导致的以关节疼痛为主要症状的退行性疾病。膝关节骨关节炎（knee osteoarthritis，KOA）患者在临床上常出现膝关节内侧及周围疼痛，通常在负重时加重、休息后改善，并有晨僵现象（图 17-1）。

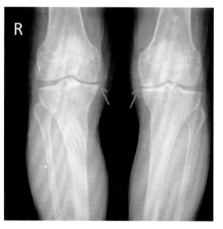

▲ 图 17-1　膝关节骨性关节炎 X 线片
箭示双侧膝关节内侧间隙明显变窄，左侧膝关节内侧间室出现骨对骨畸形

【流行病学】

全球 KOA 患病率为 3.8%（3.6～4.1%）。韩国男性及女性症状性 KOA 患病率分别为 4.4%（3.8%～5.2%）和 19.2%（17.9%～20.6%）。美国在 21 世纪初膝关节 KOA 患病率为 16%，较 20 世纪初时（膝关节 KOA 发病率为 6%）

高 2.1 倍。中国症状性 KOA 的患病率为 8.1%，KOA 患病率存在明显的地域性差异，其中以西南地区（13.7%）和西北地区（10.8%）最高，华北地区（5.4%）和东部沿海地区（5.5%）相对较低。

高原地区 KOA 的流行病学研究资料虽然有限，但已经显示出高原 KOA 患病率高于平原。南美洲墨西哥城（平均海拔 3930m）的调查显示，KOA 的发病率为 19.6%。中国新疆阿合奇县（平均海拔 2683m）的调查显示，40 岁以上柯尔克孜族 KOA 患病率为 37.18%。云南省迪庆地区（平均海拔 3380m）50 岁以上中老年人 KOA 发病率为 38.4%。

【病因与发病机制】

1. 病因

(1) 关节负荷：粗壮与肥胖体型人群 KOA 高发，肥胖增加关节的负担。10 年内体重减少 5kg，KOA 发病率降低 50%。肥胖的发生归因于能量摄入过多或消耗减少，高原地区肥胖患病率增加，与生活水平提高和高原地区特有的饮食习惯有直接关系。一方面，高原人群的膳食构成以动物性食物为主，占日摄入量的 6.9%～61.7%，属高脂肪、高蛋白饮食，白酒的摄入量占 9.61%，均是高原地区肥胖的原因。另一方面，高原地区气压较低，相对寒冷干燥，海拔每增高 1000m，平均气温下降 6.5℃，高原地区居民需要摄入高能量

食物抵御严寒，这也是摄入过多引起肥胖的原因。

(2) 生活环境：寒冷潮湿的生活环境使 KOA 发病增加。中国高原地区农牧民生活条件独具特色，常住居民多为藏族或蒙古族，长期居住于帐篷、蒙古包等传统建筑中，放牧、跪地挖冬虫夏草等日常生活、劳作导致其直接接触草甸，生活工作环境较为潮湿、阴暗，加上高原地区常年气候寒冷，增加了 KOA 的发病风险。

(3) 血脂：流行病学研究表明，血清胆固醇水平升高与 OA 之间存在关联，由于胆固醇稳态调节异常导致的软骨细胞中异常脂质积累与 OA 的发展有关。西藏农、牧地区 18 岁及以上成人血脂异常患病率 30.3%，明显高于全国水平。甘肃省甘南藏族自治州藏族 8 岁及以上人群高脂血症患者患病率为 26.1%，明显高于全国水平。西藏所在的西南地区及甘南所在的西北地区的 KOA 患病率也明显高于全国 KOA 患病率。

(4) 血压：高血压与骨关节炎患病率呈正相关。中国藏族年龄>18 岁人群高血压的患病率为 36%，高于中国"十二五"调查的全国高血压患病率水平（23.2%）。

(5) 性别：KOA 的发病率女性高于男性。短时间暴露于海拔 5000m 低氧环境不能明显改变下丘脑促性腺激素释放激素（gonadotropin releasing hormone，GnRH）水平，而延长低氧暴露时间，下丘脑 GnRH 水平下降，提示长时间暴露于低氧环境对 GnRH 的合成有抑制作用，GnRH 水平下降导致体内雌激素水平下降。女性绝经期后 KOA 发病率大幅增加，与体内雌激素水平下降有关。有研究发现，雌激素替代疗法可延缓 KOA 的进展趋势，对 KOA 的恶化有一定的延缓作用。

2. 发病机制

(1) 白细胞介素（IL）-1β、肿瘤坏死因子 -α（TNF-α）、IL-6、IL-8、IL-15、IL-17、IL-18、IL-21 及白血病抑制因子均与骨关节炎发病有关。

(2) 关节负荷的增大可以诱发膝关节内侧间室膝关节炎的发生，膝关节内收力矩（knee adduction moment，KAM）的峰值与胫骨内侧骨髓病变显著相关［OR=2.3，95%CI 1.07～4.7］，但与股骨内侧骨髓病变无关［OR=1.85，95%CI 0.93～3.7］。

【临床表现】

膝关节疼痛和膝关节活动受限是 KOA 最常见的临床症状。膝关节疼痛初期为轻度或中度间断性隐痛，休息后好转，活动后加重，重度 KOA 可以出现持续性疼痛或夜间痛；膝关节活动受限中期可出现关节绞锁，晚期活动受限加重可导致残疾，部分患者可出现关节僵硬的症状，多发生于晨起或较长时间未活动后，表现为关节僵硬及发紧感，活动后可缓解，关节僵硬持续时间一般较短，常为几分钟至十几分钟，极少超过 30min。膝关节压痛和膝关节畸形是 KOA 的最常见体征，膝关节可因骨赘形成或滑膜炎症积液出现关节肿大，除此之外，由于膝关节软骨破坏，关节面不平整，所以活动时可出现骨摩擦音。

【辅助检查】

1. 膝关节 X 线片　膝关节 X 线片为确诊 KOA 的最简单、最有价值的影像学检查。早期 X 线检查常为阴性，偶尔侧位片可见髌骨上下缘有骨赘形成。X 线片上的三个典型表现。

(1) 受累关节非对称性关节间隙变窄。

(2) 软骨下骨硬化和（或）囊性变。

(3) 关节边缘骨赘形成。

除上述典型表现外，部分患者 X 线片可显示不同程度的关节肿胀、关节内游离体、甚至关节变形。

2. 膝关节 MRI　可见 KOA 关节软骨厚度变薄、缺损、骨髓水肿、关节积液以及膝关节半月板变性、损伤和腘窝囊肿等。MRI对于诊断早期 KOA 有一定价值，目前多用于 KOA 的临床研究。

3. 膝关节 CT KOA 在 CT 上常表现为受累关节间隙狭窄、软骨下骨硬化、囊性变和骨赘增生等，多用于 KOA 的关节置换术前评估。

4. 膝关节超声 随着超声技术的发展以及肌肉骨骼超声的普及，彩超检查成为 KOA 重要的辅助检查手段，超声可显示关节边缘骨赘、软骨退变、滑膜炎、关节积液、腘窝囊肿及半月板膨出等病理改变，由于超声识别骨赘和滑膜炎敏感性高，所以超声检查对 KOA 早期诊断、小关节评估及 OA 相关滑膜炎的评价具有重要的参考价值。

【诊断与鉴别诊断】

1. 诊断 KOA 的诊断主要依靠病史、症状及体格检查。与负重活动相关的膝关节疼痛、肿胀、畸形以及活动障碍是 KOA 主要临床表现。X 线检查能清晰地显示骨骼系统但不能显示软组织，因此 X 线适用于中晚期的 KOA 诊断。MRI 是目前最可靠最全面的 KOA 诊断方法，但检查时间长、费用昂贵、对发现微小骨折及钙化不敏感。超声检查的优势在于可动态观察屈伸状态下关节及其周围软组织的形态结构变化等，对 KOA 的关节软骨损伤程度分期和预后判断具有很高的临床价值。KOA 的 Kellgren-Lawrance（K-L）分期如下。

0 期：正常。

Ⅰ期：可能有骨赘，关节间隙可疑变窄。

Ⅱ期：有明显骨赘，关节间隙可疑变窄。

Ⅲ期：中等量骨赘，关节间隙变窄较明显，有硬化性改变。

Ⅳ期：大量骨赘，关节间隙明显变窄，严重硬化性病变及明显畸形。

2. 鉴别诊断 KOA 与其他膝关节炎症相鉴别主要依靠实验室检查，KOA 患者的血常规、蛋白电泳、免疫复合物及血清补体等一般在正常范围内。若 KOA 患者处于急性发作期，可出现 C 反应蛋白和红细胞沉降率轻度增高。

（1）类风湿关节炎（knee rheumatoid arthritis，KRA）：KOA 为以关节变性、骨质增生等为主的退行性病变，常单侧发病；KRA 为自身免疫性炎性疾病，呈对称性发病。近年来，随着影像学技术的发展，磁共振成像（magnetic resonance imaging，MRI）逐渐应用于 KRA、KOA 的鉴别诊断中。在 MRI 的表现中，KRA 为大面积 T_1WI 信号降低，KOA 为 T_1WI 局部软骨信号降低，且 KRA 软骨下骨关节病变程度较为严重。

（2）银屑病关节炎：银屑病关节炎好发于中年人，起病较缓慢，以远端指（趾）间关节、掌指关节、跖关节及膝和腕关节等四肢关节受累为主，关节病变常不对称，可有关节畸形。病程中可出现不同于 KOA 的银屑病的皮肤和指（趾）甲改变。

（3）痛风性关节炎：痛风性关节炎多发于中年以上男性，反复急性发作，最常累及第一跖趾关节和跗骨关节，也可侵犯膝、踝、肘、腕及手关节，表现为关节红、肿、热和剧烈疼痛。血尿酸水平升高，关节囊的滑液中可查到尿酸盐结晶。慢性者可出现肾损害，在关节周围和耳郭等部位可出现痛风石。KOA 的血尿酸水平及肾功能一般在正常范围内，且不会出现痛风石。

【治疗与预后】

KOA 的基础治疗包括保健预防和康复两个方面，贯穿于正常—患者—恢复正常的整个过程。包括对患者进行科普教育、中医调理、支具保护、适当的肌肉锻炼和适宜的活动指导。中国高原地区，医疗条件相对落后，基层医疗水平相对低下，居民受教育水平较低，在膝关节不适初期常常不能及时就医，往往已经出现较重的临床症状时才就诊，错失了最佳的预防及康复时机，因此绝大多数高原膝关节骨关节炎的患者就诊时即为Ⅱ～Ⅳ期，单纯的基础治疗很难使患者获得比较满意的结果。目前针对这类不适用于单纯基础治疗的 KOA 患者，我们多采取"基础治疗 + 药物治疗"或"基础治疗 + 药物治疗 + 手术治疗"的方式。

1. 药物治疗

(1) 局部外用药物：高龄患者及 KOA 早期患者可尝试局部外用药物，如氟比洛芬凝胶贴膏、扶他林等，此方法应用于局部，不良反应小，但起效较慢、效果一般，可作为辅助用药。

(2) 口服药物：常用的口服药物有非甾体抗炎药（nonsteroidal antiinflammatory drug，NSAID）、缓解关节疼痛药物、阿片类药物、抗焦虑药物等。其中 NSAID 类药物是最常用的 Ⅰ 类药物，它又分为两类：非选择性环氧合酶（cyclooxygenase，COX）抑制药，如阿司匹林、布洛芬等，选择性 COX-2 抑制药，如塞来昔布、艾瑞昔布等，均有比较好的消炎止痛效果。氨基葡萄糖、双醋瑞因等药物可以缓解关节疼痛，可作为 NSAID 类药物的辅助用药。阿片类药物仅在 NSAID 类药物使用无效时使用，其成瘾性较强，使用时应注意。《中国骨科大手术静脉血栓栓塞症预防指南》中提到阿司匹林可用于下肢深静脉血栓的预防，对于围术期的 KOA 患者可口服阿司匹林，既可以预防下肢深静脉血栓，又可用于围术期的止痛。

(3) 关节腔内注射：注射糖皮质激素、玻璃酸钠、富血小板血浆等均可缓解疼痛，改善关节功能。Cole、Ahmad 等报道，关节腔内注射富血小板血浆取得较好的效果。

2. 手术治疗

(1) 胫骨高位截骨术（high tibial osteotomy，HTO）：HTO 的初衷是通过胫骨近端截骨，把

下肢力线（理想下肢力线为站立前后位股骨头中心与踝关节中心的连线通过膝关节中心）从发生炎症和磨损的膝关节内侧间室，转移到相对正常的外侧间室，从而达到缓解关节炎症状并延长膝关节寿命的目的（图 17-2）。近年来，"保膝"理念在临床上得到了广泛认可，HTO 技术也日趋成熟。

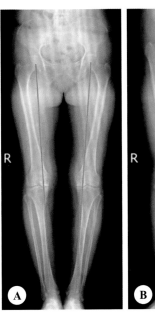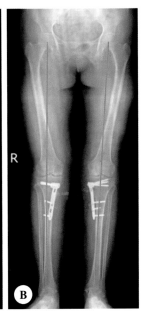

▲ 图 17-2　**胫骨高位截骨术术前、术后 X 线片**
A. 膝关节骨关节炎术前 X 线片，根据膝关节骨关节炎的 K-L 分期，双侧膝关节骨关节炎为Ⅳ期；B. 膝关节骨关节炎行胫骨高位截骨术后 X 线片，双侧下肢力线得到矫正

适应证：内翻畸形伴内侧间室关节炎；内翻畸形伴关节不稳；内翻畸形伴关节炎和关节不稳；内翻畸形伴半月板或软骨损伤；外翻畸形伴外侧间室关节炎；成人的剥脱性骨软骨炎；年轻患者的股骨内侧髁骨坏死。

禁忌证：①年老患者（大于 60 岁），对活动要求不高者更适合全膝关节置换；②膝关节对侧间室的退变或外侧半月板切除术后；③膝关节活动度丢失大于 70°；④髌骨关节退变且有症状；⑤疼痛与临床检查不一致（如髌骨关节疼痛合并内侧间室骨性关节炎）；⑥炎

性关节病变（如类风湿关节炎）。

HTO 手术过程：采用硬脊膜外麻醉，患者仰卧位，上气囊止血带，术区常规消毒铺单。胫骨内侧高位截骨术：于胫骨近端内侧做一长约 10cm 弧形切口，依次切开皮肤、皮下组织，显露胫骨近端内侧副韧带附着处及鹅足（pes anserinus），用骨膜剥离器剥离胫骨近端部分骨膜；在 C 臂 X 线机透视下，将 2 枚克氏针置入已标记好的截骨平面，紧贴克氏针下缘采用摆锯斜行截骨，在接近胫腓关节时换用骨刀操作，以避免损伤腓总神经和外侧副韧带，保留相应的合页；截骨完毕后将撑开器置入截骨平面，撑开至术前设定的角度；在 X 线机透视下再次调整矫正角度和下肢力线，确保力线通过髋、膝、踝关节中心，在截骨间隙予以植骨，置入锁定接骨板及螺钉固定。

（2）膝关节单髁置换术（unicompartmental knee arthroplasty，UKA）：膝关节单间室骨关节炎，如果不伴严重力线异常，且交叉韧带功能良好，可以进行单间室人工关节置换术，预后良好（图 17-3）。早期 UKA 由于失败率较高而被弃用，但其明显的优势，如创伤小、感染率低、住院时间短、安全性高、恢复快等，吸引着众多学者不断探索。随着假体设计的优化、适应证的合理选择、手术技术的成熟，现在 UKA 术后的短期假体生存率接近甚至略优于全膝关节置换术（total knee arthroplasty，TKA）。UKA 术后中长期假体生存率约等于 TKA。从短期疗效来看，活动平台假体生存率略低于固定平台假体，固定平台垫片磨损率高于活动平台，垫片脱位率、外翻发生率、再手术率低于活动平台，远期生存率高于活动平台。

适应证：1989 年，Kozinn 和 Scott 提出膝关节内侧 UKA 选择标准，即：①非炎症性关节炎（骨性关节炎，创伤性关节炎等）；②膝关节病变局限于内侧（负重位相内侧关节间隙

明显变窄），没有外侧间室和髌股关节软骨损伤；③无严重膝关节畸形，膝内翻小于 15°，屈曲挛缩小于 5°；④膝关节周围韧带完整。

随着外科手术技术、假体设计、衬垫表面技术的进步，扩大了膝关节内侧 UKA 的适应证，体重更大和有前交叉韧带缺陷的膝关节也进行了 UKA，并取得了不错的效果。

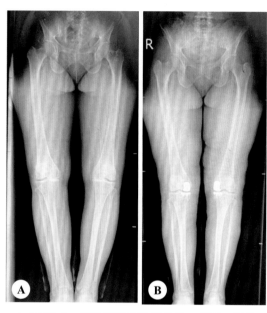

▲ 图 17-3　膝关节单髁置换术前、术后 X 线片
A. 膝关节骨关节炎术前 X 线片，根据膝关节骨关节炎的 K-L 分期，双侧膝关节骨关节炎为Ⅳ期；B. 膝关节骨关节炎行膝关节单髁置换术后 X 线片，股骨与胫骨假体在位

禁忌证：①年龄＜60 岁；②体质量＞82kg；③活动要求高；④软骨钙质沉着病和髌股关节骨暴露等。

UKA 手术过程：行硬脊膜外麻醉，患者取仰卧位，上充气止血带。患肢置于特定的下肢托架上，小腿自然下垂，呈屈髋屈膝位，膝关节成 90° 屈曲，在髌骨及髌韧带内侧缘做长 7～9cm 斜形切口，逐层切开皮下组织、深筋膜，切开关节囊，进入关节腔，拉钩牵开并翻转髌骨，对髌骨关节、外侧间室、交叉韧带等结构进行查看，排除单髁置换禁忌，

切除部分脂肪垫、内侧半月板，清除关节周缘及髁间窝骨赘，充分暴露膝关节，在胫骨侧进行髓外定位，置入胫骨导向器并与胫骨长轴平行，行胫骨平台截骨，切除厚度为胫骨磨损最深处下方 2～3mm。在股骨侧进行髓内定位，在后交叉韧带上止点前方约 1cm 处开髓，插入股骨髓内定位杆固定，将膝关节维持屈曲 90° 固定，在股骨内髁中央安装合适的股骨截骨导向器，确保其在冠状面与矢状面始终与髓内定位杆平行，通过股骨截骨导向器进行股骨后髁及股骨远端截骨。平衡膝关节屈伸间隙后，在胫骨上开槽。清理关节后方，对骨组织边缘处适当进行修整，清理骨碎屑。置入胫骨及股骨假体试模，并检测膝关节的松紧度及稳定性，检测完成后对伤口及截骨面脉冲冲洗，选择合适假体完成安装，对手术部位进行冲洗，止血，放置引流管，逐层缝合手术切口。

(3) 全膝关节置换术（total knee arthroplasty，TKA）：人工全膝关节置换术是目前治疗 KOA 最成熟的手术方式，适用于严重的多间室病变，其目的是纠正下肢力线，增加膝关节的活动范围，平衡膝关节内外侧软组织松紧度，矫正髌骨的活动轨迹，TKA 是 KOA 晚期患者有效的治疗方法，绝大多数患者远期疗效满意（图 17-4）。

适应证：在初次全膝关节置换术的病例最多见的是膝关节退行性病变引起的骨关节炎，其他的原因包括类风湿关节炎、缺血性骨坏死以及其他原因引起的炎性关节病损。

全膝关节置换术的目的在于缓解疼痛、改善膝关节功能。选择全膝关节置换的病例应该有明确的关节破坏的 X 线表现，内科非手术治疗无效的中度到重度膝关节疼痛病史，临床表现明显的膝关节活动受限，影响日常生活质量。全膝关节置换患者年龄最好＞60岁，体重不超过 80kg，但应根据患者年龄、性别、病程和使用情况做出选择。

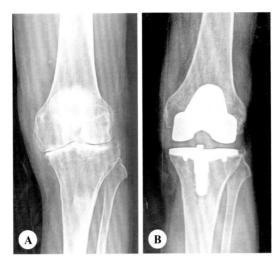

▲ 图 17-4　全膝关节置换术术前、术后 X 线片
A. 膝关节骨关节炎术前 X 线片，根据膝关节骨关节炎的 K-L 分期，左侧膝关节骨关节炎为 Ⅳ 期；B. 膝关节骨关节炎行左侧全膝关节置换术后 X 线片，股骨与胫骨假体在位

禁忌证：①活动性或潜在的（＜1 年）膝关节感染；②身体的其他部位存在活动性感染；③股四头肌或者伸膝装置无力。

TKA 手术过程：行硬脊膜外麻醉，取仰卧位，上充气止血带。

在膝关节正中间取纵向切口，长度为 11～15cm，逐层切开皮下组织、深筋膜后，取内侧髌旁入路进入关节腔并充分暴露，切除部分髌下脂肪垫，适当松解周围紧张的韧带，外翻髌骨，切除残余的半月板以及前后交叉韧带，咬除增生的骨赘，极度屈曲膝关节以充分显露股骨内外髁和胫骨平台。在股骨侧进行髓内定位，在后交叉韧带上止点前方约 1cm、髁间窝正中略偏内侧几毫米处行股骨髓腔开孔，精确安装股骨远端截骨导向器，以 5°～7° 外翻角行股骨远端截骨。更换四合一截骨导向器并予 3° 外旋位安置，行前后方及前后斜面截骨。

最后行髁间截骨。在胫骨侧使用髓外定位，将髓外定位器垂直于胫骨解剖轴并适度后倾 3°～5° 固定，然后行胫骨侧截骨。

将髌骨适当修整成形。安装胫骨和股骨假体试模，检查并确保其匹配度、关节活动度、稳定性以及下肢力线良好，然后对切口及截骨面脉冲冲洗，完成假体安装。

冲洗关节，做好常规止血处理，留置引流管，缝合手术切口。

【小结】

中国高原地区高海拔、低氧等特殊的地理环境、饮食以及生活习惯等因素共同作用形成了高原 KOA 发病率高的特点。对于已经确诊的 KOA 患者，不论是药物治疗、HTO、UKA 还是 TKA，都是以缓解或消除患者疼痛、恢复正常生活、提高生活质量为治疗目的。为了降低该疾病在高原的发病率，我们还需从源头控制 KOA 的发生，加大对高原地区居民的医学知识宣传力度，提高对疾病的重视程度，改善饮食习惯，降低 KOA 发病率。

（李 韬 陶率先 李钊伟）

参考文献

[1] Jiang T, Yang T, Zhang W, et al. Prevalence of ultrasound-detected knee synovial abnormalities in a middle-aged andolder general population-the Xiangya Osteoarthritis Study[J]. Arthritis Res Ther, 2021,23(1):156.

[2] Zabotti A, Filippou G, Canzoni M, et al. OMERACT agreement and reliability study of ultrasonographic elementary lesions inosteoarthritis of the foot[J]. RMD, 2019,5(1):e795.

[3] Papathanasiou I, Anastasopoulou L, Tsezou A. Cholesterol metabolism related genes in osteoarthritis[J]. Bone, 2021,152:116076.

[4] Cole BJ, Karas V, Hussey K, et al. Hyaluronic Acid Versus Platelet-Rich Plasma: A Prospective, Double-Blind Randomized Controlled Trial Comparing Clinical Outcomes and Effects on Intra-articular Biology for the Treatment of Knee Osteoarthritis[J]. Am J Sports Med, 2017,45(2):339–346.

[5] Ahmad HS, Farrag SE, Okasha AE, et al. Clinical outcomes are associated with changes in ultrasonographic structural appearance after platelet-rich plasma treatment for knee osteoarthritis[J]. Int J Rheum Dis, 2018,21(5):960–966.

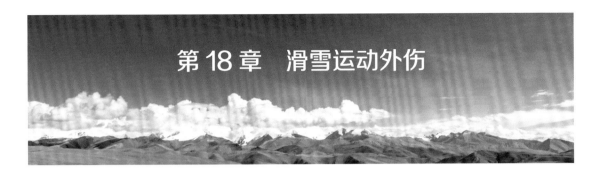

第18章 滑雪运动外伤

滑雪运动（skiing）近年来深受大众喜爱，滑雪人数近千万人次，但滑雪运动具有一定的危险性。滑雪运动，特别是现代竞技滑雪，项目不断增多，领域不断扩展，目前世界比赛正规的大项目分为高山滑雪、北欧滑雪（越野滑雪、跳台滑雪）、自由式滑雪、冬季两项滑雪、雪上滑板滑雪等。中国现代竞技滑雪于1990年才开始起步，群众性的旅游休闲滑雪自20世纪末期才逐步开展。

滑雪会导致外伤的发生，特别是韧带损伤、骨折等。本章主要介绍滑雪运动外伤（skiing injury），即滑雪运动导致的骨与软组织损伤。

【流行病学】

滑雪是发生创伤较多的运动项目，高山滑雪是造成运动损伤人数最多的雪上项目之一。每1000个滑雪日的伤病人次是衡量滑雪损伤多少的较为通用的标准。按照美国加利福尼亚滑雪场的统计数据，滑雪伤的发生率为每1000个滑雪日1%～2%。

在Florenes的研究中，每一百名运动员一个赛季内发生运动损伤的人次为，单板滑雪37.8人次，高山滑雪29.8人次，自由式滑雪27.6人次，越野滑雪15.8人次，跳台滑雪13.6人次。在高山滑雪世界杯或者冬季奥林匹克运动会这种国际顶级滑雪赛事中，由于赛道难度更大、滑行速度更快，运动员受伤的风险更高，每一个赛季每100名运动员的受伤次数可以高达36.7人次。即使2012—2013赛季国际滑雪联合会（international ski federation, FIS）更改了高山滑雪比赛规则，以更好地保护运动员、避免受伤之后，每一个赛季每100名运动员的受伤次数仍高达23.5人次。在近几年大型冬季运动会结束后组委会发布的官方伤病医疗情况总结中，高山滑雪造成的运动员受伤率（受伤运动员人数／该项目运动员总人数）都名列前茅，且均高于冬季奥林匹克运动会所有运动项目运动员整体受伤率，高山滑雪成为历届冬季奥林匹克运动会医疗救治人数最多的项目。

【外伤特征】

1. 外伤类型 滑雪者的运动损伤以关节韧带损伤、肌肉拉伤、脱臼、划伤、擦伤、骨折、挫伤和冻伤为主，其中关节韧带损伤的比例最大，占35.22%；脱臼所占比例最小，占2.52%。前交叉韧带损伤是高山滑雪比赛中最常见的损伤。一项对芬兰全体年轻滑雪运动员（9—36岁）受伤情况的回顾性研究指出，全部受伤的运动员中有47%是前交叉韧带损伤。在滑雪时，膝关节呈半屈曲位，主要靠髌骨及股四头肌维持稳定性，如果此时突然出现扭转、跪地等动作，最容易造成股四头肌的拉伤。

2. 外伤部位 滑雪运动主要损伤部位按发

生概率依次是膝关节、踝关节、腰背部、小腿、肩关节、肘关节、腕关节以及头颈部。

(1) 膝关节与踝关节的运动损伤：概率最高，共计达到 35.85%。

膝关节是人体最复杂的关节，由股骨内、外侧髁和胫骨内、外侧髁以及髌骨构成。膝关节是身体的主要承重部位，承重每增加 1000 克，膝盖部位就得承受 6 倍的重量。在滑雪时膝关节处于半屈位，股骨内外侧髁后部进入关节窝，紧密的嵌锁关系解除，两侧副韧带及肌肉松弛，膝关节的稳定性下降，容易出现膝关节韧带及肌肉的损伤，甚至造成骨折。

踝关节由胫、腓骨下端的关节面与距骨滑车构成。足跖屈时，如下坡时滑车较窄的后部进入较宽大的关节窝内，踝关节松动且能做侧方运动，两侧韧带松弛，稳固性差，此时踝关节容易发生扭伤，易造成韧带的损伤。

(2) 腰背部位的运动损伤：概率第二高，达到 13.21%。腰部屈曲向前，有助于身体重心后移，维持身体的前后平衡，活动度较大，在有暴力冲撞时易造成身体重心不稳，导致腰部扭伤。

运动员在训练、比赛中落地后摔倒与地面发生接触性损伤，此类接触性损伤多为小腿及上肢的骨折、脱位、骨挫伤、肌肉挫伤等。在训练中，技术失误往往造成颈部扭伤或挫伤。因为颈部连接头颅和躯干，保护脊髓，传递中枢信息，是机体的重要枢纽，故受伤后危险较大，危害严重。而大腿、臀、足和胯等部位的运动损伤概率则较低。

3. 外伤程度　滑雪运动损伤程度以运动员因伤停止正常训练或中断参赛的天数为主要衡量依据，可划分为 5 个级别。

(1) 重度：停训或停赛大于 28 天。

(2) 中度：停训或停赛 8～28 天。

(3) 中轻度：停训或停赛 4～8 天。

(4) 轻度：停训或停赛 1～3 天。

(5) 轻微：无缺勤。

根据这个标准，Bere 等对 2006—2009 年滑雪世界杯赛季期间训练与比赛中运动员的损伤程度进行判别，发现重度损伤（大于 28 天）高达 50%（$n=37$）以上，其余分别为 8～28 天（$n=18$）、4～7 天（$n=10$）和 1～3 天（$n=3$），另有一例（头部损伤）停止正常训练或中断参赛天数的数据丢失。

也有研究将因伤停止 7 天以上正常训练或中断参赛的运动损伤划分为重度损伤。如 2014 年索契冬季奥林匹克运动会和 2016 年第二届冬季青年奥林匹克运动会中的重度损伤定义为估计停止正常训练或中断参赛超过 1 周的运动损伤。

Florenes 等的研究表明，2006—2007 年和 2007—2008 年连续两届 FIS 世界杯高山滑雪、自由式滑雪和单板滑雪运动员因伤停止正常训练或中断参赛的重度损伤的绝对损伤率分别为每赛季每 100 名运动员 11.3 次、14.4 次和 13.8 次。

Westin 等对 431 名瑞典优秀高山滑雪青年运动员关于暴露时间、损伤场景、损伤类型、严重程度和性别差异等情况进行了为期 5 年的前瞻性跟踪，结果显示，193 名运动员（男 91 人，女 102 人）在研究期间共发生损伤 312 次，近 50% 的损伤被列为重度损伤。

【外伤原因】

引起外伤的主要原因有心理因素不良、准备活动不充分、疲劳、伤病、场地、器材、气候、缺乏安全意识等几个方面。

【外伤现场急救】

滑雪运动具有高风险性，因此 FIS 高度重视医疗救援保障工作，在 2013 年发布了《国际滑雪联合会医疗指南》，并在 2020 年进行了更新，对滑雪比赛的现场医疗急救提出了建议和要求。

1. 医疗站　根据 FIS 的要求，高山滑雪比赛的医疗保障工作在医疗官指挥下统一完成。因为赛道较长且风险性高，会在赛道沿途设置数个比赛场地（field of play，FOP）医疗站，并配备医疗救援团队。

2. 现场医疗救援团队　由滑雪巡逻员和创伤医疗团队组成。其中创伤医疗团队由受过专门训练的医护人员组成，这些医护人员必须具有高级心脏支持、高级创伤生命支持以及高级气道管理能力，以便在比赛现场最大限度地保障伤员的生命安全。

3. 救援流程　高山滑雪比赛通行的救援流程如下。

(1) 终止比赛：当有运动员摔倒受伤后，由医疗官与体育运营官协调中止比赛。

(2) 初步检查与评估：医疗官首先指派 1～2 名巡逻队员滑行到受伤运动员身边对其进行初步的检查和评估。一旦发现运动员伤情较重不能自行离开赛道，需要汇报医疗官寻求支援。

(3) 现场处理伤员：医疗官会根据受伤情况指派后续巡逻队员和（或）创伤医疗团队前往受伤现场处理伤员。如果运动员伤情较轻，无须特殊处理，仅需简单处置或固定后转运，通常创伤医疗团队并不出动。

(4) 创伤医疗团队救治：一旦患者出现严重损伤，如大出血、严重颅脑损伤、意识障碍、胸腹部严重损伤、脊柱损伤等情况，创伤医疗团队必须尽快到达现场。此时现场通常会有至少 2 名创伤医疗团队的医护人员以及 2～4 名巡逻队员共同对伤者进行处理。创伤医疗团队主要负责伤情检查、评估、医疗操作和处理。巡逻队员主要负责翻转、固定、转运等工作。此时现场 FOP 小分队的行动通常由一名小组负责人统一协调指挥医疗救援工作。

相较于其他科室的医生而言，麻醉科医生和急诊科医生在救援中具有得天独厚的优势：①就日常工作的性质和内容而言，麻醉科医生和急诊科医生拥有更多的生命支持和气道处理经验，在处理紧急气道和生命支持方面更加得心应手。②麻醉科医生和急诊科医生，不仅对外科的创伤机制、损伤部位比较了解，具有一定外科操作能力，而且也对内科的病理生理改变、药物特性有所掌握，他们内外兼修的知识框架更有利于对伤者进行现场综合处置。③麻醉科医生和急诊科医生在日常工作中时常会碰到各种各样的抢救，通常具有一定组织协调抢救、处理现场情况的能力和经验，这种组织协调的优势对于现场医疗救援具有重要意义。

相关报道显示 2011 年国际滑雪联合会高山滑雪世界杯德国站比赛中，每个比赛日至少有 4 名麻醉科医生携带滑雪板、冰爪、登山绳、氧气瓶、呼吸面罩、紧急呼吸器、液体、循环支持药物、气道处理工具、血氧饱和度监测仪、心电监测仪和自动体外除颤器等物品在不同 FOP 医疗站站点待命，他们可以采用静脉麻醉药、阿片类药物以及肌肉松弛药，并迅速建立声门气道，完成气管插管甚至环甲膜切开术。现场一旦出现重度颅脑损伤或者多发伤的情况，麻醉科医生可以利用他们的专业工具和技术，迅速完成气道建立和通气支持，并且协助救援直升机进行患者的紧急转运。

在高山滑雪比赛的医疗救援保障工作中，良好的团队协作是医疗救援成功的先决条件，而麻醉科医生、急诊科医生和创伤外科医生在团队内无论是作为指挥者还是执行者都具有得天独厚的优势，在高山滑雪比赛的现场急救中占有重要地位。

【伤者临时固定与转运】

1. 脊柱外伤　脊柱外伤患者从受伤现场到医院的急救搬运方式至关重要。一人抬头、一人抬脚或搂抱的搬运方式不可取，因为此种搬运方式会增加脊柱的弯曲，可以使碎骨片向后挤入椎管内或使椎体脱位，从而加重脊髓的损伤。

对于胸腰椎外伤，正确的搬运方法是应用滚动法和平托法将患者搬至担架上运送。

(1) 滚动法：先使患者下肢伸直，双上肢贴近躯干使患者躯体保持平直状态，2～3人同时用力成为一体，以一侧肢体为轴线，将患者旋转至担架上。

(2) 平托法：3人用手和前臂放置伤者胸背部，同时用力平托至担架上。

(3) 颈椎外伤者的正确搬运方法：1人平托牵引颌枕部，其他2～3人平托躯体，要使颈椎与躯体保持水平，同时用力将患者放置于担架上。

2. 上肢外伤

(1) 前臂外伤：协助患者屈肘90°，拇指向上。取两块合适的夹板，其长度超过肘关节至腕关节的长度，分别置于前臂的内、外侧，然后用绷带于两端固定牢，用三角巾将前臂呈功能位悬吊于胸前。

(2) 上臂外伤：用长、短两块夹板，长夹板放于上臂的后外侧，短夹板置于前内侧，在骨折部位上下两端固定。将肘关节屈曲90°，使前臂呈中立位，再用三角巾将上肢悬吊，固定于胸前。

3. 下肢外伤

(1) 大腿外伤：取一长夹板放在伤腿的外侧，长度自足跟至腰部或腋窝部，另用一夹板置于伤腿内侧，长度自足跟至大腿根部，然后用绷带或三角巾分段将夹板固定。

(2) 小腿外伤：取长短相等的两块夹板(从足跟至大腿)，分别放在伤腿的内、外侧，然后用绷带分段扎牢。紧急情况下无夹板时，可将伤员两下肢并紧，两足对齐，然后将健侧肢体与伤肢分段绷扎固定在一起，注意在关节和两小腿之间的空隙处垫以纱布或其他

软织物以防包扎后骨折部弯曲。

【入院后治疗】

1. 上肢损伤

(1) 肩袖损伤：肩袖是由冈上肌、冈下肌、肩胛下肌、小圆肌的肌腱组成的包绕在肱骨头周围的一组肌腱复合体。能够维持肩关节旋内、旋外和上举活动、维持肩关节的稳定性。目前对于肩袖损伤的治疗有非手术治疗和手术治疗两种方法。

非手术治疗：非手术治疗以药物治疗为主。药物治疗主要作用是止痛、促进肩袖愈合。可采用中药、西药口服；中药外用及中药、西药药膏或贴片单独使用或联合应用的治疗方法。对于肩袖部分撕裂的患者，皮质类固醇激素在患处进行皮内注射，富含血小板的血浆在患处进行肌注（platelet rich plasma，PRP），对肩袖的愈合都有着明确的疗效。

Giovannetti de SE 等的研究证实，在长期随访中，PRP注射能更有效地缓解疼痛，恢复肩关节功能；而在短期和中期随访中，皮质类固醇激素注射在缓解疼痛方面优于PRP注射。

手术治疗：非手术治疗4～6周肩关节疼痛症状仍不能缓解或恢复活动时，需行手术治疗，无论创伤性还是非创伤性肩袖撕裂均可采用手术治疗。手术方法以肩关节镜和肩关节镜联合辅助小切口治疗为主。

① 肩关节镜手术过程：对患者肩袖损伤情况进行分析，选择常规前方入路与后方入路。基于在关节内做工作通道，严密观察肩袖下方损伤情况及肱二头肌损伤情况，并进一步对肩峰间隙加以确认。于患者肩峰下间隙置入关节镜，暴露肩峰，对滑囊进行清理，并对肩袖损伤位置采取修复处理，使患者肩峰下间隙得到有效扩大，之后对L形肩袖损伤者，在关节镜下对肩袖进行缝合，并在大结节上固定好，然后采取专用线缝合损伤的

肩袖的残边；针对部分新月形肩袖损伤者，或没有明显粘连损伤的患者，清理肩袖断端与肩袖止点骨质；针对 U 形肩袖损伤者，或有明显粘连损伤的患者，首先进行松解操作，进一步对患者的肩袖止点骨质进行处理，基于肩袖止点进行缝合固定，术毕。

② 肩关节镜联合辅助小切口手术过程：基于患者肩缝中心做一斜形切口，长约 3cm，切开肩峰下间隙，然后暴露术野，之后凿除患者喙肩弓突出骨质部分，于肥大肩峰下滑囊凿除，对患者肩袖损伤情况进行仔细观察，结合损伤情况实施相对应的处理方案。首先将患者肩袖断端修剪平整，对患者肩袖间隙进行松解处理；之后，针对 L 形撕裂损伤者，将撕裂缘无张力缝合；针对新月形撕裂损伤者，基于肩袖断端部位实施缝合，并固定在骨面之上；然后进行肩袖牵拉复位，在明确没有异常状况发生的情况下，对已经复位的肩袖采取缝合固定，术毕。

(2) 肱骨近端骨折：肱骨近端包括肱骨头、肱骨大结节、肱骨小结节及肱骨干四个部分。肱骨近端骨折的治疗包括非手术治疗、手术治疗。

非手术治疗：非手术治疗通常包括止痛、悬吊固定等。无移位的稳定骨折经非手术治疗能得到满意的疗效。

手术治疗：手术治疗主要是通过解剖复位、稳定固定、早期康复锻炼以确保骨愈合，来减少并发症，并获得最佳功能。

手术治疗包括髓内钉内固定、钢板内固定、半肩关节置换、反置式肩关节置换等手术方式。其中半肩关节置换主要适用于肱骨头骨折或坏死的患者；反置式关节置换适用于肩袖有巨大且不可修复的撕裂、合并有肩关节骨性关节炎、肩峰和肱骨头间隙小于 5mm、年龄在 60—65 岁或以上年龄的患者。以上两种手术的适应证要严格把握。

① 髓内钉内固定手术过程：采用前外侧入路，在肩峰外侧做一个 4cm 长的切口，复位骨折端，导针插入点位于肱骨头的顶部、大结节的内侧和结节间沟的外侧。放置髓内钉，近端尽可能紧贴软骨下骨，尾端没入软骨面以下 3～4mm；透视定位主钉和复位位置后，插入远端和近端螺钉；置入尾帽，用线缝合肩袖，逐层缝合，术毕。

② 钢板内固定手术过程：患者采用劈三角肌入路，在 C 形臂机透视观察下复位骨折，然后使用克氏针临时固定骨折碎片；为防止肩峰撞击，钢板放置在肱骨大结节尖端以下 5～8mm，肱二头肌外侧沟 2～4mm 处，使用螺钉固定，通过前后和腋窝透视位确定钢板和螺钉的正确位置。缝合伤口，放置引流管，术毕。

③ 半肩关节置换手术过程：沿三角肌 – 胸大肌间隙入路，显露肱骨近端骨折，清除血凝块及嵌入软组织，切断肱二头肌长头腱，取出肱骨头测量大小，以骨科 2-0 缝线标记肱骨大小结节及肩袖，髓腔锉扩髓后置入假体试模，取出试模并清理干燥髓腔，充填骨水泥，待其凝固后修复重建肱骨大小结节及肩袖，并于肱骨大小结节间隙处予以植骨（自体骨或同种异体骨），并在 C 臂透视下确认假体置入位置满意后，冲洗并彻底止血，放置引流管，逐层缝合关闭伤口，术毕。

④ 反置式肩关节置换手术过程：对患者采用全身麻醉或者神经阻滞麻醉方式，将患者放置在手术床外；手术操作一般采用标准的三角肌以及胸大肌间隙入路，在手术过程中需要保护三角肌起止点和腋神经；辨认肱二头肌长头腱和结节骨折块，在肩袖与骨的结节位置放置可吸收线，保护大小结节，有利于进行大小结节的固定和复位，显露肩关节盂及边缘，切除盂唇，进行盂侧球形假体试膜的放置，打入基座进行固定。一般情况下假体应该靠着肩盂下缘，倾斜 15° 左右进行放置，置入后打入两枚螺钉进行固定，通

过手动方式，逐步扩髓，有效防止骨折范围扩大。在假体周围应该保留 1mm 的位置，根据肩关节的活动度和稳定性确定假体的高度，恢复肱骨高度，避免关节不稳定；根据假体试模型号，依次置入盂侧球形假体，包括假体柄以及聚乙烯内衬，进行肩关节复位，测定肩关节活动度和松紧程度，通过预先放置的缝线，对结节及假体之间水平方向通过环形捆扎方式固定，与肱骨干之间以垂直方向进行固定，放置引流管，进行手术切口的逐层闭合，术毕。

(3) 第一掌指关节尺侧副韧带断裂：第一掌指关节尺侧副韧带断裂又称为滑雪者拇指（skier's thumb），因抓握雪杖的同时进行撑地造成，治疗包括非手术治疗与手术治疗。

非手术治疗：单纯挫伤、扭伤、部分韧带断裂而无拇指掌指关节过度外翻和不稳定时，可用石膏托将整个拇指直至指间关节固定 3 周即可。

手术治疗：①侧副韧带损伤应在损伤后行一期修复，根据损伤的情况不同，采用不同的方法。韧带断裂可在伤后立即进行手术，或伤后 4～7 天局部肿胀消退后，进行直接缝合。延迟的一期缝合，可在伤后 2 周内进行。手术在臂丛神经阻滞麻醉和止血带下进行，做跨越拇指掌指关节的尺侧背部弧形切口，切开皮肤及皮下组织保护行走于切口内的桡神经分支。纵向切开拇收肌腱于其深面显露断裂的侧副韧带，一般多见于韧带的中部和远端。将其直接缝合或用钢丝抽出缝合法，将撕脱的侧副韧带固定于近节指骨基部的骨粗糙面处，缝合拇收肌腱及皮肤。②陈旧性侧副韧带损伤无法直接修复者，可行自体肌腱移植，于拇指掌指关节内侧行 "8" 字形韧带成形术，或用一筋膜片移植修复关节。③进行性疼痛性畸形，关节炎伴不稳定性活动时，可行关节固定术，将掌指关节固定于屈曲 20° 位。术中可用一枚克氏针将掌指关节

进行临时固定，以利修复的韧带愈合或术后用前臂石膏托将拇指于内收位固定 4～5 周，小骨片撕脱而用抽出缝合法、克氏针或微型螺钉行骨固定者术后固定 6 周于拆除石膏托时拔除钢丝，开始进行拇指功能锻炼。

2. 下肢损伤

(1) 前交叉韧带损伤。

非手术治疗：非手术治疗包括不少于 3 个月的物理治疗、消炎止痛药物、活动范围训练、股四头肌及小腿肌肉肌力训练、本体感觉恢复训练及逐步恢复运动。在伤后 6～12 周重新进行评估，确认康复的有效性，以便决定是否进行手术重建前交叉韧带。

手术治疗：关节镜下重建手术已成为目前前交叉韧带损伤的主要手术方式。美国骨科医师学会在 2016 年提出的前交叉韧带损伤治疗指南指出，对于绝大部分前交叉韧带损伤的患者建议采取关节镜重建手术。

手术过程：麻醉生效后，患者取仰卧位，常规消毒铺巾，大腿根部上止血带。取关节镜常规前内、前外入路进入关节，探查并处理半月板及软骨损伤，关节镜下证实前交叉韧带损伤。取自体腘绳肌腱制备移植物，测量移植物直径。关节镜于前内侧入路观察，使用理想点位股骨导向器经前内侧辅助入路定位前交叉韧带股骨隧道，壁厚 1mm。根据移植物直径选取合适直径的股骨钻头制作阶梯股骨隧道，与移植物匹配。前交叉韧带胫骨导向器根据残端中心定位胫骨隧道，隧道入口位于胫骨结节水平内侧 2cm。使用钛板固定移植物股骨侧，确定移植物与髁间窝外侧壁及顶部，与后十字韧带无撞击，在屈曲 30° 位置使用拉力器拉紧移植物，使用与隧道同直径的界面螺钉固定移植物胫骨侧，完成前交叉韧带单束重建，术毕。

(2) 距骨外侧突骨折：距骨外侧突骨折通常采用关节镜下复位＋内固定手术。先将 5ml 生理盐水注入踝关节囊内，以利于置入关节

镜。常规建立前内入路，透光试验下建立前外入路，进入关节腔后开始镜检。在关节镜下充分显露骨折部位，清除瘀血、游离的软组织、小软骨块等。在关节镜下尽可能将移位的骨折块达到解剖复位，然后用克氏针固定骨折块，并测量克氏针进入骨折块的深度，沿克氏针使用无头加压螺钉固定，逐层缝合，术毕。

【外伤预防】

1. 加强力量锻炼 加强运动员的力量训练是预防滑雪运动损伤的基本策略，特别要重视运动员下肢肌肉力量的锻炼。Neumayr等认为，高山滑雪运动员比赛中发挥的程度取决于多个变量，不能通过单一的生理参数进行预测，但实践证明下肢肌肉力量是高山滑雪最具决定性的因素（r=0.947；P=0.001），因此，必须将发展下肢肌肉力量作为关键环节，不过分倚重某块肌群的力量发展，同时保持拮抗肌群的力量平衡是预防膝关节损伤的有效方法。

2. 优化技术动作 优化运动员的技术动作是预防高山滑雪运动损伤的关键。从运动员滑行时的膝关节和背部两个主要发力部位着手，Bere等认为预防滑雪外伤，应将关注点集中在避免胫骨内旋的同时也要避免膝关节外翻。前屈、侧弯和扭转等典型受力形式被认为是背部过用型损伤机制的重要组成部分，建议控制和减少滑雪时躯干前倾、侧弯和扭转的幅度以及峰值负荷。

（陶率先　汪春庆　李钊伟）

参考文献

[1] Soligard T, Palmer D, Steffen K, et al. Sports injury and illness incidence in the Pyeong Chang 2018 Olympic Winter Games: a prospective study of 2914 athletes from 92 countries[J]. Br J Sports Med, 2019,53(17):1085–1092.

[2] Bere T, Flørenes TW, Krosshaug T, et al. A systematic video analysis of 69 injury cases in World Cup Alpine skiing[J]. Scand J Med Sci Sports, 2014,24(4):667–677.

[3] Haaland B, Steenstrup SE, Bere T, et al. Injury rate and injury patterns in FIS World Cup Alpine skiing (2006–2015): have the new ski regulations made an impact?[J]. Br J Sports Med, 2016,50(1):32–36.

[4] Steffen K, Moseid CH, Engebretsen L, et al. Sports injuries and illnesses in the Lillehammer 2016 Youth Olympic Winter Games[J]. Br J Sports Med, 2017,51(1):29–35.

[5] Giovannetti de Sanctis E, Franceschetti E, De Dona F, et al. The efficacy of injections for partial rotator cuff tears: a systematic review[J]. J Clin Med, 2020,10(1):51.

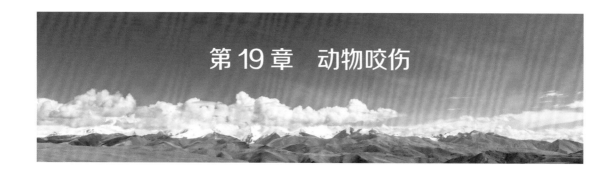

第 19 章　动物咬伤

动物咬伤在全世界范围内普遍存在，是全球人口发病和死亡的一个主要原因。全世界每年因接触动物而受伤达数百万人，死亡超过 18 万人。美国每年约有 470 万人被犬咬伤，100 万人因非犬类动物相关的伤害而在美国急诊就诊。澳大利亚、加拿大和法国等其他发达国家的动物咬伤发病率和死亡率与美国相似。中国的青藏高原地广人稀，有众多自然保护区，为野生动物提供了良好的栖息地。随着野生动物数量逐年增多，人们活动范围逐年增大，野生动物咬伤时有发生。随着人们豢养宠物数量逐年增多，宠物咬伤也越来越多。

青藏高原海拔高、气温低、昼夜温差大；降水量少，地区之间降水量差异大；紫外线强，日照时间长；冬季干冷漫长，大风多；夏季温凉多雨，雾霾多。青藏高原总体气候条件较恶劣，与南方温暖潮湿的气候相比差异较大，青藏高原地区蚊虫类较少，高原地区哺乳动物、爬行动物等常见。青藏高原地区的动物咬伤种类与内地有所不同，咬伤伤口愈合特点与内地也有区别，处理这些常见动物致伤时，需要充分考虑伤口的处理、感染风险、有无中毒、过敏等。青藏高原地区的藏族信奉佛教，崇拜原始动植物，藏族对犬有着特别的崇拜和感情，有不杀猫、犬，禁吃犬肉，以及收留喂养流浪犬、流浪猫的风俗。因猫、犬繁殖力极强，导致流浪猫、犬成患，攻击居民事件时有发生。

第一节　犬咬伤

犬咬伤是指犬齿咬合、切割人体组织导致的皮肤破损、组织撕裂、出血和感染等损伤。犬咬伤软组织损伤严重，并发症多，伤情复杂，严重者可危及生命。

【流行病学】

全世界每年有近亿人次被犬咬伤。中国是世界上犬只数量最多的国家，每年犬咬伤人数超过 1200 万人。青藏高原动物咬伤中犬咬伤排在第一位，包括宠物犬咬伤和流浪犬咬伤。犬咬伤是狂犬病病毒最主要的传播方式，99% 的狂犬病病例是由病犬传播的。狂犬病的病死率几乎是 100%。从世界范围看，每年因狂犬病死亡的人数约 5.9 万人。

【临床表现】

犬咬伤时犬齿咬合、切割、撕扯人体组织导致皮肤破损、组织撕裂、出血和感染等，有时并发重要的神经、血管、肌腱的损伤。

犬咬伤伤口可见于全身各个部位，咬伤位于四肢占 54%～85%，其中手部为 18%～68%，头颈部为 15%～27%。成人以四肢尤其上肢、手部最常见，儿童以头、面、颈部最常见。

咬伤后治疗延迟是导致犬咬伤后感染发生率高的重要因素之一。咬伤后超过 24h 才就诊的患者很可能已经出现感染。并且患者往往是因为出现感染的症状而就诊。

犬咬伤伤口感染的临床表现包括出血、发热、伤处红肿、压痛、脓性分泌物和淋巴管炎，并发症包括皮下脓肿、掌深间隙感染、骨髓炎、化脓性关节炎和菌血症。感染的全身体征包括发热和淋巴结肿大等，不到 20% 患者会发生全身性感染，可能累及骨、关节、血液和脑膜。局部蜂窝织炎可亚急性发作，于咬伤后 24～72h 开始出现。

【体格检查及免疫接种史询问】

由于犬有强大的咬合力和撕扯力，所以犬咬伤的软组织损伤往往严重，伤情复杂，即使表面看起来伤口并非触目惊心，也可能并发重要的神经、血管、肌肉及肌腱的损伤。因此对于犬咬伤的伤口需仔细地探查，避免遗漏严重的合并损伤。

免疫接种史询问：包括犬和伤者的免疫接种史。询问致伤犬的免疫接种史，是否规律注射六联疫苗和狂犬病疫苗；询问伤者的免疫接种史，是否是高危人群（中国对可能涉及狂犬病患者管理的医护人员，狂犬病患者的密切接触者、兽医、动物驯养师以及经常接触动物的农学院学生推荐进行暴露前预防接种），是否主动接种过狂犬病疫苗、破伤风疫苗等。

【辅助检查】

1. 细菌培养　对于有感染症状的患者，需要进行需氧菌和厌氧菌血培养。

2. 血液指标　全血白细胞计数、C 反应蛋白和红细胞沉降率检查，这些指标正常不能排除存在感染。

3. 影像学检查　超声检查有助于识别感染伤口的脓肿形成以及定位伤口内的异物。关节附近的深部咬伤有必要行 X 线平片和（或）CT 检查，以评估骨或关节破坏以及异物嵌入的证据。对于明显感染的伤口，需要影像学检查判断骨和软组织损伤及骨炎相关的改变。

【诊断】

根据明确的犬咬伤病史来诊断。犬咬伤的诊断主要是对并发症的诊断和对生命体征进行评估。

1. 感染伤口的犬咬伤　超声检查有助于识别感染伤口的脓肿形成以及定位伤口内的异物。明显感染的伤口，需要影像学检查判断骨和软组织损伤及骨髓炎相关的改变。

2. 关节附近的深部咬伤　有必要行 X 线平片和（或）计算机断层（computed tomography，CT）扫描检查，以评估骨或关节破坏以及异物（如嵌入的牙齿）证据。

3. 头部的犬咬伤　头部的犬咬伤偶尔会穿透颅骨，也可导致颅骨凹陷性骨折、局部感染和（或）脑脓肿。因此，对于深及头皮的犬咬伤（包括刺伤）患者，需要进行头部 CT 和（或）MRI 检查，尤其是对于 2 岁以内的婴儿。CT 扫描显示颅骨骨折、刺穿颅骨外板、颅内积气则表明存在穿透伤。

【治疗】

犬咬伤软组织损伤严重，并发症多，伤情复杂，严重者可危及生命。对危及生命的患者，首先要稳定生命体征，关键在于维持气道通畅、给予呼吸支持、稳定血流动力学，控制出血。

犬咬伤是常见的外科急诊，处理基本原则包括狂犬病的预防、破伤风的预防及正确的伤口处理。

1. 狂犬病的预防　咬伤 3d 内（越早越好），到当地疾控中心注射狂犬病疫苗，这种方法又称主动免疫，即注射疫苗后身体内产生抵御狂犬病病毒的抗体，从而避免发病。

当头面部被咬伤或伤口大而深者，需要注射抗狂犬病马血清或者人狂犬病免疫球蛋白，以加强预防作用。

2. 破伤风的预防 伤口污染不严重，仅需注射破伤风类毒素 0.5ml。伤口污染严重，则先注射类毒素 0.5ml，3～4h 后，在其他部位肌内注射人体破伤风抗毒素 1500U。使抗毒素先中和毒素、毒素及其主动免疫可在抗毒素作用消失后接着发挥其预防作用。

3. 伤口处理

(1) 伤口止血：有活动性出血时，应立即采取直接压迫止血，对伤口远端区域进行神经血管评估。

(2) 伤口冲洗和清洗：用肥皂水和一定压力的流动清水交替清洗所有咬伤处约 15min，再用生理盐水冲洗伤口，避免在伤口处残留肥皂水或其他清洗剂。

(3) 伤口消毒处理：彻底冲洗后用稀聚维酮碘溶液或其他具有灭活病毒能力的医用制剂涂擦或清洗伤口内部，可以灭活伤口局部残存的狂犬病病毒。

(4) 伤口清创及扩创：清创及扩创不仅有利于重要解剖结构及功能的恢复，同时可预防伤口感染。

(5) 伤口缝合：单纯撕裂伤伤口，可采取 I 期伤口缝合。如果有美观需求时，也可选择 I 期伤口修复，充分地冲洗、清创，按美容缝合方法进行减张缝合。同时预防性使用抗生素以及密切随访。

咬伤超过 6h 的伤口不建议进行 I 期伤口缝合，宜先行伤口清洁、失活组织清创，将咬伤伤口开放引流，定时更换敷料，至受伤72h 以后视伤口情况行延期缝合。

第二节 野生动物咬伤

随着高原生态保护成效凸显，各种野生动物的数量逐年增多，野生动物的活动范围逐渐扩大，人类和野生动物生存环境之间的冲突日益增多，导致人类被野生动物袭击的事件时有发生。医护人员必须掌握被野生动物咬伤的处理原则，为患者提供最佳的治疗和护理方案。

一、熊咬伤

生活在青藏高原的西藏棕熊，奔跑速度快，因此也被称为马熊。棕熊的听觉、视觉迟钝，但嗅觉灵敏，对人体气味非常敏感。春天，棕熊冬眠刚结束，高原植物尚未生长成熟，棕熊处于食物缺乏状态，因此，春天是棕熊伤人的高发季节。

【流行病学】

2004—2016 年，在印度高原地区 Kanha-Pench 有 166 例被熊袭击的受伤者。2015 年 1 月 1 日—2019 年 12 月 31 日，位于喜马拉雅山南麓的国家不丹的 14 个地区发生了熊袭击事件，受伤者共 34 人，平均年龄（49±13）岁。受伤者中男性占 76%（26/34），农民占 76%（26/34），农民遭受熊袭击的风险为 0.16/100 000。面部是人体最常受攻击的部位，占 85%（共 29/34）。

【临床表现】

熊体型大，咬合力强，熊咬伤经常是损毁性的创伤，还有被熊踩踏等合并伤的可能。因此，被熊咬伤患者有复合伤、合并伤、多发伤的特点。熊咬伤病情复杂且危重，常有生命危险。

【体格检查与辅助检查】

首先进行生命体征评估。对危及生命的患者，首先要稳定生命体征，关键在于维持气道通畅，给予呼吸支持，稳定血流动力学，控制出血。尽快完成全身 CT 检查，排除骨折、脏器损伤等复合伤。

【治疗】

熊咬伤的伤口通常较为复杂，涉及撕脱伤、骨折、神经血管的损伤，需要反复评估伤情，联合骨科、整形科、脑外科、口腔科、耳鼻喉科等相关科室进行修复重建。

伤口处理遵循以下步骤。

1. 冲洗和消毒：肥皂水和流动的自来水冲洗伤口 15min 以上，再以生理盐水冲洗，最后用聚维酮碘溶液消毒伤口。

2. 清创：去除坏死失活组织，穿通伤伤口必须进行扩创，确保清创效果。

3. 加强伤口换药：熊咬伤伤口往往较深，有严重感染风险，应避免 I 期缝合创面；待伤口无脓肿、无坏死组织后再进行缝合。

4. 因熊口腔携带多种细菌，故应采用覆盖厌氧菌的广谱抗生素。

5. 加强心理干预，避免持续恐惧心理。

6. 立即对患者进行狂犬病疫苗、破伤风疫苗接种以及免疫球蛋白注射，预防狂犬病和破伤风。

二、啮齿类动物咬伤

啮齿类动物是现存哺乳动物中最大的一目，包括啮齿目和兔形目，主要特征为门齿无齿根和无犬齿。啮齿类动物咬伤指啮齿类动物抓咬等行为对人体造成的机械性损伤。

【流行病学】

啮齿类动物致伤以体型较小的鼠类和兔形目居多。每年美国发生超过 200 万起动物咬伤事件，其中大约 1% 是老鼠咬伤。啮齿类动物咬伤多在卫生条件较差的地区或农村山区，多发生于睡眠中，女性居多，四肢部位多发。与老鼠打交道的宠物店工作人员和动物实验室技术人员被咬伤的危险性也较高。青藏高原啮齿类动物有鼠和旱獭，数量非常庞大。

世界上一共有 15 种旱獭，种间相似程度很高，大多都是小耳朵，大板牙，还有一条大小不一的尾巴。我国有 4 种旱獭，分别是灰旱獭、长尾旱獭、蒙古旱獭和青藏高原上常见到的喜马拉雅旱獭。喜马拉雅旱獭属于啮齿目、松鼠科、旱獭属。

旱獭是草原上鼠疫的主要宿主之一。近两年，中国、蒙古以及俄罗斯南部地区发生了多起人类感染鼠疫的病例，新疆、甘肃和内蒙古的旱獭鼠疫疫源地在个别年份亦有多例散发流行。

【病因与发病机制】

啮齿类动物致伤原因主要为动物抓咬等行为对人体造成的机械性损伤。

病毒、立克次体、细菌、螺旋体和原虫等多种病原体，可通过人类被啮齿类动物抓咬、处理啮齿类动物、与啮齿类动物的粪便、尿液或唾液接触，直接传播给人类。

啮齿类动物直接传播的疾病有汉坦病毒肺综合征（hantavirus pulmonary syndrome，HPS）、肾综合征出血热（hemorrhagic fever with renal syndrome，HFRS）、钩端螺旋体病、鼠疫、鼠咬热、沙门菌病等。

【临床表现】

1. 局部伤口　啮齿类动物抓咬伤后常表现为局部出血、疼痛、肿胀，极少数严重者可伴有局部缺损或毁损、功能障碍等。

2. 鼠咬热　鼠咬热是由啮齿类动物（主要为鼠类）咬伤抓伤后，导致人体感染念珠状链杆菌或小螺菌引起的动物传染病。两种细菌导致的鼠咬热症状不同。

(1) 念珠状链杆菌导致的鼠咬热：传染的潜伏期为 3～20 天，大多数情况下潜伏期不到 1 周。在暴露后 2～4 周不会出现症状。念珠状链杆菌导致的鼠咬热全身症状包括发热、迁移性多关节炎和寒战。热型呈间歇热或不规则热，可于2~3天后缓解，但又迅速上升而呈马鞍形。关节疼痛以大关节多见，非游走性，常多个关节同时或相继受累，如膝、踝、腰、手掌、肘、肩关节等。75%患者会出现点状或斑丘疹，四肢可出现出血性水疱，触痛阳性。

(2) 小螺菌引起的鼠咬热：传染的潜伏期为2~10天，常伴有淋巴管炎，在皮肤表面可出现红线。全身症状表现为突然寒战、高热，体温迅速上升至40℃左右。热型多为弛张热。高热时常伴有头痛、乏力、出汗、肌痛、关节痛等全身中毒症状。与链杆菌不同的是，咬伤部位是硬的，会溃疡并有淋巴结肿大。大约50%的患者可能有皮疹，包括斑疹、丘疹、荨麻疹等。

3. 肾综合征出血热（hemorrhagic fever with renal syndrome，HFRS） HFRS主要由汉坦病毒感染引起，接触感染汉坦病毒鼠的血液、体液及排泄物均可致汉坦病毒感染。患者早期无特异性临床表现，症状不典型，少部分患者可出现特异性表现，如发热、出血、急性肾损伤等。肾综合征出血热可分为五个时期，即发热期、休克期、少尿期、多尿期和恢复期。

4. 汉坦病毒肺综合征（hantavirus pulmonary syndrome，HPS） HPS是汉坦病毒感染引起的，以肺毛细血管渗漏和心血管受累为特征的综合征，也称汉坦病毒心肺综合征（hantavirus cardio pulmonary syndrome，HCPS）。从患者血液中能分离出特异性识别汉坦病毒的CD4+、CD8+细胞毒T淋巴细胞，粒细胞对受染细胞的免疫反应导致肺泡毛细血管的通透性增高。肺是汉坦病毒的主要靶器官，临床出现肺泡内水肿和低氧血症。汉坦病毒肺综合征患者致命的两个主要病理生理改变是发展迅速的肺水肿和低血容量休克。

【辅助检查】

1. 血常规 患者反复发热消耗后可出现贫血、低蛋白血症，嗜酸性粒细胞偶有增多。从患者血液中能分离出特异性识别汉坦病毒的CD4+、CD8+细胞毒T淋巴细胞。

2. 病原菌 血液、关节腔积液、脓液、伤口渗出液或淋巴结穿刺液可找到典型的病原菌。

3. 血清免疫学试验 小螺菌型的康氏及华氏血清反应大多呈弱阳性、念珠状链杆菌型约25%阳性。

4. 分子生物学检查 可从关节腔积液、血、脑脊液等标本中提取出致病菌的核酸，经聚合酶链反应扩增其16S rRNA，测序可鉴定菌种。

【诊断与鉴别诊断】

1. 诊断的主要依据是具有啮齿动物接触史，局部创伤表现，全身表现符合肾综合征出血热、鼠咬热等。

2. 啮齿动物咬伤（主要为鼠咬伤）需与毒蛇咬伤、蜘蛛咬伤等鉴别。

(1) 毒蛇咬伤局部可见两颗较大呈"﹕﹒"分布的毒牙咬痕，亦有呈"﹕﹕"分布的咬痕。咬伤肢体短时间内可出现肿胀、瘀斑、水疱，甚至出现骨筋膜室综合征、组织坏死。

(2) 蜘蛛咬伤可无牙印、牙痕，部分可见2个点状"牙痕"。蜘蛛咬伤处有剧烈针刺样疼痛，可见小片青紫伴周围发红，多有皮疹及轻度水肿。

(3) 鼠咬伤的伤口不规则，呈锯齿状浅表牙痕，伤口小，局部疼痛和出血症状轻。

【治疗】

1. 局部伤口治疗原则 自来水冲洗伤口15min以上，再用生理盐水冲洗，最后用过氧化氢溶液和聚维酮碘溶液消毒。清创去除坏死组织。伤口定期消毒换药。肌内注射人体破伤风抗毒素1500U预防破伤风。

2. 鼠咬热的治疗 青霉素200 000U，静脉注射，每4小时一次；或头孢曲松1g，静脉注射，每天1次。当患者的临床症状有所改善，药物可改为青霉素V 500mg，静脉注射，每天4次；或阿莫西林500mg，每天3次。抗生素总疗程为2周。青霉素过敏患者，可替代以多西环素100mg，每天2次，静脉或口服，疗程14天，如有心内膜炎等并发症时，应增加青霉素剂量，疗程4～6周。

3. 汉坦病毒感染的治疗 利巴韦林已被证明具有体内、外抗汉坦病毒的效果。

4. 对症支持治疗 卧床休息，维持电解质平衡，维持血压稳定，防止无尿状态、电解质平衡紊乱。如重症患者常伴有肾功能不全，应考虑进行血液透析；如病症进一步发展出现血小板减少和出血，应紧急输入血小板；临床上出现呼吸困难或低血氧时，用鼻导管或面罩吸氧，动脉血氧持续低于8.0kPa（60mmHg），应及时改用机械通气；患者烦躁时给予镇静药；若病情加重或吸氧无效，出现低血容量休克时应及时补充血容量，可应用平衡盐注射液，右旋糖酐40、甘露醇或人血白蛋白静脉输液。

【预防】

啮齿类动物和人类关系密切。日常居住的环境要定期进行通风消毒，及时清除室内垃圾，注意自身防护，平时要勤洗手。汉坦病毒已经有了相应的预防病毒的疫苗，可到防疫中心进行疫苗接种。

三、高原动物咬伤伤口愈合特点

伤口愈合是局部组织再生、修复、重建的一系列生理过程，皮肤伤口的愈合非常精细，愈合过程错综复杂，涉及多种细胞、细胞因子。高原地区的自然条件特殊，海拔高、气压低、氧分压低。湿度低、紫外线强等环境特点使伤口愈合情况与平原地区存在明显差异。

1. 高原伤口感染率较低 虽然在高原地区因就医路途遥远，交通不便，当患者来院就诊时伤口污染较为严重。但海拔高、高寒缺氧、气候干燥、紫外线强，使伤口一直处于比较干燥状态，不利于细菌的生长繁殖；与此相反，低海拔地区气温高、空气湿度大，伤口不易干燥，因此，高海拔地区比低海拔地区伤口的感染概率低得多。

2. 高原伤口愈合较难 高原地区海拔高、氧含量低，不利于伤口愈合，加之伤口局部组织血管受损，血液循环障碍，导致伤口处于低灌注、缺血缺氧状态。

3. 促进高原咬伤愈合的方法 ①研究显示，氧疗能够明显缓解伤口缺氧状况，促进局部组织毛细血管侧支循环建立，增强机体免疫力，有利于伤口愈合。②红外线照射可以改善伤口血液循环，促进伤口愈合。③创面负压引流和高压氧治疗均是促进创面恢复的有效手段。④在高原地区，自然地理环境、居民生活习惯、医疗条件、遗传等因素均可能影响伤口愈合。为减少伤口愈合不良的发生，术前应该充分评估患者身体状况、早期规范应用抗生素、针对基础疾病进行对症治疗；术中严格无菌操作、加强伤口冲洗、缩短手术时间；术后通过早期吸氧、增加换药频率等促进伤口愈合。

四、野外基本防护措施

1. 尽量不走灌木丛或者没过脚面的矮草丛，防止有野生动物藏匿。

2. 一旦遇见野兽，应迅速强迫自己冷静下来，正视野兽的眼睛，不要主动发动攻击，这样更容易暴露。

3. 不要背对动物，应该面对野兽，慢慢向后退，如果动物跟进则立即停止后退。后退时一定要匀速缓慢行走，不能让它看出你想逃跑。

4. 尽可能不要上树，兽类善于等待，上树等于自断退路。

5. 动物大多怕火，可以躲在有明火的地方。

6. 在青藏高原的某些地区是野兔热和鼠疫的流行区，因此在高原野外应采取措施防止蚊虫叮咬。防止昆虫在叮咬发病的动物后再叮咬人将病原体注入人的血液而发病。

7. 同时禁止狩猎。

高原野生动物数量的增长以及人类饲养宠物数量的增多，导致动物咬伤发生率逐年上升，应该加强动物咬伤危害的宣传，对重点人群提供有效的保护措施，同时普及动物咬伤后的急救知识。医护人员应关注动物咬伤这一严重的公共卫生问题，制订具有高原特色的动物咬伤防治指南。

第三节 鼠 疫

鼠疫是由鼠疫杆菌引起的自然疫源性烈性传染病。感染鼠疫后发病急剧，寒战，高热不退，头痛剧烈，淋巴结肿痛，眼睑结膜及球结膜充血，甚至出现意识不清，呼吸困难，咳血痰，很快陷入极度虚弱状态。由于呼吸困难、缺氧，导致患者口唇、颜面及四肢皮肤出现发绀，死亡的患者甚至全身发绀，皮肤呈黑色，故鼠疫又被称为"黑死病"。

【流行病学】

1981—2018 年，我国共发生人间鼠疫病例 947 例，死亡病例 119 例，病死率为 12.6%。1981—2018 年，鼠疫病例共分布在 9 个省（自治区）。云南省病例数最多，达 508 例，占同期全国患者总数 53.6%。广西和贵州 2 省，分别发生 56 例和 137 例人间鼠疫例，均为腺鼠疫。青海、西藏境内人间鼠疫患者数分别为 121 例和 83 例。新疆、甘肃和

内蒙古的旱獭鼠疫疫源地在个别年份亦有多例散发流行。四川省自 1997 年发生 5 例肺鼠疫后，被确定为我国新的疫源省，之后仅在 2012 年报道 1 例，其余年份均无人间鼠疫报道。

国内鼠疫自 20 世纪 80 年代进入新阶段，高峰主要集中在 20 世纪 90 年代和 21 世纪初。1990—2002 年共发生 785 例鼠疫病例，主要来自云南、广西、贵州 3 省（共计 685 例），2000 年为最高峰，单年患者数达 254 例。进入 21 世纪后，随着防控布局的完善，鼠疫的流行强度逐渐减弱。

鼠疫全年均可发生，但是存在明显的季节性。人间鼠疫多发生在夏秋季，与狩猎活动及鼠类繁殖有关。

【传播方式】

1. 传染源

(1) 鼠疫染疫动物：自然感染鼠疫的动物都可以作为人间鼠疫的传染源，最主要的传染源是啮齿类动物（如鼠类、旱獭等）。

(2) 鼠疫患者：主要是肺鼠疫患者，在疾病早期即具有传染性。败血症型鼠疫、腺肿发生破溃的腺鼠疫患者等也可作为传染源。无症状鼠疫感染者不具有传染性。

2. 传播途径 鼠疫可以经媒介传播、接触传播和飞沫传播。

(1) 媒介传播：动物和人间鼠疫的传播主要以鼠蚤为媒介，蚤叮咬带病菌的鼠或其他啮齿动物，再叮咬人时引起感染。人类鼠疫的首发病例多由跳蚤叮咬所致。

(2) 接触传播：少数患者是因捕猎、宰杀、剥食患病动物的皮、肉或直接接触患者的痰液、脓液、血液，经由皮肤或黏膜的伤口而感染鼠疫病菌。

(3) 飞沫传播：肺鼠疫患者可以通过咳嗽、谈话、呼吸等，借飞沫形成"人→人"的传播，可以造成人间鼠疫的大流行。

【临床表现】

鼠疫的潜伏期较短，一般在 1～6 天，多为 2～3 天，个别病例可达 8～9 天。

根据不同的感染部位和临床表现可以将鼠疫分为腺鼠疫、肺鼠疫、败血症型鼠疫和其他类型鼠疫。

1. 腺鼠疫最为常见，除全身症状外，主要表现为急性淋巴结炎。在蚤叮咬的局部出现疼痛、红斑，可以形成疱疹、脓疱甚至发展形成疖、痈。叮咬附近区域的淋巴结出现肿大、疼痛，治疗不及时可以迅速化脓、破溃，使患者疼痛难忍，无法活动。最常发生的部位是腹股沟区的淋巴结，其次是腋下、颈部及颌下的淋巴结。

2. 肺鼠疫患者病情进展迅速，病死率高。以呼吸道症状为主，起病 24～36h 出现胸痛、咳嗽、咳大量鲜红色血痰，呼吸困难和发绀迅速加重，抢救不及时 2～3 天死亡。

3. 败血症型鼠疫最为凶险。患者出现神志不清、谵妄或昏迷等中枢神经系统症状，可有皮肤黏膜出血、鼻出血、便血、血尿等。病死率几乎达到 100%。

【治疗】

1. 易感性　人群普遍易感，预防接种可使易感性降低。可有隐性感染，并成为无症状的带菌者。病后可获得持久免疫力。

2. 潜伏期　腺型 2～8 天；肺型数小时至 2～3 天；曾经预防接种者可延长至 9～12 天。

3. 临床治疗　首先将患者隔离，对症给药，与有效抗菌药物同用。首剂宜大，疗程视不同病型而异，热退后继续用药 4～5 天。处理肺鼠疫、败血型鼠疫等以联合用药为宜，首选为链霉素加氯霉素或四环素，次选为庆大霉素加氯霉素或四环素，早期足量给药为成功关键。

【预防】

1. 严格控制传染源

(1) 严格隔离患者，坚持就地、就近原则，对疑似或确诊病例分别予以单间隔离，有条件时应收入负压病房。

(2) 从疫区归来或接触过可疑疫源动物后出现发热等症状，要及时就诊。及时采用抗生素治疗可降低鼠疫的病死率。

(3) 加强疫情报告。发现疑似或确诊鼠疫患者，应当在 2h 内进行网络直报。

(4) 整治生态环境，应灭鼠、灭蚤、监控鼠间鼠疫。

2. 保护易感人群

(1) 加强个人防护：参与治理或进入疫区的医护人员必须穿防护服和靴套、戴面屏、医用防护口罩、橡胶手套，减少被叮咬的机会。

(2) 预防性服药：药物可选用四环素、多西环素、磺胺、环丙沙星等。必要时可肌内注射链霉素进行预防性治疗，疗程均为 7 天。

3. 环境及物体表面清洁消毒

(1) 鼠疫或疑似鼠疫患者入院时，在隔离区内的卫生处置室，采用 0.1% 苯扎溴铵对其全身擦拭消毒、更衣、换鞋后，送入病房。

(2) 鼠疫患者居住的病房墙面、地面及门窗可用 1000～2000mg/L 含氯消毒剂或其他有效消毒剂，每天 2 次擦拭消毒。也可以用紫外线辅助照射消毒。

(3) 对耐热、耐湿物品尽可能使用高压蒸汽（121℃），灭菌 20min。需要洗涤的物品，先用 1000～2000mg/L 含氯或其他有效消毒剂浸泡 2h 后洗涤。

（洛松久美　慕莉蓉　李钊伟）

参考文献

[1] Savu AN, Schoenbrunner AR, Politi R, et al. Practical review of the management of animal bites[J]. Plastic And Reconstructive Sorgery, 2021,9(9):3778.

[2] Sivagurunathan C, Umadevi R, Balaji A, et al. Knowledge, attitude, and practice study on animal bite, rabies, and its prevention in an urban community[J]. J Family Med Prim Care, 2021,10(2):850–858.

[3] Singh T, Mahajan S, Dahiya N. A cross-sectional study of awareness and practices regarling animal bites in rural community,Nonth India[J]. J Family Med Prim Care,

2020,9(6):2751–2757.

[4] Erin D. Human and animal bites:assessment, treatment and when to use antimicrobials[J]. Emergency Nurse, 2021,29(4):11–12..

[5] Mazingi DS, Mutambanengwe P, Zimunhu T, et al. Intestinal evisceration in children from the bite of the domestic pig，sus scrofa domesticus: A report of two cases[J]. Wilderness & Environmental Medicine, 2019,30(4):454–460.

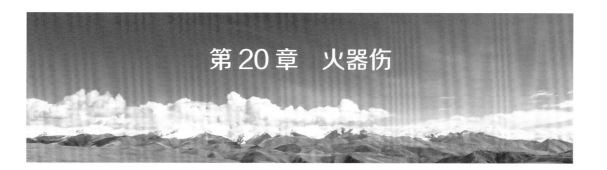

第 20 章　火器伤

火器伤（firearm wound）是火药燃烧、炸药爆炸等将弹丸、弹片、弹珠等投射物向外抛射，击中机体组织时所造成的损伤。高原火器伤通常是指在海拔 3000m 以上地区发生的火器伤。

高原火器伤的发生发展和救治与低海拔地区具有相似的规律，但因高原大气压低、氧分压低、气候干燥寒冷、紫外线强，因此在高原地区发生的火器伤特点及救治与低海拔地区又有所不同。高原空气密度低，弹片飞行阻力下降速度衰减慢，弹片飞行速度较平原快，终点速度高，动能大，杀伤半径较平原增大，击中组织时受到的阻力大，产生的热量高，向伤道组织释放的能量多，造成组织损伤较平原更为严重。

【流行病学】

火器伤多发生于战时，在容易获取枪支武器的国家，平素火器伤发生率也较高。瑞典报道 2011—2019 年收治火器伤患者 1010 例，且火器伤总数还在逐年增加。美国 2016—2017 年共有 227 130 例因火器伤于急诊就诊或住院治疗。中国对枪支弹药管理非常严格，临床上火器伤比较少见。2010—2020 年的 10 年间，中国报道的火器伤仅数十例，且大多为个案报道。火器伤患者以男性居多，其中四肢火器伤占比最大，占 59%～68%，半数患者会发生体内异物存留。

【损伤机制】

火器伤的致伤机制包括直接损伤、压力波损伤、瞬时空腔损伤、水粒子加速损伤、远达效应等。伤情主要与投射物的致伤能力和组织器官的结构特性有关。投射物动能越大，在机体中克服阻力、保持速度和贯穿组织的能力就越强，因此造成的损伤也就越严重。组织器官结构的密度越大，含水量越多，投射物对其损伤就越重。远达效应，主要发生于机体被击中瞬间或击中后极短时间内，远离火器伤原发伤道的部位发生的损伤，可能与强压力波作用于机体引起体液剧烈扰动有关，肉眼下可见点片状出血。

【病理】

火器伤发生后在机体形成射创管，分为伤道内损伤和伤道外损伤。

1. 伤道内损伤　射创管周围组织广泛碎裂；肌束间出血，部分区域肌细胞呈波浪状改变。损伤组织分为三个区域，即原发伤道区、挫伤区和震荡区。原发伤道和挫伤区组织属于失活区，震荡区组织还保留有活性。

(1) 原发伤道区：系投射物直接损伤组织后所形成的腔道，又称永久性伤道。其中充满失活组织、异物、污染物、血液和渗出物。

(2) 挫伤区：系投射物能量侧向传导和瞬时空腔挤压、牵拉而形成的组织失活区。该区位于原发伤道的外侧，一定时间后，挫伤区中的坏死组织可脱落而使原发伤道扩大。扩大后的伤道称为继发伤道。

(3) 震荡区：挫伤区以外的区域为震荡区，其范围主要取决于投射物传递给组织能量的多少。震荡区的主要病理改变为肌纤维变性和血循环障碍，表现为充血、水肿、血栓形成和出血等。出血沿肌束膜或肌外膜扩展，甚至可达 10cm 以外。

伤道的三个病理分区之间并无明显的界限。特别是挫伤区和震荡区的病理变化，常是交错存在，参差不齐。这种现象在高速高能投射物致伤时更为明显。病变的范围也因致伤武器的弹道学特点、伤后时间和处理方法的不同而有差异。

2. 伤道外损伤

(1) 伤道周围的组织损伤：指伤道附近或与原发伤道有直接联系的组织损伤。这种损伤主要是由于瞬时空腔脉动对组织的牵拉、撕扯和震荡所造成的，其特点是肌纤维出血、断裂和筋膜下血肿等。

(2) 邻近脏器损伤：指与伤道毗邻的器官或组织损伤。其原因多是压力波的直接作用所致，表现为脏器表层破裂、出血或血肿。

(3) 远隔脏器损伤：指与伤道无直接解剖学联系的远隔部位的脏器损伤，又称为远达效应。远达效应最主要的病变为心、肺、脑等器官表面的点片状出血，镜下可见毛细血管内皮细胞水肿、撕脱、向管腔突起等改变。

【伤道类型】

火器伤分为贯通伤（有入口、出口）、非贯通伤（盲管伤，有入口无出口）、切线伤（擦过伤，投射物沿体表切线方向穿过，呈槽沟状）及回旋伤（跳伤，入口和出口集中于一点）。

1. 贯通伤 投射物射入人体后，穿透组织，并穿出体外，由射入口、射创管和射出口三部分组成。

2. 非贯通伤 投射物射入人体后，存留于组织内，只有射入口和射创管，无射出口，射创管内组织损毁严重。

3. 切线伤 投射物以切线方向擦过体表所形成的损伤。

4. 回旋伤 投射物射入人体后受到骨骼的抵抗作用，使投射物行进方向发生改变，射入口、射创管方向不同，形成的射创管非直线，甚至有射入口与射出口位于同一部位的火器伤。

【临床表现】

火器伤发生后，一般能见射入口、射创管、射出口。射入口表现为机械力和热作用造成的综合性损伤。射入口口径略小，呈类圆形，边缘整齐，创缘有擦挫伤，皮肤表面可见火药和金属颗粒，创口中心皮肤组织缺损，射创管内组织毁损程度严重；射出口口径略大，边缘不规整，多呈锯齿状、星状或不规则状皮肤撕裂。

在高原环境下机体耐受力差，血液黏滞度高，微循环差，易加重伤情，休克发生早、进展迅速，并持续时间长，脑水肿发展迅速，消退缓慢，昏迷时间长，颅高压症状明显。因高原缺氧，胸部中枪弹后，呼吸功能受损更严重，易加重机体缺氧性损害，心功能储备低，极易发生多器官功能障碍。

火器伤根据受伤部位及损伤严重程度不同，临床表现轻重程度不一。

1. 颅脑火器伤 发生时多出现意识障碍，生命体征变化，瞳孔散大，肢体瘫痪，甚至当场死亡。

2. 胸部火器伤 会引起胸部疼痛、出血、气胸、血胸、心脏压塞、食管伤或进行性纵隔气肿等，出现胸闷、气促、呼吸困难、低血容量休克，如发生主动脉破裂、心脏破裂往往导致伤员当场死亡。

3. 腹腔火器伤　最常见的损伤器官是小肠和大肠，其次为肝和腹腔血管系统。除疼痛外，伤员还可能出现晕厥、黑矇、无尿、皮肤花斑样改变、便血、生命体征不稳和典型的腹膜炎体征（压痛、反跳痛和腹肌紧张三联征）、肠管和（或）网膜从创口脱出外露。

4. 四肢火器伤　在损伤局部软组织的同时多合并有肌肉、神经、血管损伤及骨折。持续监测生命体征有利于确定休克的出现及进展。

【生命体征与辅助检查】

1. 生命体征及常规检查　血压、心率、脉搏、呼吸、体温、尿量的监测。

2. 血流动力学指标监测　使用 Picco 监测仪连续监测心率、收缩压（systolic blood pressure，SBP）、舒张压（diastolic blood pressure，DBP）、平均动脉压（mean arterial pressure，MAP）、全心舒张末期容积指数（global end-diastolic volume index，GEDI）、每搏量指数（stroke volume index，SVI）。

3. 实验室检查　电解质、肝肾心功能、血气分析。

4. 诊断性穿刺　多用于腹部火器伤，以判断有无腹腔脏器出血、有无脓液。

5. 影像学检查

(1) X 线检查：X 线检查作为四肢伤及金属异物检查的首选，可大致定位弹丸位置，初步诊断骨折、气胸及腹腔游离积气等情况。但 X 线在检查时易出现多结构重叠而显示不清。

(2) CT 扫描及后处理技术：螺旋 CT 扫描及后处理技术，包括多平面重建技术（multi planar reconstruction，MPR）、最大密度投影（maximum Intensity projection，MIP）及三维重建，能够精确定位弹丸位置，明确枪弹损伤范围及合并伤情况。同时在血气胸、组织出血及骨关节损伤等方面必不可少。

(3) CT 血管造影（CT angiography，CTA）：能有效评估血管损伤情况，代替其他（如 DSA 等）有创性检查。

(4) 超声：超声能分辨挫伤区和震荡区组织质地回声的差异，多普勒成像显示震荡区比挫伤区血流信号丰富，同时超声在术中检查、术后复查时有便捷、便携及无创的优势，能够减少搬动伤员带来的继发性损伤。超声随访观察多用于腹部肝、肾、脾、胰等实质脏器有无活动性出血，因超声易受气体干扰，对于胸腹部空腔脏器，需结合 CT 检查来判读。

(5) 术中 C 形臂 X 线透视：在取出弹丸的手术中，应用 C 形臂透视可动态准确定位弹丸位置，在骨折复位中应用 C 形臂透视可辅助骨折的复位。

(6) 实时组织弹性成像术（intraoperative real-time tissue elastography，IRTE）：IRTE 技术在判断组织硬度时用时短，可无创性地获得常规超声之外致伤区软组织的弹性特征，对提高判断失活组织准确性有很大帮助。IRTE 能够反映弹道内血凝块硬度的动态变化，对弹道伤的伤情演变和发展阶段的判断有一定的辅助诊断价值。

【诊断】

火器伤患者存在明确火器伤病史及伤道，详细的病史采集在诊断中尤为重要，重要的病史信息包括现场环境、参与者、武器口径、听到的枪响次数和其他特殊情况等。对于无典型体征的病员，进行全面的体格检查十分必要。全面的体格检查能够帮助快速确定伤口数量、位置和性质。在确保患者生命体征平稳的情况下，进一步完善相关检验、检查，以明确损伤程度及指导下一步治疗。

【治疗】

遵循损伤控制理论，以火线急救、挽救

生命为总原则，及时复温，及时止血、包扎、固定、搬运及后送。

复杂伤情及大批伤员处理时要分轻重缓急，合理安排。积极防治休克，消除病因，输血补液，纠正呼吸，尽早手术。防治感染，早期、足量、有效地给予广谱抗生素，尽早使用破伤风抗毒素。清除坏死组织是防治感染、救治伤肢的关键措施，伤口应及时实施清创术。

1. 院前急救处理 医疗抢救小组到达现场快速检视、评估伤情，及时处理危及生命的紧急情况，同时注意避免遗漏合并损伤。进行生命体征监测，保持呼吸道通畅（必要时行气管插管或气管切开）、建立静脉通道，止血、包扎、固定，对有失血性休克表现的患者立即补液。

2. 手术治疗 伤者转运入院后再次评估伤情及生命体征，进一步补液复苏、急诊体格检查、进入手术绿色通道，尽快完善术前实验室检查、影像学检查（X线、CT及彩超），对伤情、伤道、遗留异物、合并伤等综合判断，制定手术预案。

(1) 手术首先以抢救生命为主，其次尽早施行彻底清创术、血肿清除术。适当扩大伤道出入口，充分切开深筋膜、肌膜等，术中应彻底清除伤口及伤道内的毛发、泥沙、碎骨片、金属异物等，同时应尽量清除伤道周围坏死液化的组织。

① 头部伤：结合伤情，完善相关体格检查及辅助检查，明确头颅等重要部位伤情。头颅分切线伤与穿透伤，切线伤不累及颅内脑组织，仅处理头皮下异物及出血；穿透伤需综合格拉斯哥昏迷评分（glasgow coma seale，GCS）、CT表现和临床表现来决定手术方式。颌面颈部盲管损伤，首先尽量在影像学引导下通过伤道或经皮肤切开取出枪弹异物，清创、止血、引流等，Ⅱ期手术处理颌面部骨折。

② 胸腹部复合伤：对合并胸腹部伤患者，完善检查，明确胸部损伤诊断后，若胸腔内脏器无异物残留，对血气胸患者应立即行胸腔闭式引流，并密切观察引流量，做好胸腔镜探查准备；通过腹部影像检查，对于符合剖腹探查指征的病例应进行腹腔镜探查或剖腹探查，肝出血者进行止血，脾破裂者进行脾切除，肠管、膈肌损伤者进行修补处理，尽量取出胸腹壁、腹腔枪弹异物，手术时间不宜过长，术后放置引流管充分引流。

③ 四肢伤：伤后6～8h彻底清创、开放引流，包括彻底止血、切除一切失活和坏死组织、清除异物、深筋膜切开减张和保持引流通畅等。常温下火器伤后1h肢体组织损伤范围和程度的变化已可辨认；在原发伤道区，伤后6～8h可见损伤的肌肉已发生变性坏死，至24h逐渐扩大；由于伤道组织的严重损伤，感染发生较快，在伤后12h可见菌团，24h出现脓肿。高原高寒环境下伤道感染发生较晚和较轻，高原平时火器伤伤道局部免疫变化的临界区域推后到2～3天，故清创时限可放宽到伤后2天。在影像学引导下Ⅰ期行弹丸异物清除＋弹道清创引流＋创面清创引流后，采用封闭负压引流装置进行引流，Ⅱ期再进行缝合；合并骨折时，处理时Ⅰ期行外固定术，Ⅱ期再更换内固定治疗，内固定一般采用髓外固定，避免发生骨髓炎。

④ 血管伤：应争取在伤后6～12h修复损伤血管。根据临床表现可做出诊断，急性动脉伤一般不做血管造影，对可疑肢体主要动脉伤应积极手术探查。根据伤情采用血管端吻合或自体静脉移植修复血管，不建议用人造血管修复，血管部分断裂不宜做侧壁吻合。晚期动脉伤应争取修复血管以改善肢体循环。假性动脉瘤和动静脉瘘宜早期切除修复血管，待伤口愈合、局部皮肤软组织柔软后即可手术。

(2) 清创：应遵循早期清创、延期缝合的原则。一般来说，从受伤到伤道处理的时间越短，效果越好，通常在伤后 6～8h 进行。清创时应尽量取出伤道内泥沙、弹片等异物。但异物部位深窄、异物数目多、摘取困难或取出时可能损伤重要器官的情况下，不要勉强摘取异物。彻底切除坏死失活组织，神经和肌腱应以软组织包埋或者进行吻合。

手术时间并非绝对，因为伤口污染、损伤程度、全身情况、局部血循环、温度、抗生素等很多因素可影响感染形成的时间。因此，清创时机还需根据伤员的具体情况和现场的具体条件而定。应坚持清创术后延期缝合，开放引流，即在清创处理后 4～7 天，伤口已有少量肉芽组织形成，如果肉芽新鲜、清洁、均匀，无过多的渗液或脓液积聚，周围组织无明显的炎症现象，可将伤口缝合。

若伤口已发生感染，或由于其他原因，错过了延期缝合的时机，此后所施行的伤口缝合称为Ⅱ期缝合。在初期清创处理后 8～14 天进行缝合，为早Ⅱ期缝合。在初期清创处理 14 天后进行缝合，为晚Ⅱ期缝合。

(3) 金属异物的处理：火器伤时常见金属异物存留于体内，及时清除异物虽然对预防感染和促进伤口愈合都有积极作用，但是，仅异物本身不应作为手术的适应证，更不应强求取出异物而影响其他紧急情况的处理。金属异物的取出应根据异物的大小、部位、对功能影响的程度和具体技术条件等因素而定。

一般来讲，遇有下列情况时应把金属异物取出：①部位较浅易于触及的异物；②异物直径＞1cm 者；③因异物存留而引起化脓性感染使伤口不愈合者；④异物位于关节腔内引起炎症或功能障碍者；⑤异物位于大血管和神经干附近、重要脏器内（深部脑组织除外）或其附近，估计会引起继发性损伤或不良后果者；⑥异物引起明显症状，如局部疼痛和肢体功能障碍者。

(4) 各类组织的清创方法。

① 皮肤：清创时一般切除皮缘 2～3mm 即可，禁止切除过多。头部、面部、颈部、手部和会阴部应尽量保留创缘皮肤。

② 皮下组织和筋膜：失活的皮下组织和筋膜应全部切除。由于皮下脂肪容易阻塞引流，因此在清理皮下脂肪时，切面最好与皮肤表面垂直。松散和破碎的筋膜应予切除，横过腔隙的条状或片状筋膜应在切断其两端后切除。深筋膜要做"+"或"工"字形切开。

③ 肌肉：所有失活的肌肉都应切除。当遇有色泽改变、失去张力、刺激不收缩或切之不出血的肌肉时，应予切除。

④ 肌腱：肌腱离断后不做初期缝合或移植，清创时只需修剪损伤肌腱的不整齐部分即可。肌腱的血循环差，容易发生感染和坏死，清创后应用附近的软组织将其包埋，以利于后期有选择地进行重建。

⑤ 神经：清创时如看不到损伤的神经，可不必寻找；如发现了损伤神经，应记录其位置，以便日后手术时参考；如神经离断，不必做固定或其他缝合标志，只需用正常肌肉组织将其覆盖即可。除手与面部的神经争取做初期吻合外，其他部位的离断神经不做初期吻合。

⑥ 血管：对影响肢体存活的肱动脉、腋动脉、股动脉等重要动脉的损伤，如救治条件许可，清创后应行血管吻合术，其他动脉可予结扎。对海水浸泡 1h 以内的血管伤，修复前应用温热生理盐水反复冲洗以待吻合血管。吻合时应切除损伤血管至肉眼观内膜正常处。主要动脉如缺损过多，可用健侧的自体静脉进行移植修复，或旁路血管移植术（改道移植）。与重要动脉伴行的静脉如发生损伤，也应做修复手术，以免威胁肢体的存活。血管修复后，应用附近的正常肌肉或其他软组织予以覆盖。皮肤和皮下组织留待延期缝合。伴有骨折的血管伤，应先对骨折做简单

有效的内固定，修复血管后，再做妥善外固定。手术后的肢体应予制动，适当抬高，注意复温、保暖。

⑦ 骨折：清创时应将游离的小骨片取出，较大的游离骨片应放回原处，以防骨缺损，并可对骨再生起支架作用。一切与软组织或骨膜相连的骨片，都应尽量保留。对于骨折的处理，复位后应进行外固定，虽有报道认为内固定效果切实可靠，但战时一般不做内固定术。

(5) 不必清创的火器伤如下所示。

① 入口、出口均较小、无组织肿胀、无血肿及较大血管损伤的简单软组织贯通伤。

② 无胸壁血肿、骨折、开放性气胸和大量胸腔内出血的胸背部弹头伤或破片伤。

③ 表浅多发的低速小破片伤、切线伤、点状弹片伤。若对此类伤员强行进行清创，不仅无益，反而会加重病情。

3. 术后处理 术后监护伤者的呼吸、脉搏、血压、意识状态等，注意防治休克，继续使用抗生素。伤者应采取适当的体位，需抬高伤肢。注意敷料包扎的松紧度、外表有无渗血、渗液和肢端血液循环情况。

4. 感染的治疗 高原环境下，细菌增殖慢、伤道污染菌的内毒素毒力低，使得感染时限延迟，但高原地区细菌的耐药性明显高于平原，因此，在选用抗生素时应特别注意，在条件允许的情况下及时采集标本做细菌培养和药物敏感性试验，根据药物敏感性试验结果调整抗生素。在救治过程中全面彻底清除坏死组织也是控制感染的重要手段。

5. 早期康复治疗 患者病情平稳后即可开展康复治疗，以促进神经功能最大限度地恢复。卧床期间可开展床旁康复，包括多腔气囊气压治疗、针灸治疗、电脉冲治疗等，并鼓励和指导患者进行主动性功能锻炼。待患者能下床活动，则进一步加强运动康复训练。

【预后】

火器伤的预后主要取决于受伤的严重程度和救治时机。尽管及时的手术干预能够减少后遗症和死亡率，但火器伤造成的损伤程度常难以预料，且难以控制，死亡率较高。

（李　光　王志强　谢鹏）

参考文献

[1] Nyberger K, Caragounis EC, Djerf P, et al. Epidemiology of firearm injuries in Sweden[J]. European journal of trauma and emergency surgery, 2022,48(3):2349-2357.

[2] Goel R, Zhu X, Makhani S, et al. Blood transfusions in gunshot-wound-related emergency department visits and haspitalizations in the United States[J]. Transfusion, 2021,61(8):2277-2289.

[3] 苏加庆，李长英，杨浩，等 . 39 例火器伤早期救治的回顾分析 [J]. 西南军医，2020,22(6):544-548.

[4] Hwang JS, Koury KL, Gorgy G, et al. Evaluation of intra-articular fracture extension after gunshot wounds to the lower extremity: plain radiographs versus computer tomography[J]. Journal of Othopaedice Trauma, 2017,31(6):334-338.

[5] 李一丁，王晓谦，杨明，等 . 特殊环境下枪弹伤伤口细菌特点及耐药性研究进展 [J]. 解放军预防医学杂志，2020,38(12):116-118.

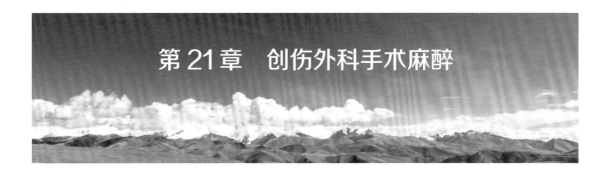

第21章 创伤外科手术麻醉

高原地区自然环境恶劣，气压低、低氧、寒冷、昼夜温差大、干燥、冬季漫长、紫外线强，当人体急速进入高原地区，机体会出现一系列病理生理变化，产生高原反应。高原环境下，如何对创伤患者进行快速准确的评估和及时有效的处置，提高应急救治能力，降低病死率和伤残率，为高原创伤患者提供围术期医疗安全保障，对于麻醉医师来说具有挑战性。

第一节 高原环境对人体生理的影响

1. 呼吸系统 尽管高原环境空气中氧气与氮气的比例不变，但随着海拔高度的增加，大气压、氧分压、肺泡氧分压、动脉血氧饱和度均逐步降低，使得机体氧分压降低，氧气难以扩散至肺部毛细血管，引起低压性低氧血症。高原低氧可刺激颈动脉体外周化学感受器，引起过度通气，导致动脉血二氧化碳分压（$PaCO_2$）降低。在高原，无法发挥像平原地区二氧化碳（CO_2）兴奋呼吸中枢的作用。高原反应严重者，由于缺氧性肺动脉高压、肺毛细血管网压力增高、血管通透性增加、肺泡液体清除功能降低、氧化应激和炎症反应等，易诱发高原肺水肿。

2. 循环系统 初入高原者心率增快，急性缺氧使血压轻度增高，心输出量增加

40%～50%。这些反应可维持数日至数月方见下降趋势。高原缺氧导致肺血管收缩，肺动脉压力升高，使右心负荷加重；随时间延长，肺血管和右心结构可发生改变。

3. 中枢神经系统 初入高原者，低氧导致高级神经活动障碍，表现为头痛、记忆力减退、失眠及工作效率下降，对复杂问题的反应时间和逻辑思维时间明显延长，痛觉、触觉变得迟钝，视力、听力、辨色力等均下降。重度高原反应者，缺氧导致神经元钠钾泵功能障碍及毛细血管通透性增加，引发脑水肿，出现晕厥、昏迷等。

4. 血液系统 随着海拔增高，红细胞和血红蛋白含量不断增加，导致血液黏滞度增高、右心负荷过重，血栓形成的危险性倍增。血小板被激活可导致其聚集和消耗增加，脑卒中、心肌梗死、心律失常、肺栓塞和心源性猝死风险增加。久居高原者，血容量可达100ml/kg。

5. 消化系统 胃肠道黏膜产生类似缺血改变，造成 pH 下降，导致逆向弥散的氢离子清除困难；加上细胞严重损伤及胃肠动力降低，易诱发应激性溃疡。

6. 内分泌系统 高原低氧导致人体下丘脑、垂体、甲状腺、肾上腺皮质和髓质等内分泌器官功能均轻度增强，激素分泌量相应增多。糖、蛋白质、脂肪等物质有氧代谢过程受到不同程度的抑制，糖无氧酵解增强，

血乳酸浓度升高。

7. 泌尿系统　高原低氧导致儿茶酚胺、肾素及垂体后叶抗利尿激素分泌增加，加上血液浓缩、无形失水较多及血液重分布等因素，使肾血流量减少，导致少尿。

第二节　高原相关疾病

一、急性高原病

急性高原病（acute mountain sickness，AMS）指人体急进高原，暴露于低气压、低氧环境所产生的各种病理反应。高原相关疾病分为急性高原病、高原肺水肿（high altitude pulmonary edema，HAPE）、高原脑水肿（high altitude cerebral edema，HACE）。

尽管病理生理仍未完全清楚，急性高原病（AMS）和高原脑水肿（HACE）是脑型高原病的连续表现，AMS 可进展为致命性 HACE，AMS 和 HACE 具有相同的基础病理生理机制。暴露于低氧环境的人都会发生低氧血症，但 AMS 患者的低氧血症加重，发生低氧血症相关的脑血管舒张，进而激活三叉神经血管系统（1984 年 Moskowitz 正式提出了三叉神经 - 血管学说，即偏头痛是三叉神经传入纤维末梢释放 P 物质及其他神经递质，传出神经作用于颅内、外血管，引起头痛和血管扩张），引起头痛和恶心。血管舒张还可增加脑容量、降低脑顺应性并短暂升高颅内压，严重颅内压（intracranial pressure，ICP）增高导致的脑疝是 HACE 患者的死因。在患者适应高海拔环境的 4 天内，动脉血氧含量增加，脑血流量减少至正常，AMS 大多可缓解。

【流行病学】

AMS 是最常见的高原病。AMS 的风险取决于个体易感性、到达的海拔高度及登高的速度。海拔 2000m（6500 英尺）以下 AMS 不常见，海拔 2000～3000m 时，AMS 相当常见（发病率约 25%）。所有年龄段的男性和女性均可发生 AMS，但在 50—60 岁或更年长人群中，AMS 发病率降低。女性的风险可能略高于男性，但儿童和成人都存在易感性。

【诊断与鉴别诊断】

如果生活在低海拔地区者近期到过高海拔地区（通常超过 2000m），并且出现了典型症状，则可在临床上诊断 AMS。AMS 发作通常会延迟至到达高海拔地区后 6～12h，但也可早至 1～2h 或晚至 24h 发作。症状常在抵达高原第一晚后最严重，如果不进一步登高，通常可在 1～2 天缓解，并在同一海拔不会复发。

成人 AMS 表现类似于酒精宿醉症状：主要为头痛（常伴乏力）、头晕目眩、厌食、恶心、呕吐以及睡眠紊乱伴频繁觉醒。症状可能较轻微，也可能严重地影响日常活动能力。婴幼儿 AMS 症状不具特异性，包括易激怒、哭闹、不爱玩耍、喂养困难、睡眠紊乱及呕吐。单纯 AMS 不会引起体温升高，对于高海拔地区的发热儿童，需要根据年龄和免疫状况来恰当评估发热。

AMS 的诊断尚无可靠的客观指标。体格检查结果、实验室指标、生命体征及脉搏血氧测定结果通常处于相应海拔的正常范围内，但血氧饱和度（SpO$_2$）往往处于正常值的中下范围。辅助供氧，即采取其他干预前，给予 15～20min 的 2～4L/min 鼻导管吸氧，如果可显著改善 AMS 患者的头痛和其他症状，可支持临床诊断。

AMS 的鉴别诊断包括：一氧化碳中毒、偏头痛、脱水、疲劳过度、低钠血症、病毒性综合征、酒精宿醉、细菌感染及蛛网膜下腔出血。

【治疗】

取决于症状的严重程度，轻度 AMS 可非手术治疗，而中 – 重度症状可能需要药物治疗（如乙酰唑胺或地塞米松）和辅助供氧，偶尔还需向低海拔转运患者。儿童和成人的一般治疗方法相同。

非手术治疗：避免继续登高，限制体力活动，避免酒精和其他呼吸抑制药，对症治疗通常有效，如镇痛药（针对头痛）及止吐药。经非手术治疗后，多数患者能在 24~48h 成功适应环境，并且症状缓解。

1. 对症治疗 头痛的对症治疗包括阿司匹林、对乙酰氨基酚、布洛芬或其他非甾体抗炎药（NSAID）。异丙嗪可能对恶心和呕吐有效，昂丹司琼尤为有效。优选乙酰唑胺治疗。

2. 降低海拔 降低海拔总能有效治疗 AMS，但这不是强制性措施，通常下降 500~1000m 的高度就足够了。

(1) 立即降低海拔的绝对适应证包括：神经系统表现（共济失调或意识改变）和肺水肿的征象。患者出现神经系统的细微变化时，如易激惹、嗜睡、运动能力下降及休息时呼吸困难，也应警惕患者病情可能朝着 HACE 或 HAPE 进展。

(2) 辅助供氧可作为降低海拔的一种替代方式。以低流速（1~3L/min）经鼻导管给患者吸氧。如果症状不严重，一般给予 12~48h 的氧疗或仅在睡眠期间吸氧。部分患者接受大约 1h 的短程治疗即可见效并维持改善。

3. 高压治疗 轻巧（<5kg）便携的手动充气式高压舱较常见。通过增加气压，高气压袋可模拟海拔下降≥2500m 的环境。高压舱内治疗 1h 可缓解症状，但是在 12h 内症状会再次出现。在医院和较低海拔高度（单纯辅助供氧通常足以缓解症状），高压舱通常不是 AMS 治疗所必需的。

4. 药物治疗 乙酰唑胺、地塞米松。

(1) 乙酰唑胺：可使患者更快地适应高海拔环境，口服乙酰唑胺 125~250mg，bid，直至环境适应改善和症状缓解，通常需要 1~3 天。症状缓解之前，不建议恢复活动和继续登高。

(2) 地塞米松：可缓解 AMS 的症状，但不会改善患者对环境的适应。地塞米松 4mg 口服或肌内注射，最多 q6h，治疗 1~2 天。虽然应用地塞米松 1~2 天的不良反应通常极小，但可能发生高血糖。使用地塞米松治疗的时间通常限定在 48~72h，所以无须逐步减少剂量，可直接停药。

二、高原脑水肿

【流行病学】

在海拔高度超过 3000~4000m 时，高原脑水肿（high altitude cerebral edema，HACE）的发病率为 0.1%~2%，但是也有在海拔低至 2100m 的高度时发生 HACE 的报道。HACE 常伴发高原肺水肿（high altitude pulmonary edema，HAPE），尤其是海拔相对较低时。实际上，在海拔 5000m 以下不伴肺水肿的单纯脑水肿并不常见。HACE 可发生于所有年龄段的男性和女性，且与 AMS 的分布模式相似。

与 AMS 一样，目前尚无可靠预测 HACE 易感性的生理学、解剖学或遗传学特征指标。既往有颅内压增高、脑积水、占位性病变及其他神经系统疾病病史者，HACE 风险会增加。既往有 AMS 或 HAPE 病史者，复发和发展为 HACE 的风险更高。

【临床表现】

HACE 的标志是脑病症状和体征，包括共济失调步态、严重疲乏、精神状态和意识水平进行性下降（易激惹、意识模糊、精神状态差、嗜睡、昏睡及最终昏迷）。患者可能存在协调性异常，例如指鼻试验和踵趾步态行走试验显示功能受损。偶尔可能出现局灶性神经系统表现，如轻偏瘫、言语不清或不连续的视野缺损等。

【辅助检查】

辅助检查（脑 MRI 除外）仅对排除其他诊断有用。

1. HACE 患者的白细胞计数可能升高。

2. 腰椎穿刺可能显示开放压增高，但是脑脊液的评估均正常。

3. HACE 患者的脉搏血氧测定均会显示低氧血症，但脉搏血氧测定并不是检测 AMS 的可靠方法。

4. 动脉血气常显示过度通气、低氧血症和呼吸性碱中毒。

5. 胸部影像学检查可能会发现肺水肿。

6. 脑 CT 可见脑水肿和信号衰减，且白质信号衰减比灰质更为明显。

7. MRI 能获得更多信息，可显示特征性的白质 T_2 和 FLAIR 信号增强，尤其是胼胝体压部，不伴灰质病变。由于 MRI 的异常表现可持续数日至数周，所以即使在症状好转以后 MRI 也有助于确诊 HACE。在 HACE 后数年可能通过 MRI 发现颅内含铁血黄素沉积。

【治疗】

与 AMS 不同，HACE 需要立即干预。降低海拔是根治疗法。

将患者向低海拔转移之前，地塞米松、辅助供氧和高气压治疗在辅助降低海拔或延迟疾病进展方面均可发挥重要的作用。

1. 降低海拔　一旦怀疑 HACE，立即降低海拔对获得良好的结局至关重要，下降 1000m 左右通常可以挽救患者生命。

2. 地塞米松　一旦怀疑 HACE（通常表现为共济失调或意识改变），应立即给予地塞米松，起始剂量为 8～10mg，口服、肌内或静脉给药均可，之后每 6 小时给予 4mg，直至海拔

高度下降。

3. 氧气　应给予患者充足的氧气，将血氧饱和度（SpO_2）维持在 90% 以上。通过面罩或鼻导管以 2～4L/min 的流速吸氧通常已足够。但若同时存在 HAPE，应给予高流量氧疗。

4. 高气压治疗　在条件允许的情况下，高气压治疗应当与地塞米松和辅助供氧联用。昏迷患者可在便携式高压舱内治疗，但是需要采取恰当防范措施以保护气道，需审慎地使用等张晶体液进行静脉补液，并予导尿以帮助评估液体状态。需要机械通气的 HACE 患者可以尝试通过气管插管和过度通气来降低颅内压，但这些患者存在呼吸性碱中毒，过度通气可导致脑缺血，因此如果这些患者氧合良好，则不应进行过度通气。如果氧合不足，应提高吸入氧分数（fraction of inspired oxygen，FiO_2），而不是尝试采取增加气道压力从而可能增加颅内压的其他措施。HACE 可能会在降低海拔之前进展至不可逆的阶段，可引起长期后遗症，甚至引起永久性损伤。

三、高原肺水肿

高原肺水肿（high altitude pulmonary edema，HAPE）是一种危及生命的非心源性肺水肿，也是严重高原病最常见的致命表现。

发生 HAPE 时，低压缺氧引起肺血 – 气屏障破坏，导致血浆和部分红细胞在肺泡内异常积聚。产生通气反应不良、交感神经张力增加、过度且不均衡的肺血管收缩（肺高压）、内皮一氧化氮产生不足、内皮素产生过量及肺泡液清除不足。最终结果是血管外液在肺泡腔呈斑片状聚集，这会影响气体交换，严重时可导致死亡。HAPE 的一个显著特征是降至低海拔或仅吸氧即可迅速逆转该过程。在治疗或降至低海拔后，肺血管阻力和肺动脉压立即下降，并在数日内恢复正常。

【分类】

HAPE 通常分为两类。

1. 一类为经典 HAPE, 发生于平常生活在低海拔地区的人突然去到高海拔地区时。

2. 另一类为返回高海拔地区 HAPE, 发生于平常生活在高海拔地区的人去到低海拔地区生活一段时间后又返回到高海拔地区时。

HAPE 通常发生在海拔 2500m 以上。HAPE 的发病风险取决于个体易感性、海拔高度、海拔上升速度和在高原停留的时间。

与 HAPE 发病率增加相关的因素包括男性、环境温度较低、存在呼吸道感染以及剧烈运动。可引起肺血流量增加、肺高压或肺血管反应性增加的疾病或解剖异常可能诱发 HAPE, 这些疾病包括任何因素所致的肺高压、一支肺动脉先天性缺如以及心内分流（如房间隔缺损和室间隔缺损）。

【临床表现】

1. 成人 HAPE 症状和体征　HAPE 起病往往为轻微干咳、劳力性呼吸急促及爬坡困难，这些非特异性症状通常在到达新的海拔高度后 2~4 天出现。偶尔 HAPE 会急性起病，多发生在夜间或重体力活动后。HAPE 几乎不会在处于某一海拔高度 1 周后发生。随着 HAPE 进展，临床特点是从早期劳力性呼吸困难进展为休息时呼吸困难。约 50%HAPE 患者伴有急性高山病。咳嗽可有粉红色泡沫痰，甚至可能咯血，重度低氧血症可导致嗜睡或同时出现 HACE。血氧饱和度——脉搏血氧测定显示血氧饱和度至少比该海拔对应的预计值低 10 个百分点，而绝对值可能低至 40%~50%。脉搏血氧测定通常是鉴别 HAPE 与其他疾病的有用方法。

2. 儿童 HAPE 临床表现　儿童 HAPE 表现为在 1~2 天逐渐加重的呼吸窘迫，也可能发病更急。年幼儿童可能仅表现为皮肤苍白/发绀和意识水平降低，而大多数患儿会出现呼吸过速、低氧血症和肺部湿啰音。婴儿若有动脉压升高和心血管分流，而无 HAPE, 可引起严重缺氧。单纯的 HAPE 不会导致体温超过 38.3℃（101 ℉），幼儿出现更高体温时应考虑其他发热原因。呼吸道感染和 HAPE 可同时并存。儿童 HAPE 的鉴别诊断包括肺炎和未发现的心内分流，在婴儿中还需与高原肺高压导致的胎儿分流开放进行鉴别。

【影像学检查】

X 线片、CT 扫描和超声心动图——与急性高山病和 HACE 一样，HAPE 的诊断基于病史和体格检查。

1. 胸部 X 线片　能显示特征性的斑片状肺泡浸润影，主要位于右侧胸中部，随着病程进展会变得更融合和呈双侧分布，部分病例的浸润可能始于左肺。偶尔，即使肺水肿很严重也可仅单侧肺水肿，这提示肺动脉缺如或阻塞。

2. 超声心动图　可见肺动脉压升高，有时还有右心功能不全和间隔反常运动。

3. 超声　可半定量检测血管外肺水增加且敏感性很高。超声诊断 HAPE 的缺点：缺乏特异性，超声不能区分 HAPE 与心源性肺水肿及血管外肺水增加的其他病因。此外，在高原环境下，肺部超声诊断的彗星尾征可能无临床意义，超声表现可能对已知的体格检查结果和血氧测定结果没有补充作用。

【实验室检查】

任何实验室检查诊断 HAPE 的特异性都不足。HAPE 患者的白细胞计数可能轻度升高。在高海拔地区，脑钠肽（BNP）和相关检测指标（如 pro-BNP）可能略升高，HAPE 伴右心劳损时肌钙蛋白也可能升高。但根据这些结果并不能鉴别各种可能病因诊断，如急性冠脉综合征和急性失代偿性心力衰竭，并且

HAPE 患者的这些指标不一定会升高。

【诊断与鉴别诊断】

根据病史和体格检查表现，通常可以临床诊断 HAPE。初始症状通常始于到达高海拔后 2～4 天，包括轻微干咳、劳力性呼吸急促及爬坡困难。儿童症状可能出现的更急促。在 1～2 天，咳嗽常有痰。

从早期劳力性呼吸困难进展为静息时呼吸困难是一个主要特征。

明显的体征包括心动过速、呼吸过速、低热（不超过 38℃）及肺部湿啰音。氧饱和度低于在不同海拔的相应预计值。吸氧和休息可迅速改善病情。影像学检查的特征性表现可以帮助确诊。

在 HAPE 的鉴别诊断中，首先考虑肺炎，此外还有肺栓塞、急性失代偿性心力衰竭、急性冠脉综合征、支气管炎、反应性气道病和运动相关低钠血症，HAPE 和感染可同时存在。

【治疗】

1. 一般治疗　早期识别 HAPE 和立即干预。成功治疗 HAPE 的关键原则都是立即降低肺动脉压。相关措施包括限制体力活动、减少寒冷暴露、经氧气罐或氧气浓缩器辅助供氧，以及按需转运至较低海拔处或用高压氧疗模拟降低海拔。

2. 非药物干预

(1) 氧疗：辅助供氧是 HAPE 的一线治疗，降低肺动脉压、逆转毛细血管渗漏以及保护脑和其他器官的最有效方法是缓解低氧血症。辅助供氧可立即增加 PaO_2 并降低心率和呼吸频率。

(2) 休息与保暖：剧烈体力活动和寒冷应激均会升高肺动脉压并加重 HAPE。因此，限制体力活动和避免寒冷暴露是治疗的基本措施。

(3) 降低海拔：一旦怀疑 HAPE 就应开始转移至低海拔区域。HAPE 可快速进展，若延迟撤离高海拔则可能失去救治机会。

(4) 高压氧疗：若条件允许，应联合应用高压氧疗、药物治疗和辅助供氧。

(5) 气道正压：应用呼吸面罩提供呼气气道正压（expiratory positive airway pressure，EPAP）可改善 HAPE 患者的气体交换。

3. 药物干预

(1) 硝苯地平：一种非特异性钙通道阻滞药，可降低肺血管阻力、肺动脉压、体循环阻力和血压，还可轻度提高 PaO_2。常用方案是给予硝苯地平缓释剂 30mg，q12h。硝苯地平在大多数患者中耐受良好，在之前健康的人群中不太可能诱发严重低血压。对于可能存在血容量不足并正在接受硝苯地平治疗的任何危重 HAPE 患者，临床医生应给予或准备给予等张的静脉液体（例如生理盐水）。

(2) 他达拉非和西地那非：他达拉非和西地那非是磷酸二酯酶 -5（phosphodiesterase-5，PDE-5）抑制药，其通过阻断环磷酸鸟苷（cGMP）（一氧化氮的细胞内介质）降解可增强一氧化氮的肺血管舒张作用。一氧化氮是一种强效肺血管扩张剂，在 HAPE 患者中可减弱缺氧性肺血管收缩作用，并降低肺高压。

(3) 地塞米松：尽管糖皮质激素可能有一定的预防作用，但还没有关于其在 HAPE 治疗方面的研究。

(4) β受体激动药：沙美特罗治疗 HAPE 可能有效，因为其能加强肺泡液清除，但该疗法仍有待研究。

(5) 无效或禁用的治疗：不再推荐用利尿药、硝酸盐类及吗啡治疗 HAPE，这些药物可能有害。

四、高原心脏病

高原心脏病（high altitude heart disease，HAHD）是因慢性低压低氧引起肺动脉高压为基本特征并有右心室肥厚或右心功能不全的一种疾病，可分为儿童高原心脏病和成人高原心脏病。本病易发生在海拔 3500m 以上的高原地区，多为慢性经过，个别初进高原者特别是儿童可以急性或亚急性发病，称亚急性高原病。

我国青藏高原拥有最大规模 HAHD 的易患人群。这些人的生理和病理改变均由高原缺氧引起，长期的低氧暴露可造成缺氧性肺动脉高压，而持续性肺动脉高压会使右心后负荷增高，进而导致右心室代偿性肥大，长此以往可发生右侧心力衰竭。低压低氧是发生高原心脏病的根本原因，而低氧性肺动脉高压和肺小动脉壁增厚、重塑是发病机制的关键环节和基本特征。

【临床表现】

劳力性呼吸困难、心悸、胸闷、头晕、疲乏等症状，有时咳嗽，少数患者出现咯血，声音嘶哑。亦有学者报告患者可有头痛、头胀、兴奋、失眠或嗜睡、昏睡等症状。

急性高原心脏病多为儿童，急速进入高原后短期（多在 2w 内）发病，有明显的咳嗽、气促、烦躁不安、呼吸困难、夜啼不眠、拒奶等表现，常伴有呼吸道感染。感染控制后症状无改善者更应注意本病之发生，患者往往病情重，进展快，应警惕进展为急性心力衰竭，影响预后。

【辅助检查】

1. 心电图　可表现为电轴右偏及右心室肥厚。

2. X 线片　右肺下动脉干横径≥17mm，或右肺下动脉干横径与气管横径比≥1.10，可提示肺动脉扩张和右肺下动脉扩张。

3. 心导管检查　肺动脉平均压≥25mmHg为典型的肺动脉高压。

4. 超声心动图　可准确测量肺动脉压力，同时检测心脏结构和功能改变；准确检查右心室流出道和右心室内径，反映心脏各项指标的变化，可作为高原性肺动脉高压首选和重要的检测手段。

五、高原性肺动脉高压

高原性肺动脉高压（high altitude pulmonary hypertension，HAPH）是指长期居住于高海拔地区（>2500m）的人群，因对高原环境不完全适应引起的肺小血管功能性及器质性病变，主要是肺血管收缩和肺血管重建，从而导致低氧肺动脉高压，即静息肺动脉平均压（mean pulmonary artery pressure，mPAP）>30mmHg及相关的临床表现。

HAPH 早期临床表现不典型，以劳力性呼吸困难为主要表现，后期可引起右心功能不全。HAPH 是高原地区致死率很高的疾病，也是非心脏手术麻醉的独立危险因素。

六、其他高原相关性疾病

海拔>2500m 可出现非快动眼睡眠期间的呼吸改变，此现象称为高海拔周期性呼吸，这是陈 - 施呼吸的一种形式，反映了睡眠时缺氧（呼吸兴奋）和碱中毒（呼吸抑制）造成的神经信号传导改变。高海拔周期性呼吸在海拔低至 1400m 处即可出现，但通常不扰乱睡眠。当视网膜小动脉破裂导致血液外渗到视网膜时，可出现高原视网膜出血。在高海拔区，视网膜循环会发生许多与脑循环相同的变化。此外，高海拔还可诱发或加重许多疾病，如慢性高山病和高原性肺动脉高压；缺氧导致原有疾病加重，如缺血性心脏病；与缺氧无关的高原疾病，如冻疮和日光性角膜炎等。

第三节　高原地区手术的麻醉

一、高原手术麻醉的一般原则

大多数外科设备不适用于极高海拔环境。

然而在高原地区许多医疗中心都开展手术，且任何海拔地区都可能会有急诊手术，可能需要全身麻醉。麻醉科医师应了解高原对机体病理生理的影响，本着个体化的原则评估这些病理生理变化对患者的影响。应考虑到高原环境下麻醉选择、个体对高原的习服程度以及任何合并的病理改变。尤其是对高原环境不耐受的患者，在条件允许的情况下，建议转运至低海拔地区接受麻醉。在极高海拔的环境下，只有挽救肢体或生命的手术才值得冒麻醉风险。

全身麻醉期间使用的药物，尤其是阿片类药物，可抑制心动过速和呼吸急促。有报道，高原地区患者对麻醉药物敏感性增加，麻醉后苏醒时间延长。这些因素导致患者在较长时间内不能通过机体全部代偿机制耐受低压缺氧，而吸氧可能会扭转其中一些情况，因此在条件允许的情况下，建议在高原地区进行氧疗。

此外，术后使用镇痛药必须确保不影响患者的通气和氧合。围术期另一个需要特别注意的是，有报告高原地区患者术中出血增加、止血困难（可能是由于静脉压力和毛细血管通透性增加所致），原因还未得到证实，但仍需要注意这一问题。

二、麻醉设备

（一）高原对麻醉蒸发器的影响

高原环境对麻醉设备的日常影响，通常最先想到的是麻醉蒸发器。由于可变旁路气化器依赖于麻醉药的饱和蒸汽压，因此，尽管 Fi_{AA} 会升高，但无论海拔多高，输送的麻醉气体的分压保持不变，即临床麻醉效应保持不变。然而，高原地区使用麻醉蒸发器仍需注意一些问题。

1. 地氟烷蒸发器是通过测量气体流量来工作，因此，在低气压环境下将提供较低的分压。

2. 必须考虑麻醉气体的监测和目标剂量。最小肺泡有效浓度（MAC）通常用于指导吸入麻醉的给药剂量，但不适用于高原地区。

3. 医师应该关注麻醉药物的分压，而不是体积分数或浓度。在高原地区气体分压决定了吸入麻醉深度。建议所有气体监测方式都应监测气体的分压。

（二）高原对流量计的影响

在高原地区，流量计也会受到影响。流量计依据气体的密度来测量气体的流量。

浮动流量计测量的研究表明：随着气压的降低，气体的密度也随之降低，流量计的测量结果低于实际的数值。流量计的测量误差百分比不是恒定的，因此调节流量具有挑战性，应谨慎读取流量计的测量结果。

三、麻醉前评估

1. **合并有 HAPH 的患者**　术前评估主要包括：肺动脉高压的严重程度、携氧能力、合并症（呼吸系统感染、高血压、糖尿病、冠心病等基础疾病）、6min 步行测试、实验室检查及生化指标、麻醉方式及外科手术因素。根据 ASA 分级可初步判断患者的麻醉和手术耐受力，但是临床麻醉时还需要结合心脏彩超和心脏功能检查指标，综合评估患者的心功能。

2. **合并 HAHD 患者**　术前均应进行常规 12 或 18 导联 ECG、24h 动态 ECG 监测、经胸超声心动图、冠状动脉 CT 血管造影和冠状动脉血管造影检查。术中除常规进行有创动脉血压（一般选取桡动脉）的连续监测之外，还可以应用经食管心脏超声、肺动脉导管、血气分析、凝血功能监测、麻醉深度监测，脑氧饱和度监测等。

经食管心脏超声监测（transesophageal echocardiography，TEE）目前广泛应用于各种心脏外科手术中，能在一定程度上补充术前诊断，指导甚至调整手术方案和进程，监测术中心脏功能，减少术后并发症的发生，评估手术效果。

脑氧饱和度监测（regional cerebral oxygen saturation，rSO_2）能反映监测区域氧供和氧耗的平衡状况，在心脏外科手术体外循环（cardio-pulmonary bypass，CPB）过程中应用较多，能够监测在进行主动脉弓手术中脑灌注导管的位置是否正确，还可以在患者行心肺脑复苏时监测复苏阶段脑部氧供和氧耗的平衡，有效减少术后并发症的发生。

经颅超声多普勒、颈静脉球脑氧饱和度和脑电图等也能通过不同方式评估术中脑供血情况。

四、麻醉方式的选择

1. 全身麻醉　常用静吸复合气管插管全身麻醉，推荐采用吸入麻醉药＋高浓度氧气吸入方案。因为吸入性麻醉药物易挥发，实际浓度比挥发器所示浓度高，麻醉维持时药物需求的浓度增加，若条件不具备，可采用单纯吸入麻醉，避免使用氧化亚氮（N_2O），防止缺氧，麻醉过程中需特别关注氧供和循环稳定情况，尽快完成手术。

此外，高原低氧尤其是合并失血性休克时，中枢神经系统对麻醉药的耐受程度降低，肝对药物的代谢减慢，这些混杂因素使得对麻醉深度的经验判断易出现偏差，故推荐使用麻醉深度监测和肌松监测。此外，术中慎用控制性降压措施。

2. 区域麻醉　适用于此类麻醉可满足操作需求的各类手术。局麻药的作用不受高海拔的影响，但须要强调的是，高原低氧环境发生镇痛不全所致机体应激，可大幅度增加氧耗，易诱发各类不良预后，需予以避免。条件允许时，推荐超声引导下神经阻滞麻醉。

3. 椎管内麻醉　在高原环境下，因为椎管内麻醉可保留患者的自主呼吸，降低围术期缺氧的风险，所以椎管内麻醉可能是可取的麻醉方法。据报道，高原环境下硬脊膜穿刺后头痛（postural puncture headache，PDPH）的发生率很高，但这些都是在使用现在常规的腰麻针之前的病例报道。

一项研究显示，与海平面地区相比，在海拔 1890m 地区椎管内麻醉的起效时间延长，作用持续时间缩短。尽管存在局限性，但椎管内麻醉可为所有下肢手术的患者提供充分的镇痛，并未发现明显的并发症。基于这些有限的证据，椎管内麻醉可能是高原地区下肢手术的首选麻醉方法，但仍需进一步的研究证明。

实施椎管内麻醉，应严格控制阻滞平面，防止呼吸循环抑制，常规吸氧，手术结束时如麻醉平面仍在 T_8 以上或阻滞平面仍在上升者，不应送回病房；血小板（Plt）计数低于 $80 \times 10^9/L$ 的患者不建议选择硬脊膜外麻醉。对循环不稳定、意识障碍、呼吸困难或凝血功能差的伤病员，原则上禁用椎管内麻醉。

应谨慎选用辅助药物，避免加重低氧血症，尤其慎用阿片类等具有呼吸抑制的药物。高原低温环境易致硬脊膜外导管变硬发脆，置管、拔管时易发生断管，需予以关注。

五、麻醉前用药

1. 术前镇静镇痛类用药剂量需酌情减少，避免呼吸抑制。

2. 对于久居高原者，因低氧可影响窦房结功能，使窦房结兴奋性降低、传导减慢而致心动过缓，术前应给予抗胆碱药阿托品，预防心率减慢。

3. 推荐应用质子泵抑制药保护胃肠道黏膜功能。选择性肠道去污和防止氧化酶介导的肠道损伤，可能对保护消化道屏障功能有一定意义。

4. 特殊情况下麻醉药物的选择：对循环不稳定、出血较多、内环境严重紊乱、有潜在低血容量的伤病员，选择药物时需注意六点。

(1) 静脉麻醉药首选依托咪酯，也可使用氯胺酮，循环不稳定时慎用丙泊酚。

(2) 适当减少芬太尼或舒芬太尼用量。瑞芬太尼具有较强的循环抑制作用，应慎用。

(3) 肌松药可选用罗库溴铵、维库溴铵或顺式阿曲库铵。

(4) 琥珀酰胆碱可升高胃内压及眼内压，具有误吸风险，应慎用。

(5) 吸入麻醉药应以低浓度维持。

(6) 避免使用 N_2O。

5. 氯胺酮是急诊和择期手术的首选。许多研究报道了不同麻醉方法，有些报道完全使用氯胺酮麻醉，而另一些则辅以吸入麻醉或苯二氮䓬类药物。在不吸氧的条件下，自主呼吸的患者可有一定程度的氧饱和度降低，但在可接受的范围，并可通过监测和简单的气道管理来改善。

与平原地区相比，在高原地区使用小剂量的氯胺酮就可出现完全性呼吸暂停。据报道，在高原地区全身麻醉过深和呼吸暂停的氯胺酮剂量仅为 0.5mg/kg。也有研究报道，可应用更高剂量的氯胺酮，且无任何不良反应。值得注意的是，氯胺酮可促进肺血管收缩，因此对于 HAPE 患者或 HAPE 高风险者，氯胺酮可能不是一个理想药物。艾司氯胺酮（Esketamine）作为氯胺酮的右旋体，即右氯胺酮，镇静镇痛强度是氯胺酮的 2 倍，且剂量相关的不良反应较氯胺酮更小，可能为高原短小麻醉提供更加良好的选择。

六、麻醉管理

1. 术中监测　术中麻醉相关指标的监测，包括心电图、血压、SpO_2、体温、动脉血气分析、麻醉深度等。对于危重患者、大手术还需监测中心静脉压（central venous pressure，CVP）、有创血流动力学、体温和肌松、术中心功能及肺动脉压等指标。

高原环境下长期紫外线照射可致皮肤黝黑，严重妨碍肉眼判断是否缺氧，应予注意。

围术期全程应给予高浓度氧疗，监测脉搏血氧饱和度（SpO_2）。术前、术中、术后应采用吸氧面罩给氧，氧流量为 6～8L/min，吸入氧浓度（FiO_2）可达 0.45～0.55；建议术前、术后每天吸氧时间≥6～8h。

2. 术中循环管理　推荐采用控制性复苏策略，按照个体化原则。

(1) 对创伤急诊手术的患者：为避免增加发生肺水肿、脑水肿的风险，创伤早期液体复苏总量不超过失血量的 2.5 倍，晶胶比约为 1∶1，输液速度以 0.5～1.0ml/(kg·min) 为宜，必要时联合使用血管活性药物维持循环。

(2) 移居高原的伤病员：创伤早期液体复苏总量不超过失血量的 3 倍，晶胶比约为 2∶1，输液速度先快 [1～1.5ml/(kg·min)] 后慢。

(3) 世居高原的伤病员：可按照平原地区标准进行快速复苏。

(4) 高渗复苏液体（7.5% 高渗氯化钠溶液）有利于高原创伤失血性休克早期的液体复苏，可减少肺水肿及脑水肿的发生。

(5) 高原伤病员强调液体复苏与血管活性药物联合使用：常用药物有多巴胺和多巴酚丁胺，多巴胺的推荐剂量为 5～10μg/(kg·min)。作为正性肌力药物，多巴酚丁胺更具优势，推荐剂量为≤40μg/(kg·min)。推荐联合使用去甲肾上腺素与多巴酚丁胺治疗失血性休克。

(6) 合并 HAPH 患者：麻醉管理过程中需重点关注血压、PAP 和心室功能，因为大多数全身麻醉药和镇静药会降低全身血管阻力（SVR），并可能导致患者低血压，故在麻醉诱导和维持期间应尽量选择对呼吸和循环影响小的麻醉药物。在麻醉诱导前，HAPH 患者根据机体的耐受性可预先给予适量晶体液，维持机体的前负荷稳定，避免诱导期可能出现的低心输出量引起的低血压。

警惕术中肺动脉高压危象：HAPH 患者术中最致命性的并发症为肺动脉高压危象（PHC），肺动脉高压患者因多种强烈的刺激因素（手术、缺氧、应激等）引起肺血管急剧收缩，使肺循环的压力在短时间内迅速升高，接近甚至超过体循环压力和主动脉压力，从而诱发严重的低血压、低心排血量、低氧血症和酸中毒等临床危象，这些危象在围术期发生率为 2%～5%。表现为右侧心力衰竭及体循环低血压。因此 HAPH 患者术中管理的主要原则是避免循环急剧波动。在术前和术中可选择肺血管扩张药。

(7) 心脏手术的麻醉：力求使麻醉诱导平稳，减少心肌氧耗，合理应用正性肌力药和血管扩张药，使循环稳定，麻醉药物选择方面，芬太尼、舒芬太尼、瑞芬太尼均能满足手术早期拔管的要求，单独应用时芬太尼略有优势。

术中联合应用吸入麻醉药或静脉麻醉药均能加强镇痛的效果或减少其用量，也能产生心脏保护作用，挥发性麻醉气体预处理能通过抑制 NFKB、调节 TNF-α、caspase-3 等表达而产生心脏保护作用，这比全静脉麻醉更具优势。插管前可气管内或静脉给予利多卡因（约 1mg/kg）来降低喉镜和气管内插管造成的刺激，也可适当应用 β- 受体阻滞剂降低插管反应，避免长时间喉镜操作。

当患者出现低血压、心率偏快时，可静脉给予去氧肾上腺素或甲氧明；若出现血压低并且心率无增快甚至偏慢的情况，则选择去甲肾上腺素；当去甲肾上腺素效果不佳时，为避免应用大剂量去甲肾上腺素的不良反应，可协同加用血管加压素；若存在低心排血量，可选择正性肌力药多巴胺、肾上腺素，可与去甲肾上腺素联合使用；术中心电图出现特征性的 ST 段下降，并且无低血压状态，可使用硝酸甘油或钙离子通道阻滞药。

3. 术中血液管理　高原环境下，不应依据平原血红蛋白和血细胞比容阈值确定是否输血和输血量。

(1) 急进高原伤病员的输血阈值：由于高原环境下患者对携氧能力的需求较大，通常将急进高原伤病员的输血阈值确定为血细胞比容 <30%（血红蛋白 ≤100g/L）。

(2) 输血量：对重度失血性休克的急进高原伤病员，输血量通常为失血量的 1/3～1/2；对移居高原的伤病员，输血量为失血量的 1/4～1/3，对世居高原的患者，输血量为失血量的 1/5～1/4。

(3) 血液制品输注原则：为保证创伤后凝血功能正常，血液制品输注原则仍为 1∶1∶1（红细胞∶血浆∶血小板），其中血小板的输注阈值与平原环境下相近（血小板 ≤50×10^9/L）。

4. 术中呼吸管理　高原环境下，全身麻醉过程中的肺保护策略与平原环境下基本相同，可允许 $PaCO_2$ 轻度升高（≤60mmHg），由于肺部可能因炎性渗出导致肺顺应性降低，应慎用压力模式；在满足动脉血氧分压（PaO_2）、SpO_2、心输出量及机体供氧的基础上，设定呼气末正压值。麻醉期间可使用氨茶碱 0.25g 静脉滴注、地塞米松 5mg、呋塞米 10mg 静脉注射，以预防高原肺水肿。术后 24h 应继续实施氧疗，以改善全身组织的缺氧状态。

对于合并 HAPH 的患者，在围术期就可以开展氧治疗，术中全身麻醉可全程给予高浓度的氧供，区域麻醉也需给予中 - 高流量吸氧。高原居民长期暴露于低氧环境中，外周化学感受器对低氧的敏感性钝化，呼吸中枢对 CO_2 的敏感性也下降，故术中更易出现低氧血症和高碳酸血症。

七、麻醉后处理

1. 由于药物代谢能力减慢，麻醉恢复期应特别注意包括肌松药在内的药物残余作用。

2. 准确把控拔管时机，建议清醒后拔管。

3. 拔管后鼓励咳嗽排痰及早期活动。

4. 术后镇痛应谨慎使用阿片类药物，宜选用神经阻滞镇痛及非阿片类镇痛药物。

5. 麻醉后强调持续氧疗 24h，4～6L/min，以防治低氧血症。待呼吸功能恢复正常后，再逐渐适应空气环境。

6. 合并 HAPH 的患者，在术后仍处于危险期，氧疗和维持循环稳定的治疗原则应贯穿于整个围术期。术后管理包括警惕低氧、疼痛引起的血流动力学变化，维持呼吸和循环系统稳定，避免肺动脉高压，严密地监测与系统评估患者病情变化。术后吸氧建议采用鼻导管吸氧，提高吸入氧浓度（FiO_2：45%～55%，氧流量控制在 6～8L/min）。HAPH 患者可采用多模式镇痛的方式，以非甾体抗炎药为基础镇痛药，结合区域神经阻滞加强镇痛，根据术后疼痛的程度，选择合理的镇痛模式，尽量减少使用阿片类药物。HAPH 患者术后应常规监测 SpO_2、血压、心率，加强液体管理。

7. 高原心脏手术的患者，良好的术后镇痛有利于患者进行包括深呼吸、咳痰等术后康复训练，减少术后肺部并发症。联合应用阿片类药物、非甾体抗炎药、肋间神经阻滞、胸膜内局部麻醉、硬脊膜外阻滞等方法均能有效进行术后镇痛。儿童患者接受心脏外科手术时，术后镇痛效果难以得到有效确认。右美托咪定由于其镇静、镇痛及抗焦虑作用，被广泛用于各类手术的围术期镇静和镇痛，同时呼吸抑制等不良反应较少，可以予以右美托咪啶 0.3μm/（kg·h）静脉泵注，能有效镇静和镇痛。

（李　想　阿良德　孙　扬）

参考文献

[1] 全军麻醉与复苏学专业委员会. 战创伤麻醉指南 (2017)[J]. 麻醉安全与质控, 2017,1(6):283-294.

[2] Eichstaedt CA, Mairbäurl H, Song J, et al. Genetic predisposition to high-altitude pulmonary edema[J]. High Alt Med Biol, 2020,21(1):28-36.

[3] Ebert-Santos C. High-altitude pulmonary edema in mountain community residents[J]. High Alt Med Biol, 2017,18(3):278-284.

[4] Brito J, Siques P, Pena E. Long-term chronic intermittent hypoxia: A particular form of chronic high-altitude pulmonary hypertension[J]. Pulmonary Circulation, 2020,10(1 Suppl):5-12.

[5] Stokum JA, Gerzanich V, Simard JM. Molecular pathophysiology of cerebral edema[J]. J Cereb Blood Flow Metab, 2016,36(3):513-538.